Inhaltsverzeichnis

Einleitung	7
Bluthochdruck – der stille Killer	19
Die Vor- und Nachteile von Medikamenten gegen Bluthochdruck	23
Den Blutdruck auf natürliche Weise senken	27
Überschüssige Pfunde machen Druck	27
Bewegungsmangel geht aufs Herz	28
Mit Folsäure beugen Sie Bluthochdruck vor	29
Freispruch für das Salz	29
Der Mensch ist so jung wie seine Blutgefäße	32
Die Bedeutung der Mitochondrien für unsere (Herz)-Gesundheit	34
Tatort Zelle	36
Antioxidantien schützen Ihre Zellen	38
Die Cholesterin-Hysterie	41
Cholesterin – ein lebensnotwendiger Stoff	44
Alzheimer durch Cholesterinsenker?	46
Statine als Cholesterinsenker senken auch den Vitamin-D-Spiegel	47
Sind hohe Cholesterinwerte ganz und gar ungefährlich?	48
Achten Sie auf Ihren Homocysteinwert	53
Die Entdeckung von Homocystein als Risikofaktor	54
Herzgesunde Ernährung	57
Das Märchen von den „gefährlichen gesättigten Fetten"	58
Warum Kokosöl für das Herz gesund ist	60
Herzerkrankungen mit Omega-3-Fettsäuren vorbeugen und behandeln	62
EPA und DHA – Gesundheit aus dem Meer	67
Der Omega-3-Index	70

Warum Krill-Öl besser als Fischöl ist 72
  Olivenöl – Eine Wunderwaffe gegen Herzinfarkt? 75
  Transfette – die Killerfette 77
  Das Wichtigste über Fette zusammengefasst 83
  Warum zu viele Kohlenhydrate Ihrem Herz schaden 84
  Herzgesunde Kost nach Dr. Dean Ornish 86

Vitalstoffe für Ihr Herz 91
  Coenzym Q10 – das Herzvitamin 92
  Vitamin D_3 – stärkt das Herz und senkt den Blutdruck 96
  Vitamin E – hält Blutgefäße gesund 99
  Vitamin B_3 – senkt Ihre Blutfette wirkungsvoll 100
  Vitamin K_2 – verhindert Verkalkung 102
  Magnesium – das Mineral der Entspannung 104
  Selen – senkt das Herzinfarktrisiko 108
  L-Carnitin – hält unser Herz gesund 110
  L-Arginin – senkt den Blutdruck ohne Nebenwirkungen 115

Heilpflanzen und Gewürze für das Herz 119
  Weißdorn. 121
  Knoblauch – die Gesundheitsknolle 122
  Meereskiefernrindenextrakt (Pycnogenol®) 126
  Das beste Gewürz für Ihr Herz: Cayenne 130
  Hildegard-Medizin – Galgant / Herzwein 132
  Strophanthin – ein wirkungsvolles Herzmittel. 135

Das schadet Ihrem Herz-Kreislauf-System 143
  Ernährungsfehler / Mangelernährung 144
  Mangel an Bewegung / Rauchen. 147
  Schlafmangel / Einsamkeit / Medikamente / Diabetes 148
  Übergewicht / Metabolischs Syndrom / Übersäuerung 149
  Chronische Entzündungen sind heimliche Killer 152
  Schlechte Zähne sind schlecht fürs Herz 154

Interview „Die ganzheitliche Herzheilkunde umfasst mehrere Schritte" . . . 158

Stress lass nach! 163
    Entspannung tut Ihrem Herzen gut 164
    Autogenes Training / Progressive Muskelentspannung (PME) 165
    Achtsamkeitsmeditation 166
    Yoga 169
    Tai Chi & Qi Gong 170
    Die Herzintelligenz 172

Die Heilkraft der Liebe 177
    Liebe, Nähe und Zuwendung 179
    Heilende Gespräche 180
    Heilsames Schreiben 181
    Heilende Familienbeziehungen 182
    Heilende Berührung 184
    Mit einem offenen Herzen leben 185
    Der Unterschied zwischen Einsam-Sein und Alleins-Sein 187
    Die heilende Kraft der Vergebung 188
    Die fünf Ebenen der Heilung 190

Wofür schlägt Ihr Herz? 195

Literaturverzeichnis 196

Adressen 198

*Dieses Buch ist meinen Eltern
als Dank für mein Leben gewidmet.*

Einleitung

Unser Herz ist ein wahres Wunderwerk. Staunend und ehrfurchtsvoll sollte man sich folgende Zahlen vergegenwärtigen: Der etwa faustgroße Hohlmuskel zieht sich pro Minute 60- bis 80-mal zusammen und erschlafft wieder. Diese Kontraktion unseres Herzens geschieht rund 100.000-mal am Tag. Im Laufe eines Lebens summiert sich das auf etwa 3,5 Milliarden Herzschläge. Die Zahl ist beeindruckend: 3.500.000.000. Das Ganze geschieht normalerweise ohne jegliche Verschleißerscheinungen. Wenn Sie ein Smartphone, einen Toaster oder einen Föhn kaufen, dann geben diese oft nach ein bis zwei Jahren den Geist auf. Eine Nylonstrumpfhose ist oft schon nach dem ersten Tragen aufgrund einer Laufmasche reif für den Mülleimer. Unser Herz ist von Natur aus darauf ausgelegt 100 Jahre oder sogar länger zu takten und das 24 Stunden am Tag.

Wie die Sonne am Himmel arbeitet das Herz auch an Sonn- und Feiertagen, ohne jemals an Urlaub zu denken. Das hält uns am Leben. Dabei werden jede Minute sechs bis acht Liter Blut durch unsere Gefäße gepumpt, um die Organe mit Sauerstoff, Nähr- und Vitalstoffen zu versorgen. Bei großer Anstrengung werden sogar bis zu 25 Liter Blut pro Minute in die Arterien gepumpt.

Das Herz ist unser zentrales Organ. Es ist wohl kein Zufall, dass es ziemlich genau in unserer Körpermitte liegt. Das Herz ist auch eng mit unseren Gefühlen verbunden. Zahlreiche Redewendungen und Weisheiten tun davon kund. Etwa: „Mir geht etwas zu Herzen" oder „Das bricht mir das Herz" oder „Mir springt das Herz vor Freude".

Trotz seiner enormen Leistungsfähigkeit ist das Herz anfällig für vielerlei Funktionsstörungen. Noch immer sind Erkrankungen des Herz-Kreislaufsystems die häufigste Todesursache in der westlichen Welt. Im Jahr 2012 starben laut statistischem Bundesamt allein in Deutschland über 349.000 Menschen an einer Herzerkrankung. Die zweithäufigste Todesursache sind Krebserkrankungen. Im gleichen Jahr waren das 221.611 - um genau zu sein. Sollten Sie von der gefürchteten Krankheit Krebs betroffen sein, so finden Sie im Buchhandel bestimmt weit über 50 Bücher oder mehr zum Thema „alternative" oder komplementäre (begleitende) Krebstherapien.

Warum dieses Buch?

Ein Buch über naturheilkundliche Herztherapie suchte man bisher vergebens.

Zwar gibt es über das Herz die Werke von Dr. med. Marianne Koch und von Prof. Dr. Dietrich Grönemeyer. Sie gehen zwar ausführlich auf Funktion, Krankheiten, Diagnose, geschichtliche Entwicklung der Herzmedizin und schulmedizinische Behandlungen ein. Doch nach sinnvollen Alternativen zu Bluthochdruckmedikamenten, Diuretika, Ballondilatation und Stents sucht man darin vergebens.

Rüdiger Dahlke hat ein wichtiges Buch über die seelischen Hintergründe von Herz(ens)-problemen veröffentlicht. Es macht auch durchaus Sinn, sich damit zu beschäftigen, wenn Sie an Herzenge (Angina pectoris), Herzrhythmusstörungen oder Hypertonie leiden. Niemand könnte die Zusammenhänge von Körper und Seele besser erklären als der Arzt und Psychotherapeut Dr. Dahlke.

Doch auch seine naturheilkundlichen Empfehlungen gehen kaum über diätetische Maßnahmen, Fasten und mehr Bewegung hinaus.

Laut einer Allensbach-Umfrage würden 76 Prozent der deutschen Bevölkerung lieber naturheilkundliche statt chemisch-pharmazeutische Mittel nehmen. Gibt es keine wirkungsvollen Naturheilmittel für unser Herz? Doch, ganz sicher gibt es die! Aber viele Naturstoffe, die ich Ihnen auf den folgenden Seiten vorstelle, kennt womöglich noch nicht einmal Ihr Arzt. Denn auf der Universität lernen Ärzte primär eine Medikamenten- und apparateorientierte Medizin. Das liegt daran, dass multinationale Pharmakonzerne die Ausbildung und Forschung sponsern.

Heute gilt die „evidenzbasierte Medizin" als das Nonplusultra. Der Begriff „evidence-based medicine" wurde Anfang der 1990er Jahre an einer kanadischen Universität geprägt. Das Wort evidence bedeutet im Englischen je nach Kontext: Beweis, Beleg, Hinweis oder Zeugenaussage. Fast die gesamte Medizin stützt sich heute auf Meta-Analysen von randomisierten, doppelblind kontrollierte Studien. Evidenzbasierte Medizin war ursprünglich mal ein guter Gedanke. Man wollte für Patienten einfach die beste Behandlung. Doch in seiner Ausgestaltung ist einiges schiefgelaufen. Mediziner sind heute von der Pharmaindustrie teilweise „ferngesteuert". Dessen sind sie sich zum Teil auch bewusst.

So schrieb das Deutsche Ärzteblatt im Jahr 2003: „Randomisierte Studien sind immens teuer, die Kosten liegen bei schätzungsweise 5.000 bis 10.000 Euro pro Patient. Die Kosten einer in den USA laufenden Studie zur Chelattherapie der kardiovaskulären Erkrankung betragen 30 Millionen US-Dollar. Wegen hoher Kosten bei zugleich geringer staatlicher oder gemeinnütziger Förderung wandert die klinische Forschung zunehmend in die Domäne der pharmazeutischen Industrie ab, wo sie Zulassungs- und Marketinginteressen gehorcht. Die Folge ist, dass prioritär nur Therapien erforscht werden, die patentierbar und gewinnversprechend sind. Gemeinhin investiert die pharmazeutische Industrie nur in Medikamente, deren geschätzter Umsatz über 300 Millionen Pfund pro Jahr liegt. Viele erfolgversprechende Therapien werden deshalb nur schlecht oder nie überprüft, zumal wenn sie sich nicht durch Patente schützen lassen."

Das wurde - ich möchte es noch einmal ausdrücklich betonen - nicht von irgendeinem fanatischem Medizinkritiker oder Verschwörungstheoretiker geschrieben, sondern ist Originalton vom Deutschen Ärzteblatt!

Die Krise in unserem „Krankheits-System"

Man kann den Ärzten keinen Vorwurf machen. Jeder, der Medizin studiert hat, tat dies in dem Interesse, Menschen helfen zu wollen. Doch irgendwie ist unser so schön geplantes, sehr bürokratisches Gesundheitssystem zu einem Medizin- und Verwaltungsapparat verkommen. Manche bezeichnen es als ein „Elends-Verwaltungssystem", das nur noch Krankheiten managt, statt Heilung zu bewirken. Es werden in der Regel nur Symptome und keine Ursachen behandelt. Wie oft haben Sie schon von Ihrem behandelnden Arzt gehört: „Das Medikament X Y Z müssen Sie für den Rest Ihres Lebens nehmen!" Hallo!!! - das hat doch nichts mit heilen zu tun, eher mit Abhängigkeiten schaffen.

Naturheilmittel und Naturheilverfahren werden von den gesetzlichen und privaten Krankenkassen in den seltensten Fällen bezahlt, mit der fadenscheinigen Begründung „wissenschaftlich nicht bewiesen". Dabei ist allzu oft Wissenschaft „der gegenwärtige Stand unseres Irrtums", wie es Aldous Huxley so schön formuliert hat.

Ganz ähnlich hat das auch der deutschschwedischer Biologe Jakob von Uexküll ausgedrückt, indem er sagte: „Die Wissenschaft von heute ist der Irrtum von morgen". Wie viele Medikamente sind in den vergangenen vierzig Jahren wieder vom Markt genommen worden, weil die Nebenwirkungen tödlich waren? Denken wir nur an den Cholesterinsenker Lipobay der Firma Bayer. Vier Jahre nach seiner Einführung nahm der Pharmakonzern das Produkt Lipobay vom Weltmarkt, nachdem mindestens 52 Menschen, die gleichzeitig noch einen anderen Blutfettsenker genommen hatten, nachweislich daran starben. Die Dunkelziffer liegt sicherlich um einiges höher.

Ärzte müssen sich heutzutage an Richt- und Leitlinien orientieren. Die Empfehlungen in den Leitlinien beruhen häufig auf Expertenmeinungen. Die in den Gremien sitzenden Mediziner haben aber in Forschungsprojekten bereits mit dem Pharmahersteller zusammengearbeitet, dessen Produkt sie nach Ablauf der klinischen Studien nun bewerten sollen. Ein Interessenkonflikt ist selten zu vermeiden. Werden irrtümlich wenig nützliche Produkte empfohlen, kann das für Patienten gesundheitsschädlich sein oder sogar tödliche Folgen haben, etwa wie bei der Leitlinie der Europäischen Gesellschaft für Kardiologie geschehen: Dort wurde lange Zeit bei bestimmten Patienten mit Herz-Kreislauf-Problemen die Gabe von speziellen Betablockern empfohlen - allerdings fußt die Anweisung auf den Hinweisen eines niederländischen Mediziners, der wegen wissenschaftlichen Fehlverhaltens längst von der Universität gewiesen wurde. Tausende Todesfälle sollen auf das irrtümlich empfohlene Produkt zurückzuführen sein.

Immer häufiger warnen kritische Mediziner, dass neue Arzneimittel immer schneller, nämlich schon kurze Zeit nach

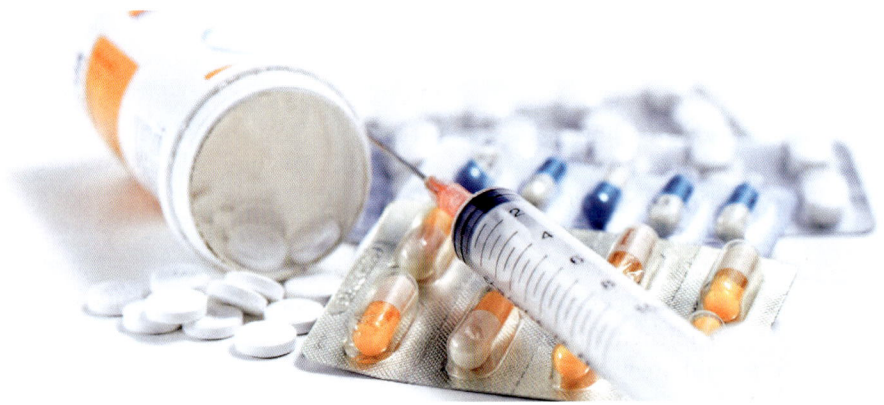

ihrer Zulassung, in den Leitlinien auftauchen. „Das widerspricht jeglicher klinischen Erfahrung", sagen die Experten. Risiken und Schäden neuer Arzneimittel im ärztlichen Alltag würden oft erst zwei bis drei Jahre nach ihrer Zulassung bekannt. Veröffentlicht wurde die Kritik im „Arzneimittelbrief". Unter den Autoren der unabhängigen Fachzeitschrift, die seit über 40 Jahren herausgegeben wird, sind Vertreter der Bundesärztekammer, Ethik- und Arzneimittelkommissionen in Deutschland.

Manche Autoren sagen, dass gar nicht Herz-Kreislauferkrankungen die häufigste Todesursache sind, sondern iatrogene Erkrankungen. Iatrogene Krankheiten sind solche, die durch eine nicht sachgerechte Behandlung durch einen Arzt verursacht wurden. Sie können von einer falschen Verschreibung oder Anwendung von Medikamenten, von falsch angewendeten Therapien, falschen Diagnosen oder Fehlern bei operativen Eingriffen herrühren. Sie kommen in allen Fachbereichen der Medizin vor. Die unangenehmen Folgen, die durch iatrogene Krankheiten entstehen, sind zahlreich und nehmen von Jahr zu Jahr weiter zu. So zeigen amerikanische Studien, dass allein in den USA die Sterberate an iatrogenen Krankheiten mit 180.000 jährlich jede andere Sterberate durch Unfälle, einschließlich Autounfälle, in den Schatten stellt. Durch diese Entwicklung entstehen Kosten in Milliardenhöhe. Am häufigsten entstehen iatrogene Krankheiten durch den falschen Gebrauch von Medikamenten, auch und gerade im Krankenhausbereich. Hier können zusätzlich Infektionskrankheiten durch multiresistente Keime hinzukommen, Fehlbedienung von Maschinen und menschliche Fehler. Eine weitere US-Studie hat ergeben, dass 64 Prozent aller Sterbefälle in Krankenhäusern auf iatrogene Krankheiten zurückzuführen sind und verhindert werden könnten. Nicht zuletzt spielen auch Fehler bei chirurgischen Eingriffen eine erhebliche Rolle. Unzählige unnötige Operationen werden allein während eines Jahres durchgeführt und führen nicht selten zu einem tödlichen Ausgang.

Die Sorgen und Nöte der Ärzte

An dieser Stelle möchte ich eine Lanze für die praktizierenden Mediziner brechen. Man darf es nicht versäumen, die „oft gescholtenen Ärzte" zu verteidigen. Gerade, wenn es um das Verschreiben von Medikamenten geht. Es gibt in der sogenannten Roten Liste, einem Verzeichnis der meisten in Deutschland erhältlichen Arzneimittel, einige Zehntausend Medikamente. Bei allen gibt es nicht nur Anzeigen, Gegenanzeigen und Nebenwirkungen, sondern auch noch Wechselwirkungen zu anderen Medikamenten. Dies alles kann kein Arzt im Kopf haben. Wenn ein Patient mit bereits acht Medikamenten (dies ist heute keine Seltenheit mehr) zu ihm kommt, und der Arzt ihm das neunte verordnen will, so müsste er im Prinzip alle acht bereits eingenommenen Mittel auf mögliche Wechselwirkungen zum neuen Arzneimittel hin überprüfen. Einige wichtige Interaktionen kennt er natürlich auswendig, aber eben nicht alle. Selbst ein Toxikologe kann ab drei Medikamenten die Wechselwirkungen nicht einschätzen. Fakt ist: chronisch kranke Menschen über 60 Jahre nehmen durchschnittlich acht Arzneimittel am Tag, einige sogar bis zu fünfzehn. Die Wechsel- und Nebenwirkungen dieses Cocktails sind damit unkalkulierbar.

Die Frage ist: Lässt ihm das heutige, straff organisierte Medizinsystem denn überhaupt die Zeit, seiner Sorgfaltspflicht in ausreichendem Maße nachzukommen? Wie wird die halbe Stunde, die er eigentlich für das Literaturstudium benötigen würde, denn vergütet? Überhaupt nicht! Er müsste das in seiner Freizeit tun. Er, seine Frau und seine Kinder wären recht bald frustriert. Überhaupt ist die Zeitdauer, die ihm von den Krankenkassen vergütet wird, viel zu knapp bemessen. Im Durchschnitt hat er gerade mal sieben Minuten für eine Behandlung. Für eine umfangreiche körperliche Untersuchung und für eine gründliche Befragung des Patienten nach seiner Leidensgeschichte (Anamnese) bräuchte er schon fast eine Stunde.

Das Herz steht in enger Beziehung zu anderen Organen: Lunge, Nieren, Nebennieren, Schilddrüse, Hypophyse und Blutgefäße. Wichtig sind auch Konstitution, vererbte Faktoren, Lebensstil, das vegetative Nervensystem. Der Stoffwechsel, der Energiehaushalt in den Zellen und der Säure-Basenhaushalt. Wie soll man das bitteschön alles in sieben Minuten abklären? Ein Grund für die Krise in der heutigen Medizin liegt darin, dass den Ärzten immer weniger die Rahmenbedingungen ermöglicht werden, dass sie ihren Pflichten verantwortungsvoll nachkommen können. Es fließt auch viel zu wenig Geld in die Prävention. Nur ein Prozent der Gesamtausgaben im Krankheitswesen fließt in die Vorsorge. 99 Prozent wird für die Reparaturmedizin ausgegeben. Vorbeugen ist einfacher, intelligenter und auch preisgünstiger als Heilen!

Ein weiterer Grund für die hohen Krankheitsraten liegt auch in der oftmals fehlenden Bereitschaft des Patienten, Verantwortung für seine eigene Krankheit und deren Behandlung zu übernehmen. Sie als

Leser tun schon mal den ersten wichtigen Schritt. Sie informieren sich! Herzlichen Glückwunsch zu dieser Entscheidung!

Die Zeiten des unbegrenzten Vertrauens in die Allmacht unserer Koniferen, - äh, ich meine natürlich Koryphäen - der medizinischen Hochschulen, der Pharmaindustrie, der Politik, ja des gesamten Krankheitssystems sind schon lange vorbei. Das müsste eigentlich anhand der zunehmenden vermeintlichen oder tatsächlichen Skandale auch dem Naivsten und Gutgläubigsten klargeworden sein. Damit soll überhaupt kein Misstrauen in die Arzt-Patienten-Beziehung gesät werden. Patienten sollen und dürfen auch weiterhin Vertrauen zu „ihrem" Arzt haben. Aber beide - Arzt und Patient - sollen sich darüber im Klaren sein, dass Irrtümer, Nebenwirkungen und Pannen bei Operationen immer möglich sind. Kein überkritisches Hinterfragen jeder einzelnen Maßnahme des Arztes tut not, aber ein sinnvolles Mitdenken. Warum sollte der Patient nicht die Beipackzettel lesen und seinen Arzt oder Apotheker fragen, wenn eine beschriebene Nebenwirkung auftritt oder er ein anderes Medikament einnimmt, welches mit dem gerade verordneten in Wechselwirkung steht?

Warum reagieren Ärzte immer noch mit Abwehr und persönlicher Kränkung, wenn der Patient mitgedacht und ihn auf etwas aufmerksam gemacht hat, was ihm selbst entgangen war? Warum mögen es manche Ärzte nicht, wenn sie einen gut informierten, kritischen Patienten vor sich haben?

Ärzte sollten den Wunsch der Patienten respektieren, die chemisch-pharmazeutische Arzneimittel vermeiden möchten, wenn es adäquate alternative Möglichkeiten gibt.

Ursachen und nicht Symptome behandeln

Keine Frage - unsere Notfallmedizin leistet Hervorragendes. Wenn Sie einen Herzinfarkt erleiden, kann Ihnen nichts Besseres passieren, als eine schnelle Einlieferung in ein Krankenhaus. Die Chance zu überleben ist heute viel höher als vor vierzig Jahren. Doch leider hat die Häufigkeit dieses kardiovaskulären „Supergaus" enorm zugenommen. Während es 1948 in der Bundesrepublik nur 2.600 Herzinfarkte pro Jahr gab, waren es vier Jahrzehnte später bereits etwa 100.000. Das Buch, das Sie in Ihren Händen halten, soll helfen, dass Sie, lieber Leser, einen Infarkt im Herzen oder im Hirn verhindern können.

Die Empfehlungen dieses Ratgebers setzen größtenteils an den Ursachen von Herzkrankheiten an. Im krassen Gegensatz dazu stehen die Symptomatischen Behandlungen. Die heute üblichen Bypass-Operationen oder Eingriffe in die Blutgefäße durch Ballon, Stent oder Laser sind keine ursächlichen, sondern nur symptomatische Behandlungsmethoden. Die eigentliche Herzerkrankung jedoch bleibt trotz dieser medizinischen Eingriffe bestehen und verschlimmert sich in der Regel weiter, wenn nicht mit der Behandlung der Ursachen begonnen wird.

Und diese hängen sehr stark von Ihrer Lebensweise ab.

Herz-Kreislauf-Leiden verursachen die höchsten Kosten in unserem Krankheitssystem.

Im Jahr 2008 waren es 37 Milliarden Euro. Neuere Zahlen vom Statistischen Bundesamt liegen bis Ende 2014 interessanterweise noch nicht vor. Man könnte ohne Übertreibung viele Milliarden einsparen, wenn die Bevölkerung die Tipps und Empfehlungen in diesem Buch beherzigen würde.

Helfen Sie daher mit an der Verbreitung dieses Buches. Verschenken Sie es an Familienmitglieder, Freunde und Arbeitskollegen. Mit einer Krankheit ist ja auch immer viel Leid verbunden. Im Jahr 2012 starben allein in Deutschland 55.000 Menschen an einem Herzinfarkt. Das sind Menschen, die plötzlich - ohne Vorwarnung - aus dem Leben gerissen wurden.

Der Kardiologe Dr. med. Ernst Girth ist der Überzeugung, dass 90 Prozent der Faktoren, die uns herzkrank machen, an unserem Lebensstil liegen: an Stress, falschem Essen und zu wenig Bewegung. Ich stimme dem voll und ganz zu, bin aber zur Erkenntnis gekommen, dass es noch viele weitere Faktoren gibt wie: Mangel an essentiellen Vitalstoffen, Freie Radikale, Umweltgifte, Mobilfunkstrahlung, chronische Entzündungen, Schädigung der Mitochondrien, Rauchen, pathogene Keime wie Bakterien und Viren, Zahnherde und vieles weiter mehr.

Leider ist es so, dass sich unser Herz nicht bemerkbar machen kann, wenn bestimmte Situationen eintreten, die seine Leistungsfähigkeit stören oder einschränken.

Wir werden langfristig krank, ohne anfangs überhaupt etwas zu bemerken. Lebens- und ernährungsbedingte Zivilisationskrankheiten entstehen langsam, aber sicher oft über Jahrzehnte. Wir glauben dann, wir sind über Nacht krank geworden. Erst, wenn unser Herz in seiner Funktion geschädigt - beziehungsweise die Durchblutung bereits stark eingeschränkt ist - bemerken wir einige Symptome, wie Kurzatmigkeit, Brustschmerzen, Luftnot und Leistungseinbußen. Dann ist aber bereits die Schädigung des Herzens bzw. des Herz-Kreislaufsystems und unserer Blutgefäße so weit fortgeschritten, dass eine Therapie oft nur noch die Symptome lindern kann. Die Krankheit ist dann nur noch sehr schwer aufzuhalten. Aber auch hier ist eine Heilung in vielen Fällen mit einem erhöhten Aufwand möglich. Natürlich nicht immer.

Eine geschädigte Herzklappe muss operiert werden. Dagegen ist noch kein Kraut gewachsen. Aber Ablagerungen in den Arterien können sich über viele Monate durch entsprechende Maßnahmen wieder zurückbilden. Das haben Dr. Dean Ornish und andere Ärzte tausendfach bewiesen.

Vorbeugen ist viel einfacher als heilen! Wir müssen die Ursachen angehen - 10,

20 oder 30 Jahre, bevor die Beschwerden beginnen. Autopsien von jungen Soldaten, die Opfer der Kriege in Vietnam und Korea wurden, zeigten bereits zu 80 Prozent massive Anzeichen von Arteriosklerose. Die gefallenen Soldaten waren kaum älter als 25 oder 30 Jahre.

Wir wissen heute, dass Stress und traumatische Erlebnisse über den Faktor Epigenetik unsere Gene verändern. In Kriegssituationen gibt es nun wahrlich genug Gelegenheit dazu.

Doch sicher hat auch die Art der amerikanischen Ernährung (die wir in weiten Teilen übernommen haben) ihren Teil zur Volkskrankheit Arteriosklerose beigetragen. Die Arterien gefallener asiatischer Soldaten in Korea und Vietnam waren hingegen überwiegend glatt und frei. Ich denke dabei als Übeltäter gar nicht so sehr an das Cholesterin. Das ist gar nicht so schlimm, wie man uns immer weismachen will. Im Buch gibt es spannende Fakten und Aussagen von Ärzten zu dieser Thematik.

Schulmedizin und Naturheilkunde kombinieren

In den vergangenen 30 Jahren hatte es oft den Anschein, dass sich die beiden Lager unversöhnlich gegenüberstanden. Schulmediziner schimpften auf Naturheilkundler und umgekehrt.

Seit einigen Jahren ist hier eine Trendwende zu beobachten. Man spricht mehr und mehr von der integrativen oder Komplementär-Medizin. Das heißt, das eine schließt das andere nicht aus. Beide ergänzen sich oft in hervorragender Weise.

Eine der Initiatorinnen dieser Bewegung war Dr. med. Veronica Carstens, die Frau unseres früheren Bundespräsidenten. Für sie waren die beiden Lager nie ein Widerspruch. Über ihre Stiftung Natur & Medizin hat sie auch Studien zu Naturheilverfahren finanziert.

Mittlerweile ist das noch kleine Pflänzchen der integrativen Medizin an eine Hochschule vorgedrungen.

Die Ärztin und Professorin Karin Kraft leitet seit zehn Jahren an der Universitätsmedizin Rostock den Lehrstuhl für Naturheilkunde. Karin Kraft ist Fachärztin für Innere Medizin und seit vielen Jahren ausgewiesene Spezialistin für Naturheilverfahren.

Für die 60-Jährige steht fest: „Der Kombination zwischen schulmedizinischer und komplementärmedizinischer Behandlung wie z. B. mit Naturheilverfahren im Sinne der Integrativen Medizin gehört die Zukunft". Neben der Empfehlung von naturheilkundlichen Medikamenten und Verfahren geht es in ihrer Ambulanz immer auch um die Hilfe zur Selbsthilfe. „Die Patienten müssen aktiv in den Heilungsprozess eingebunden werden", sagt Professorin Kraft.

Knapp zwanzig Kliniken in Deutschland bieten inzwischen Naturheilverfahren mit kassenärztlicher Zulassung an. Darunter die Klinik Blankenstein in Hattingen, das Immanuel-Krankenhaus Berlin-Wannsee, die Kliniken Essen-Mitte und die Hufeland-Klinik in Bad Ems.

Natürlich wird es immer Patienten geben, wo die Einnahme von Statinen, Diuretika oder blutdrucksenkenden Medikamenten Sinn macht. Die Frage ist, wie man durch Änderung der Lebensweise und naturheilkundliche Therapien langfristig davon wegkommen kann. Ein erfahrener Naturarzt oder Heilpraktiker kann hier sehr hilfreich sein.

Wenn Sie, lieber Leser, einen naturheilkundlichen Arzt suchen, finden Sie den am ehesten über Empfehlungen oder über das Internet.

Im Anhang gebe ich die entsprechenden Webseiten bekannt.

Wie Sie mit den Empfehlungen aus diesem Buch am besten umgehen

Keinesfalls sollten Sie ohne Absprache mit Ihrem Arzt Medikamente, die sie schon längere Zeit einnehmen, einfach absetzen. Nehmen wir an, Sie haben hohen Blutdruck.

Jetzt lesen Sie im entsprechenden Kapitel, was Sie alles dagegen tun können. Sie müssen nicht unbedingt das ganze Programm machen. Es genügt vielleicht schon, wenn Sie zweimal täglich eine Entspannungsübung praktizieren, Gewicht reduzieren, vor dem Schlafen 100 bis 200 Milligramm Magnesium nehmen, dazu vier Kapseln L-Arginin. Das Essen öfters mal mit frischem Knoblauch würzen und die schlechten Fette gegen gute austauschen. Als Hypertonie-Patient haben Sie vermutlich ein eigenes Blutdruckmessgerät zuhause. Das heißt, Sie können den Erfolg regelmäßig überprüfen. Dann können Sie mit Ihrem Arzt über die Reduzierung der Medikamentendosis sprechen.

Etwas umständlicher ist es, wenn Sie zum Bespiel sogenannte „Blutverdünner" nehmen. Wenn Sie den Empfehlungen des Buches folgen, dann sollten Sie den Quick- oder INR- Wert engmaschiger beim Arzt kontrollieren lassen. Nur so kann die Gabe der Medikamente angepasst oder im optimalen Falle ganz ausgesetzt werden.

Wenn Sie Nahrungsergänzungsmittel nehmen möchten, macht es Sinn, die Werte im Vollblut bestimmen zu lassen. Bei der Vollblut-Spektralanalyse wird - wie der Name schon sagt - das volle Blut untersucht, also auch die Blutzellen selbst und nicht allein das Serum. Das bringt äußerst interessante Ergebnisse, da einige Mineralstoffe, wie zum Beispiel Magnesium und Kalium vorwiegend intrazellulär vorkommen und im Serum eine etwas andere Aussage haben.

Analysen zeigen unterschiedliche Verteilungsmuster der Elemente zwischen Serum und Plasma. So lässt sich deutlich erkennen, dass so bedeutende Elemente wie Magnesium, Kalium oder Zink überwiegend intrazellulär gebunden sind und deshalb am besten mit der Vollblutanalyse bestimmt werden.

Weiterhin ist zu berücksichtigen, dass hiermit nicht zwangsläufig auch Rückschlüsse auf die zelluläre Versorgung gezogen werden können. Da aber zum Beispiel 99 Prozent des Eisens, 90 Prozent des Kaliums, 90 Prozent des Zinks, 70 Prozent des Magnesiums und 70 Prozent des Selens ausschließlich in den zellulären Blutbestandteilen enthalten sind, stellt nur die Vollblutanalyse eine aussagekräftige Untersuchungsmethode dar.

Vorbeugen ist besser und einfacher als Heilen

Optimal wäre es, wenn wir schon in den Zeiten, in denen wir noch gesund sind, uns daran erinnern, was unserem Herzen guttut und was ihm schadet. Dazu bekommen Sie in diesem Buch sehr viele Hinweise. Gefahr erkannt - Gefahr gebannt!

Wenn Sie nach dem Lesen dieses Buches wissen, was Ihrem Herzen schadet und was Sie tun können, um es unterstützen, dann können Sie Ihren Lebensstil anpassen.

Der Faktor Ernährung spielt bei der Verhütung von Herzerkrankungen eine wesentliche Rolle. Daher nimmt dieses Kapitel einen entsprechend großen Raum ein. Mir war es aber wichtig, mit längst überholten Dogmen aufzuräumen. Gerade was das Thema Fett angeht, gibt es viele Fehlinformationen in den bisherigen Lehrbüchern der Kardiologie.

Die besprochenen Naturheil- und Nahrungsergänzungsmittel sind frei von Nebenwirkungen und doch sehr wirkungsvoll. Häufig wurde das sogar in Studien nachgewiesen. Um den Lesefluss nicht zu stören, habe ich auf Quellenangaben verzichtet.

Im Anhang finden Sie jedoch ein Verzeichnis der Literatur, die ich verwendet habe.

Die erwähnten Studien sind natürlich auch leicht im Internet über die frei zugängliche Datenbank „PubMed" zu finden.

Die in diesem Ratgeber empfohlenen Mittel sind größtenteils sehr kostengünstig.

Denken wir nur an eine ganzheitliche Behandlung mit Magnesium, Weißdorn, Coenzym Q10 oder L-Carnitin. Wir sprechen dann von Kosten unter zwei Euro. Für jede Tasse Kaffee (die übrigens in Maßen gut für Ihr Herz ist) im Restaurant geben Sie mehr aus.

Hier sollte und muss ein Umdenken stattfinden. Was ist Ihnen Ihre Gesundheit wert? Natürlich wäre es schön, wenn die Krankenkassen im Sinne der Prävention und Therapie solche Mittel zahlen würden.

Medikamente mit zum Teil schwersten Nebenwirkungen werden von der Solidargemeinschaft über die Versicherer bezahlt. Naturheilkunde müssen Sie leider aus der eigenen Tasche zahlen. Bei näherer Betrachtung ist das ein Skandal, der

Einleitung

seinesgleichen sucht. Trotzdem können Sie täglich eine Entscheidung durch die Art Ihrer Lebensweise treffen.

Die Medizin der Zukunft wird (hoffentlich) von einem partnerschaftlichen Miteinander von Arzt und Patient geprägt werden, die beide aktiv an der Krankheitsvermeidung und Gesundwerdung des Patienten arbeiten.

Dazu soll dieses Buch dienen. Es wurde ja nicht nur für Herzpatienten veröffentlicht, sondern auch für Therapeuten, die nach unbedenklichen, nebenwirkungsfreien Behandlungsformen für Herzpatienten suchen. Nicht zuletzt wurde es für Gesunde geschrieben, die das ein Leben lang bleiben wollen.

Von Herzen wünsche ich Ihnen viel Freude, viele neue Erkenntnisse und viele Aha-Momente beim Lesen!

Dr. Stefan Siebrecht

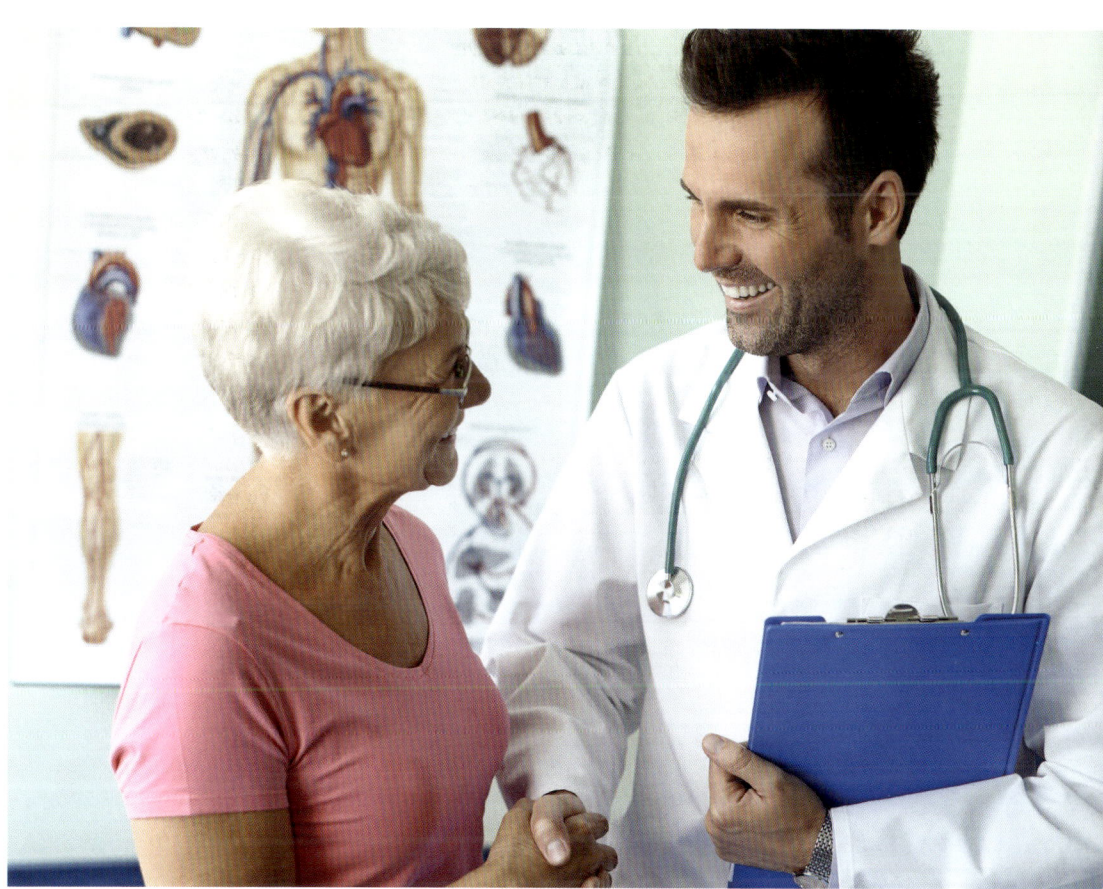

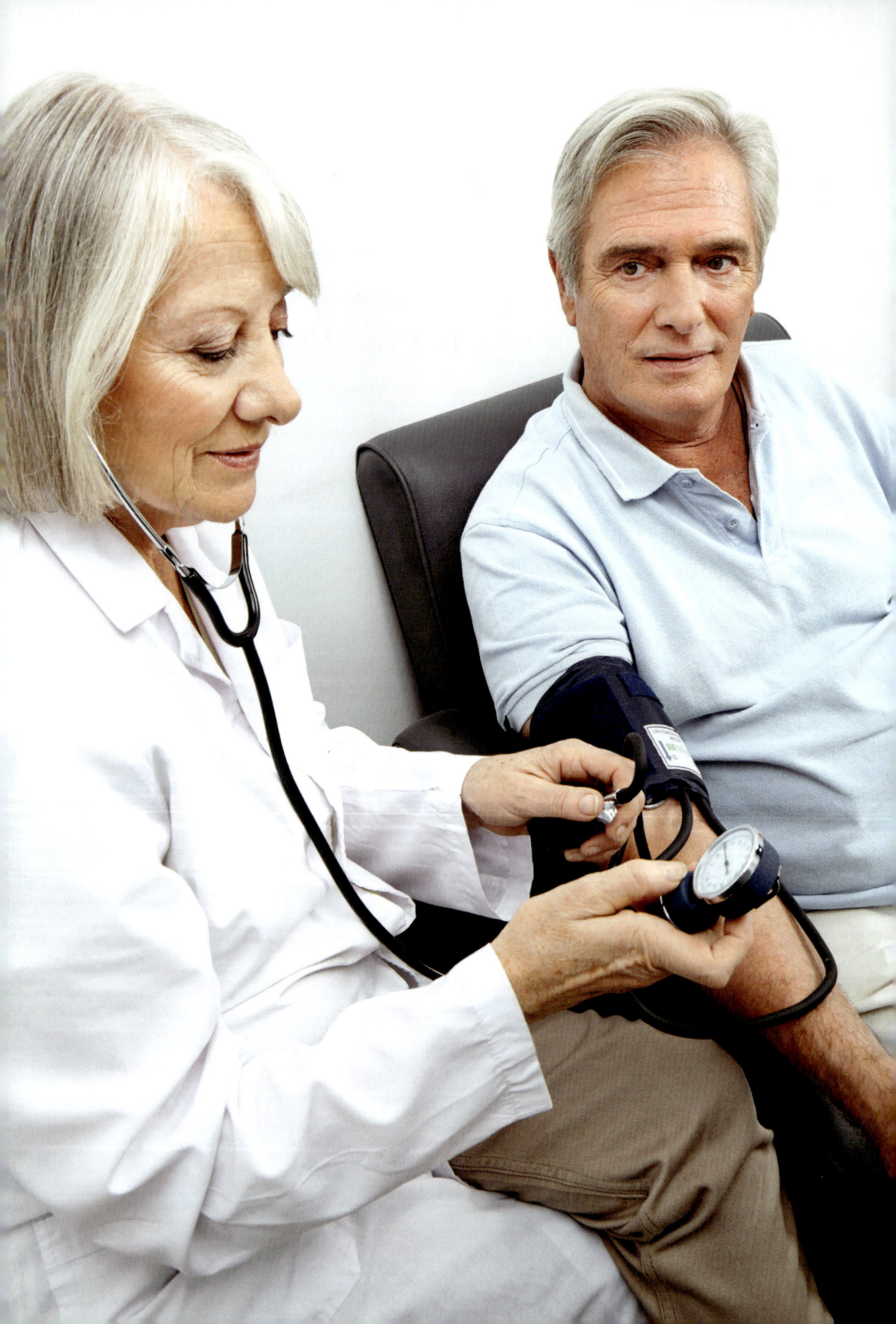

Bluthochdruck – der stille Killer

Viele Herzleiden wie Arteriosklerose, Angina Pectoris oder Herzschwäche beginnen in den meisten Fällen mit einem Bluthochdruck, mit all seinen negativen Folgeerscheinungen. Daher wird dieses wichtige Kapitel an den Anfang gestellt.

Bluthochdruck zählt zu den am häufigsten gestellten Diagnosen. Nach Schätzungen leiden über 20 Millionen Deutsche darunter. In der Altersgruppe der über 50-Jährigen ist jeder Zweite davon betroffen. Die Hälfte davon ahnt nichts von ihrem Leiden.

Bluthochdruck

Einen hohen Blutdruck spürt man in der Regel nicht. Im Gegenteil: Man fühlt sich sogar leistungsfähiger, hat mehr Elan und Antrieb.

Die Amerikaner nennen den Bluthochdruck einen „Undercover-Killer".

Während der hohe Druck in den Adern sein schädliches Werk verrichtet, spürt der Betroffene meist nichts. Hypertonie wie die Mediziner sagen, ist laut WHO auf Platz drei der Risikofaktoren, die das Leben verkürzen.

Nur Mangelernährung und Rauchen wirken sich noch schlimmer aus.

Mögliche Symptome von Bluthochdruck:

- Kopfschmerzen (meist morgens)
- Schwindel
- Hochroter Kopf
- Sehstörungen („Sternchen" sehen)
- Leichte Bewusstseinsstörungen
- Herzklopfen
- Schweißausbrüche
- Nasenbluten
- Ohrensausen
- Allgemeine Unruhe
- Übelkeit
- Atemnot

Was versteht man unter Blutdruck?

Blutdruck ist der Druck, der bei jedem Herzschlag in den Gefäßen entsteht.

Wenn sich das Herz zusammenzieht und Blut in die Arterien pumpt, führt das zu einem Druckanstieg. Dabei beeinflussen mehrere Faktoren die Höhe des Drucks. Vor allem die Fließfähigkeit des Blutes. Ist es zähflüssig wie Ketchup, muss das Herz natürlich stärker pumpen, damit noch das Blut in die feinsten Kapillaren kommt. Auch wenn die Arterien verengt sind, muss logischerweise der Blutdruck steigen.

Diese beiden Faktoren werden später noch ausführlicher besprochen, wenn es um die naturheilkundlichen Methoden der Blutdrucksenkung geht. Auch die Elastizität der Blutgefäße spielt eine große Rolle.

Man kann das im Prinzip mit dem Wasserrohr-System einer Stadt vergleichen. Ohne Druck würde bei den Bewohnern kein Wasser ankommen.

Ohne Blutdruck würden Organe, Gewebe und Zellen nicht mit Sauerstoff und Nährstoffen versorgt werden.

Hoher Blutdruck ist in den meisten Fällen eine notwendige Regulation des Körpers, damit essentielle Stoffe in die Zellen kommen. Wenn Ihr Blut zähflüssig wie Honig und Ihre Arterien durch jahrelange Fehl-

und Mangelernährung verengt sind, bleibt ihrem Herzen gar nichts anderes mehr übrig als stärker zu pumpen.

Bluthochdruck ist ein Symptom. Er zeigt an, dass etwas mit Ihrer Lebensweise nicht stimmt. Das kann Stress, Übergewicht, Bewegungsmangel oder Fehlernährung sein.

Auch Schlafmangel, Übersäuerung, innere Anspannung und ein Mangel an Gelassenheit können die Ursachen eines Hochdrucks sein. Daraus ist ersichtlich, dass Medikamente allein nicht die Lösung sein können.

Wenn Sie den Blutdruck mit Medikamenten wie etwa Beta-Blocker senken, dann beseitigen Sie lediglich einen Warnhinweis des Körpers. Das ist in etwa so, wie wenn Sie einen Warnhinweis in ihrem Auto durch das Herausschrauben der roten Glühbirne beseitigen. Das kann fatale Folgen haben, vor allem wenn Öl fehlt oder die Kühlertemperatur zu hoch ist.

Senken Sie den Blutdruck künstlich mit Medikamenten, bekommen Ihre Zellen mit großer Wahrscheinlichkeit zu wenig Sauerstoff, Nähr- und Vitalstoffe. Zellen degenerieren, Organe sind unterversorgt und neue Symptome und Krankheiten entstehen.

Warum werden dann trotzdem so viele Medikamente gegen Bluthochdruck verschrieben und konsumiert? Weil die sogenannten Sekundärschäden der Hypertonie so gefürchtet sind.

Fast jedes Organ leidet unter hohem Druck

- **Herz:**

    Das Herz muss ständig Schwerstarbeit leisten. Dadurch verdicken sich die Wände des Hohlmuskels. Das Herz „leiert" gewissermaßen aus.
    Herzschwäche, Angina Pectoris und Herzinfarkte drohen.

- **Nieren:**

    Bluthochdruck ist die häufigste Ursache für Nierenerkrankungen. Die Druckbelastung stört die Filterfunktion der Nierenkörperchen. Es wird dadurch vermehrt Eiweiß ausgeschieden, das an anderen Stellen im Körper fehlt. Die Nieren sind wichtige Entgiftungsorgane. Eine eingeschränkte Funktion ist für uns mit erheblichen Nachteilen verbunden.

- **Augen:**

    Auch die Augen werden durch Hypertonie geschädigt. Die kleinen Blutgefäße am Augenhintergrund verändern sich. Blutungen, Schäden an der Netzhaut sind die Folgen.

- **Gefäße:**

    Die Blutgefäße werden erheblich in Mitleidenschaft gezogen. Die Arterien verlieren ihre Elastizität, werden anfällig für Risse und Ablagerungen (Arteriosklerose). Bluthochdruck gilt als der wichtigste Risikofaktor für Schlaganfall.

Ab wann spricht man von Hypertonie?

Laut WHO gelten alle Blutdruckwerte, die mehrmals am Tag über 140/90 mm Hg liegen, als zu hoch. Der erste Wert entsteht, wenn sich das Herz zusammenzieht (kontrahiert) und das Blut in die Gefäße pumpt. Wir sprechen vom systolischen Druck. Der niedrigere, diastolische Druck entspricht dem minimalen Blutdruck, wenn das Herz wieder erschlafft, um sich gleich darauf erneut mit Blut zu füllen.

Bewertung des Blutdruck	
Blutdruck	mmHg
optimal	≤ 120/80
im Rahmen	120 - 140/80 - 90
grenzwertig	140 - 160/90 - 95
sicher erhöht	≥ 160/95

Der Blutdruck ist von vielen Faktoren beeinflusst. Er steigt, wenn Sie sich bewegen, aufregen (ich bin auf 180!) oder Stress haben. Auch im Tagesverlauf gibt es Schwankungen. Daher ist es sinnvoll, mehrmals am Tag zu messen. Wenn Sie älter als 50 sind, lohnt es sich, ein eigenes Messgerät zuzulegen. Nicht das billigste kaufen, denn die Messgenauigkeit sollte klinisch validiert sein.

Das Prüfsiegel der Hochdruckliga gibt darüber Auskunft. Mit einem eigenen Gerät ist auch der gar nicht so seltene „Weißkittel-Hochdruck" vermeidbar. Das sind Menschen, bei denen der Blutdruck steigt, wenn Sie den Arzt nur sehen. Selbstverständlich sollten Sie vor dem Messen auch keinen Kaffee getrunken und sich nicht angestrengt haben. Nur der Ruhe-Blutdruck ist aussagekräftig.

Der Unterschied zwischen Ärzten und Medizinern

Die meisten der klassischen Schul-Mediziner verschreiben dem Hypertonie-Patienten heute in der Regel ein Medikament, das den Blutdruck senkt. Dr. Rüdiger Dahlke differenziert hier sehr deutlich zwischen Ärzten und Medizinern. Das ist doch das Gleiche – werden Sie nun vermutlich denken. Eben nicht! Ein Mediziner nimmt sich wenig Zeit für Sie. Er verschreibt Ihnen einfach kurz und schmerzlos klassische Arzneimittel wie Beta-Blocker, ACE-Hemmer, Kalzium-Antagonisten, AT1-Blocker oder Diuretika (Entwässerungsmittel).

Einen „guten" Arzt erkennen Sie daran, dass er sich Zeit für Sie nimmt. Er gibt Ihnen Tipps, wie Sie Stress abbauen können. Wenn Sie übergewichtig sind, gibt er Ihnen sinnvolle Hinweise, die Ihnen helfen, Ihr Gewicht zu reduzieren. Er rät Ihnen zu einer Ernährungsumstellung. Ein wahrer Arzt ist sich auch bewusst, dass die Psyche und die Lebensumstände Ihr Herz stark beeinflussen. *„Was macht Ihnen Druck?"*, wird er Sie möglicherweise fragen. Bevor er Medikamente mit schwersten Nebenwirkungen verschreibt, rät er Ihnen zu ganz natürlichen Substanzen wie Magnesium, Vitamin D, L-Arginin, Omega-3-Fettsäuren oder pflanzlichen Mitteln. Ein

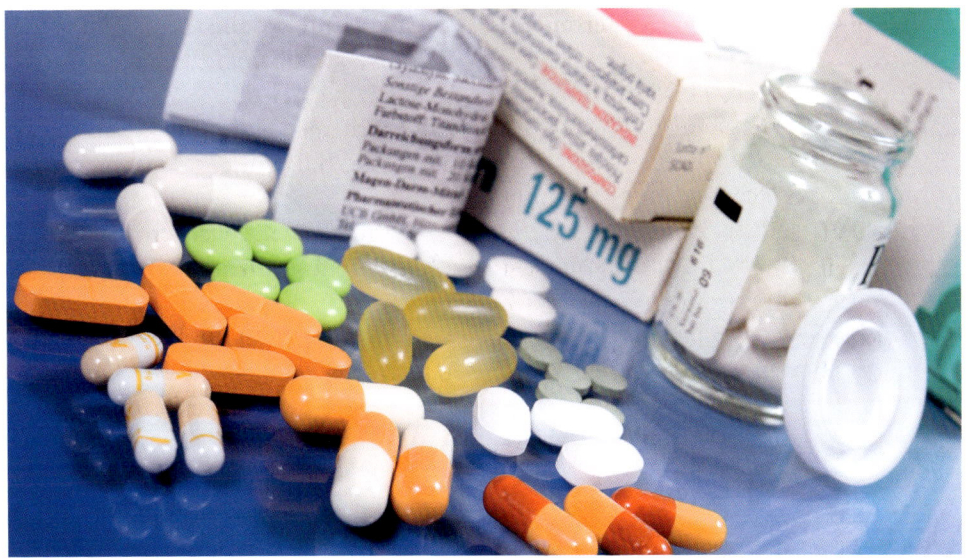

Arzt klärt auch ab, ob eine Schilddrüsen-Überfunktion die Ursache Ihres Bluthochdrucks ist oder auch seltene Erkrankungen wie das Cushing-Syndrom.

Die Vor- und Nachteile von Medikamenten gegen Bluthochdruck

Es gibt eine große Anzahl an synthetischen Medikamenten zur Behandlung von Bluthochdruck. Viele der synthetischen Mittel zur Behandlung von Bluthochdruck wirken aber nicht bei jedem.

So sprechen nur 60 Prozent der Patienten auf die neuen AVCE-Hemmer mit einer Blutdruck-Senkung an, während bei 40 Prozent der Patienten nichts passiert (non-Responder).

Bluthochdruck ist keine einfach zu behandelnde Krankheit und oft reicht ein einziges Produkt oder eine einzelne Maßnahme zur Behandlung eines hohen Blutdruckes nicht aus. Viele Patienten bekommen oft mehrere verschiedene Arzneimittel zur Behandlung ihres Bluthochdruckes. Kommen dann noch andere Erkrankungen hinzu, dann erhalten chronisch kranke Menschen durchschnittlich sechs bis acht Arzneimittel. Einige Patienten erhalten sogar bis zu 15 Arzneimittel pro Tag. Dabei bringt jedes pharmazeutische Mittel seine Risiken und Nebenwirkungen mit, die sich dann auch noch gegenseitig verstärken.

Dieser Medikamenten-Cocktail wird dann über Jahre und Jahrzehnte eingenommen. Es wird geschätzt, dass jährlich zwischen 25.000 und 58.000 Menschen in deutschen Krankenhäusern an den Folgen unerwünschter Medikamentenwirkungen sterben. Rund die Hälfte der Fälle geht auf falsch verschriebene Medikamente zurück.

Bei sehr hohem Bluthochdruck kann der Einsatz von klassischen Medikamenten Sinn machen, wenn Naturheilverfahren nicht ausreichend sind. Der Grund liegt darin, dass herzaktive Nährstoffe eben nicht die starke Wirksamkeit wie Bluthochdruck Medikamente haben. Hier ist es dann oft die Kombination von Stressreduktion, Gewichtsabnahme, Magnesium, Vitamin D$_3$, L-Arginin, Omega-3-Fetten und Heilpflanzen, die dann den gewünschten Erfolg bringen. Herzaktive Nährstoffe können gut mit den klassischen Medikamenten kombiniert werden.

Ziel der Nährstoff-Therapie in Kombination mit den klassischen Medikamenten ist es, das Potential der natürlichen alternativen Mittel zur maximalen Blutdrucksenkung auszunutzen, um die notwendige Dosierung an klassischen Medikamenten maximal zu reduzieren.

Anders sieht das bei „grenzwertigem Bluthochdruck" oder leicht erhöhtem Bluthochdruck aus (140/80 – 160/95). Hier können herzaktive Vitalstoffe und Heilpflanzen ihre besondere Wirksamkeit auf sichere Weise ohne Risiken und Nebenwirkungen entfalten und entscheidend zur Normalisierung des Blutdruckes beitragen, so dass auf klassische Blutdruck-Medikamente eventuell ganz verzichtet werden kann.

Bereits durch eine Senkung dieses grenzwertig erhöhten Blutdruckes könnte die Lebenserwartung um bis zu 40 Prozent erhöht werden.

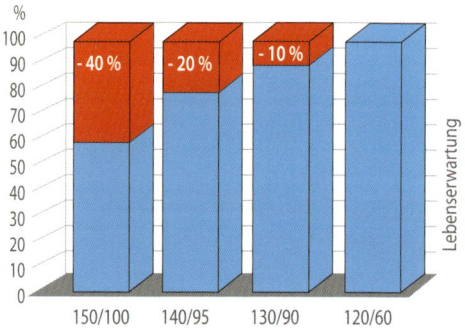

Blutdruckhöhe und Abhängigkeit der Lebenserwartung bei 35jährigen Männern

Blutdruck ohne Behandlung
nach Metropolitan Life Insurance Company New York, 1961

Eine optimale Bluthochdrucktherapie zu finden ist sehr individuell und zeitaufwendig. Leider haben die meisten klassischen Schulmediziner heute kaum die Zeit, oder sie nehmen sich diese Zeit nicht für ihre Patienten, um diese optimale Therapie zu finden.

Über die Risiken der klassischen Bluthochdruck-Medikamente:

Die klassischen schulmedizinischen Medikamente setzen an unterschiedlichen Stellen im Körper an:

- Beta-Blocker senken die Herzfrequenz

- ACE (Angiotensin-Converting-Enzyme)-Hemmer und Kalzium-Antagonisten erweitern die Blutgefäße

- Diuretika fördern die Ausscheidung von Wasser

Das hat alles einen Preis. Entwässerungsmittel haben den Nachteil, dass auch andere wichtige Mineralstoffe und Spurenelemente über den Urin vermehrt ausgeschieden werden. Künstliche Blutdrucksenker verfehlen ihr Ziel.

Meist liegt ja die Ursache in einer zu zähen Blutviskosität und einer gleichzeitigen Verengung der Gefäße – Arteriosklerose, im Volksmund auch Verkalkung genannt.

Wie bereits erwähnt, entstehen dann Versorgungsengpässe. Den Zellen fehlen Sauerstoff, Nähr- und Vitalstoffe. Über einen neuralen Regelkreis geht dann der Notruf ans Herz. Otto Walkes hat das in einem Sketch vor einigen Jahrzehnten mal so schön bildlich dargestellt: „Hirn ans Herz, Hirn ans Herz – stärker pumpen!"

Der Blutdruck steigt. Mit Hilfe des höheren Drucks gelingt es, die unterversorgten Zellen und Organe wieder ausreichend zu versorgen. Man kann hier von einem „Erfordernishochdruck" sprechen. Diesen über einen längeren Zeitraum durch chemische Mittel zu senken, würde mangelversorgte Gebiete weiter unterversorgt lassen und somit schädigen. Genau das geschieht.

Für Mediziner sind die gängigen Bluthochdruck-Medikamente der „Goldstandard".

Ganzheitlich arbeitende Ärzte betrachten diese Vorgehensweise heute als „Kunstfehler", weil man nur ein Symptom der Krankheit und nicht ihre Ursache behandelt. Sehr deutlich wird der Unterschied zwischen Symptom- und Ursachenbehandlung auch, wenn wir uns die Wirkungsweise von Beta-Blockern betrachten. Sie gehören zu den am häufigsten verschriebenen Arzneimitteln in Deutschland. Warum sind sie in der Lage, den Blutdruck zu senken? Angst und jede Form von Stress können den Blutdruck signifikant nach oben treiben.

Sind wir gestresst, dann schüttet unser Körper vermehrt Adrenalin und Noradrenalin aus.

Die beiden Hormone docken am Herzen an die dort vorhandenen Beta-1-Rezeptoren an und bewirken dort eine Erhöhung der Herzfrequenz und eine erhöhte Schlagkraft. Das Herz schlägt schneller und kann mehr Blut in den Kreislauf pumpen.

Sie wissen schon: der alte, evolutionar bedingte Kampf- oder Fluchtmechanismus. Wenn der Säbelzahntiger hinter uns her war, mussten wir entweder kämpfen oder schnell davonrennen. Das ist der Sinn der Stresshormone. Heute sind keine wilden Tiere mehr hinter uns her.

Die Stressfaktoren von heute sind die hektische Arbeitswelt, Reizüberflutung, verstopfte Straßen und belastende Lebenssituationen.

Manchmal stressen der Chef, die Kollegen, die Kunden, der Ehepartner, die Eltern, die Kinder, die Nachbarn oder die Politiker.

> **Sinnvolle und ganzheitliche Maßnahmen gegen stressbedingten Bluthochdruck sind:**
>
> - Veränderung der Lebenssituationen
> - Veränderung der eigenen Einstellung und Sichtweisen
> - Ausdauersport betreiben
> - Entspannungstechniken lernen
> - Den Anteil an Omega-3-Fetten in der Ernährung erhöhen
> - Magnesium, L-Arginin und Vitamin D_3 zusätzlich einnehmen
> - Blutvolumen reduzieren (siehe Interview Seite 158)

Doch was tun die meisten? Sie schlucken Beta-Blocker mit der Folge, dass sie oft gedämpft, antriebslos und irgendwie „ruhig gestellt" wirken. Bei der Behandlung von Bluthochdruck kommen Beta-Blocker-Präparate mehr und mehr in Verruf. Forscher der südafrikanischen Stellenbosch-University in Kapstadt haben den Nutzen der Blocker beim Einsatz gegen die Hypertonie untersucht. Dazu analysierten sie 13 Studien. Insgesamt hatten 91.500 Patienten mit einem Durchschnittsalter von 61 Jahren teilgenommen. Das Ergebnis: Betablocker sind bei der Therapie nicht die erste Wahl. Andere blutdrucksenkende Mittel zeigten eine geringere Schlaganfallrate und ein vermindertes Sterberisiko.

Bekannte Nebenwirkungen der Betablocker sind Müdigkeit, Depression und sexuelle Störungen. Zu weiteren Risiken und Nebenwirkungen lesen Sie die Packungsbeilage und fragen ihren Mediziner oder Apotheker…

„Herz-Kreislauf-Krankheiten und insbesondere Bluthochdruck und Koronarsklerose brauchen als Nährboden unsere moderne Industriewelt mit ihrem sozialen und seelischen Druck und Fehlernährung.
Wir müssen uns allen Ernstes die Frage stellen, ob es nicht unser übermäßiger Fleiß (lat. industria = Fleiß) ist, der uns frühzeitig ins Grab bringt."

Dr. Rüdiger Dahlke

Den Blutdruck auf natürliche Weise senken

Das Spannende an dieser Thematik ist: Die besten Methoden kosten wenig bis gar nichts! Allein mit dem Abbau von Übergewicht, einer Stress-Reduzierung, Ausdauertraining und eine Ernährungsumstellung könnten sich über 90 Prozent der Betroffenen in den Normbereich bringen. Nahrungsergänzungsmittel wie Magnesium und L-Arginin unterstützen zusätzlich. Beide Mittel sind preiswert, einfach verfügbar und die Wirkungsweise ist vielfach durch Studien belegt.

Überschüssige Pfunde machen Druck

Der wichtigste Risikofaktor für einen zu hohen Blutdruck ist starkes Übergewicht. Etwa zwei Drittel der Männer und über die Hälfte der Frauen sind zu dick.

Bluthochdruck ist nur eine Geisel, die daraus erwächst. Diabetes, Fettstoffwechselstörungen, Gelenkserkrankungen, Fettleber, Schlafstörungen, Krebs und weitere Erkrankungen sind häufig mit Übergewicht verbunden.

Wenn wir zu viel auf die Waage bringen, muss unser Herz unter erschwerten Bedingungen arbeiten. Somit ist auch das Risiko für andere Herz-Kreislauf-Erkrankungen erhöht.

Der Effekt des Abnehmens wird leider allzu oft unterschätzt. Jedes Kilo weniger kann den Blutdruck um bis zu 2 mm Hg senken. Wenn Sie dann noch zusätzliche Maßnahmen einsetzen, wie z. B. mehr Bewegung, mehr Entspannung und Vitalstoffe wie Magnesium sowie L-Arginin, dann können Sie Ihren Hochdruck locker um 10 - 30 mm Hg reduzieren. Das erreichen Sie mit keinem Medikament.

Die einfachste Art, Gewicht abzubauen, ist die Reduzierung des Kohlenhydratanteils in der Ernährung. Wo stecken viele Kohlenhydrate drin? Leider in allem, was heutzutage landauf und landab gerne gegessen wird: Brot, Brötchen, Kuchen, Pizza, Nudeln, Kekse, Kartoffeln, Mais, Reis und, wer hätte das gedacht – auch in Obst.

Die meisten Menschen denken immer noch, dass Fett in der täglichen Ernährung zu dick macht. Low fat-Produkte sind der falsche Ansatz. Wir brauchen Fette – vor allem die richtigen! Im Kapitel über Ernährung gehe ich ausführlicher darauf ein.

Kohlenhydrate, allen voran Zucker und Weißmehlprodukte, lassen unseren Blutzucker sehr schnell und sehr hoch ansteigen, mehr als unserem Körper lieb ist. Was macht er mit dem überschüssigen Zucker? Er wandelt diesen in Fett um.

Buchtipp

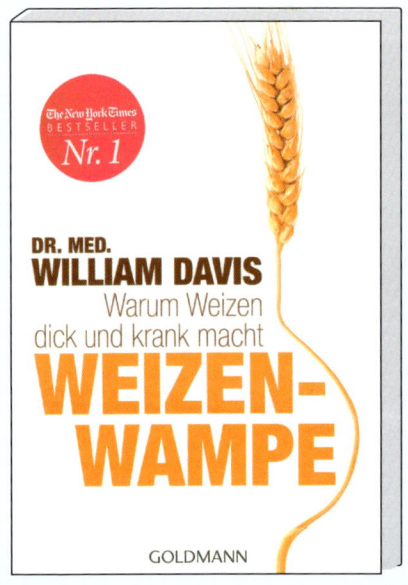

400 Seiten, € 9,99
Bestelltelefon 07529 - 973 730

Die Amerikaner haben uns seit vielen Jahren gezeigt, was passiert, wenn man Fette reduziert und die Basis der Ernährung maßgeblich aus Kohlenhydraten besteht. Jeder Leser hat vermutlich dazu ein Bild vor Augen.

Jedem, der sich für die Thematik Gewichtsabnahme interessiert, kann ich nur wärmstens den Bestseller „Die Weizenwampe" empfehlen.

In diesem Buch erfahren Sie, wie Gewichtsabnahme funktioniert, ohne dass Sie sich quälen.

Der Bestseller von Dr. Davis liest sich einfach, ist fundiert und spannend wie ein Krimi.

Bewegungsmangel geht aufs Herz

Warum haben wir wohl einen Bewegungsapparat? Bestimmt nicht dafür, dass wir den ganzen Tag lang sitzen oder liegen. Der Aufruf zur körperlichen Aktivität zieht sich wie ein roter Faden durch dieses Buch. Egal ob Sie unter Bluthochdruck, Arteriosklerose oder Herzschwäche leiden – alles bessert sich, wenn Sie sich mehr bewegen. Vor allem der Herzmuskel muss ständig in seiner Leistungsfähigkeit gefordert werden, damit er kraftvoll bleibt. Wer rastet – der rostet!

Dabei müssen Sie nicht mal joggen oder Tennis spielen. Mit Treppensteigen, Wandern oder Radeln wäre auch schon viel gewonnen.

Wer täglich 30 Minuten trainiert, schafft beste Voraussetzungen für einen geregelten Blutdruck, gute Laborwerte und ein starkes Herz. Nur wenn Sie einen akuten Infekt haben, sollten Sie sich schonen. Bakterien, vor allem eine Streptokokken-Infektion können den Herzmuskel entzünden und die Herzklappen nachhaltig schädigen.

Bei einer akuten Grippe immer daran denken: Sport ist in diesem Fall contraindiziert.

Mit Folsäure beugen Sie Bluthochdruck vor

Eine Studie der angesehenen Harvard-Universität in Bosten/USA hat gezeigt, dass Sie sich mit Nahrungsergänzungsmitteln, die das B-Vitamin Folsäure enthalten, wirkungsvoll vor Bluthochdruck schützen können.

Die neuen Daten stammen aus der so genannten „Nurses Health Study", bei der mehr als 100.000 Krankenschwestern regelmäßig auf ihren Gesundheitszustand untersucht werden, und wurden im Januar 2005 in der Zeitschrift der amerikanischen (JAMA) vorgestellt.

Von über 93.000 Frauen, die zu Beginn der Studie einen normalen Blutdruck hatten, entwickelten innerhalb von acht Jahren mehr als 7.300 einen Bluthochdruck. Das Risiko war jedoch bei denen, die täglich mehr als 1 mg Folsäure aufnahmen, um 46 Prozent geringer als bei denen mit einer Zufuhr unter 0,2 mg.

In Deutschland liegt die durchschnittliche Folsäurezufuhr mit der Nahrung nur bei etwa 0,3 mg. Für einen optimalen Schutz vor Bluthochdruck reicht das nicht aus.

Folsäure finden Sie in nennenswerten Mengen in dunkelgrünen Blattgemüsen und Salaten. Das lateinische Wort *folium* bedeutet Blatt.

Freispruch für das Salz

Es gibt viele Ernährungsmythen. Ein Mythos, der sich bis heute hartnäckig gehalten hat, ist die Behauptung, dass ein Zuviel an Kochsalz immer den Blutdruck steigen lässt. Es waren Halbwahrheiten, fehlinterpretierte Tierstudien und falsche Verzehrannahmen, die Salz zum Feindbild der Bluthochdruckpatienten machten.

Die These der salzbedingten Hypertonie basiert auf der Tatsache, dass Salz Wasser bindet. Ist mehr Salz im Blut, würde dennoch das größere Blutvolumen auch stärker auf die Wände der Blutgefäße drücken. So lautete die Theorie in der Vergangenheit. Heute ist man sich in der Medizin klar, dass der Mensch keine lebende Maschine ist. Es gibt komplexe Regelmechanismen und wir müssen unseren Körper sehr differenziert betrachten. Wenn 100 Blutdruckpatienten ihren Salzkonsum reduzieren, dann sinkt der

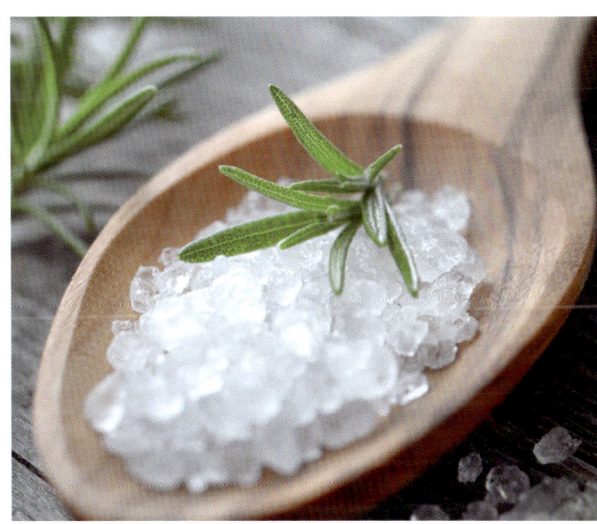

Blutdruck nur bei 15 Prozent der Betroffenen. Man kann diese Patienten als „salzsensitiv" bezeichnen.

Eine beliebte Methode, um einen wertvollen Stoff zu verteufeln, sind Tierfütterungs-Versuche. Da gibt es unzählige tierquälerische Experimente, die dafür gesorgt haben, dass so manches Heilkraut nicht mehr frei verkauft werden darf. Ehemals frei verkäufliche Heilpflanzen sind entweder ganz verschwunden oder sie sind nur noch als teures und oft patentiertes Arzneimittel zu beziehen.

In den 1970er Jahren gab es auch so einen widersinnigen Fütterungsversuch mit Ratten. Sie bekamen umgerechnet auf das Gewicht eines Menschen eine Dosis von knapp 500 Gramm Salz pro Tag. Welcher Trottel isst schon täglich ein Pfund Salz?

Bis vor einigen Jahrzehnten ging man davon aus, dass der Mensch durchschnittlich zwischen 12 und 15 Gramm Salz pro Tag aufnimmt. Das entspricht in etwa zwei Teelöffel. Der tatsächliche Verbrauch liegt heute zwischen sechs und neun Gramm.

Da ist das „versteckte" Salz aus Brot, Wurst, Käse, Chips und Fertignahrung mit enthalten. Sechs Gramm (1 Teelöffel) pro Tag ist vollkommen in Ordnung. Durch Schwitzen und über den Urin verlieren wir ja auch täglich Salz (Natriumchlorid).

Mal davon abgesehen brauchen wir Salz, damit unser Körper ausreichend Salzsäure (HCL) produzieren kann.

Ist die Salzsäurekonzentration im Magen zu niedrig (was bei vielen älteren Menschen der Fall ist), werden Bakterien und Parasiten im Magen nicht mehr abgetötet. Im Darm können sie sich dann munter vermehren, was erhebliche Probleme nach sich zieht. Auch Eiweiß kann dann nicht mehr richtig verdaut werden, wenn der pH-Wert im Magen zu basisch ist. Die Nahrung fault dann im Darm und jeder kann sich vorstellen, dass dies zusätzliche Probleme bereitet. Der Schaden durch Salzreduktion ist meist größer als der Nutzen.

Selbst wenn ein Bluthochdruckpatient, der „salzsensitiv" ist, seinen Konsum von neun auf sechs Gramm pro Tag reduziert, ist der Effekt relativ klein. Die Blutdrucksenkung liegt bei maximal 5 mm Hg. Eine Gewichtsabnahme von einigen Kilogramm bringt dem Bluthochdruckpatienten wesentlich mehr. Beim Fasten kann man das sehr schön beobachten. Vor allem Stressreduktion und Entspannungstechniken sind gut geeignet, den Blutdruck zu senken.

Auch wenn Sie den Anteil von tierischem Eiweiß (Fleisch, Wurst, Milchprodukte) in Ihrer Nahrung dauerhaft reduzieren, sinkt der Blutdruck.

Den größten Effekt aber bringt eine Entsäuerung! Trotz aller Puffermechanismen im Körper leiden unsere roten Blutkörperchen (Erythrozyten) unter der Säurelast. Die roten Blutkörperchen können sich dann nicht mehr gut verformen, um durch die feinsten Kapillargefäße zu kommen. Das ist wichtig, damit unsere

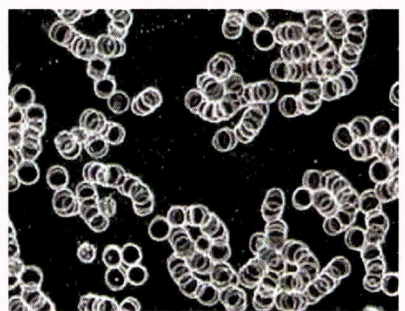
Übersäuertes Blut mit der sogenannten Geldrollenbildung

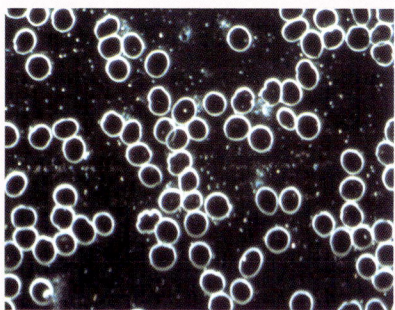
Vitales Blut eines gesunden Menschen

Zellen mit Sauerstoff und mit Nährstoffen versorgt werden.

Wenn Sie sich überwiegend basisch ernähren und wenn Sie mit dem Essen täglich Omega-3-Fettsäuren aufnehmen, werden ihre roten Blutkörperchen sehr viel vitaler und flexibler. Im Dunkelfeldmikroskop nach Prof. Enderlein kann man das an einem Tropfen Blut recht gut beobachten.

Noch einige wichtige Worte zur Qualität des Salzes: Kaufen Sie nicht einfach billiges Speisesalz. Es enthält lediglich Natriumchlorid (NaCl) und meist einen Zusatz von Jod. Meersalz enthält über 75 Mineralstoffe und Spurenelemente, und zwar genau in den Mengen-Verhältnissen, die wir benötigen.

Die Industrie holt aus dem Meersalz die guten Mineralien, wie Magnesium, Kalium, Calcium, Bor, Selen, Mangan, Chrom, Molybdän, Eisen, Kupfer, Silicium und so weiter, raus. Diese werden dann teuer verkauft.

Besser ist es, reines Meersalz oder „Flor de Sal" zu kaufen. Heutzutage hat man hier unter Umständen jedoch eine Schadstoffproblematik.

Himalyasalz war vor Jahren mal ein richtiger Boom. Konnten Sie sicher sein, dass es wirklich aus dem Himalaya kam? Man munkelte damals, dass es schwarze Schafe gab, die das Salz nicht aus der Grenzregion von Indien und Pakistan importierten, sondern aus Salzstollen in Europa, wo teilweise in den Stollen radioaktives Material in Fässern gebunkert ist.

Mit einem naturbelassenen Steinsalz sind Sie auf der sicheren Seite. Es ist leicht gräulich, weil es auch alle 75 Mineralien und Spurenelemente enthält. Zudem ist es sehr preiswert.

Sehr gut ist auch das sogenannte Bambussalz. Es enthält einen höheren Anteil an Silicium. Ein wichtiger – wenn nicht sogar der „wichtigste" Mineralstoff, um Aluminium zu entgiften.

Der Mensch ist so jung wie seine Blutgefäße

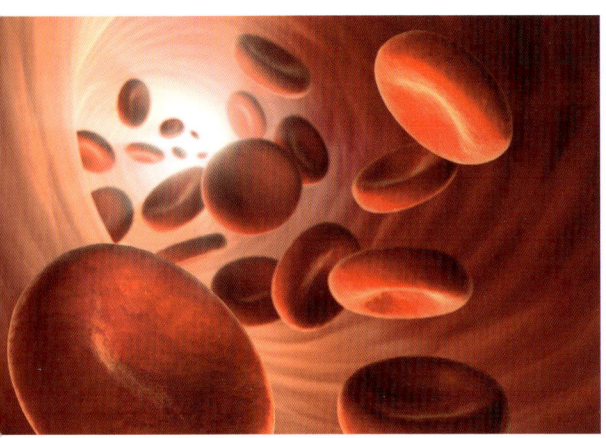

Unser Herz pumpt pro Tag rund 8.000 Liter Blut durch unsere Arterien und Venen. Die Gesamtlänge aller Blutgefäße liegt bei rund 100.000 Kilometern. Damit könnte man fast zweieinhalbmal den Erdball umspannen.

Die Blutgefäße haben die Aufgabe, den Körper bis in seine entferntesten Regionen mit Blut zu versorgen. Laut Goethe ist das Blut ja *„ein ganz besonderer Saft"*. Er enthält Nähr- und Vitalstoffe, Enzyme, Hormone und vor allem auch Sauerstoff. Gefäße, die vom Herzen wegführen, werden Arterien genannt. Gefäße die zum Herzen gehen, sind bekanntlich die Venen.

Unsere Blutgefäße müssen enorme Leistungen vollbringen: Sie müssen stabil und fest genug sein, um einen unglaublichen Druck auszuhalten, und doch müssen sie flexibel sein, um unsere Bewegungen zu ermöglichen. Sie müssen dicht sein, damit kein Wasser in unseren Körper dringt, und doch müssen sie auch durchlässig sein, um Nährstoffe aufzunehmen und zu transportieren, sie müssen sich zusammenziehen und weiten können.

Unsere Blutgefäße sind Zeit unseres Lebens auch enormen Belastungen ausgesetzt. Daher ist es nicht verwunderlich, dass praktisch jeder Erkrankung des Herzkreislaufsystems eine Erkrankung unserer Blutgefäße vorausgeht. Die Gesunderhaltung unserer Blutgefäße ist daher der Schlüssel für ein gesundes Herz-Kreislaufsystem und essentiell wichtig für die Erhaltung hoher Vitalität, physischer Stärke, mentaler Gesundheit und für den Erhalt des allgemeinen Wohlbefindens.

Wir haben den Schlüssel in der Hand, um die Gesundheit unseres Herz-Kreislauf-Systems und unserer Gefäße zu einem großen Teil selbst zu beeinflussen. Jedoch gibt es auch bestimmte Parameter, die wir nicht kontrollieren können. Unser Geschlecht, unsere Gene und die normale Alterung unseres Körpers gehören zu den Faktoren, die wir nicht beeinflussen können, die jedoch eine eingeschränkte Gefäßfunktion begünstigen können.

Im Gegensatz dazu gibt es zahlreiche Risikofaktoren, die von unserem Lebensstil abhängen und die wir beeinflussen können, wie Rauchen, Übergewicht, Bewegungsmangel und die weniger offensichtlichen Risikofaktoren wie Bluthochdruck, erhöhte Blutfettwerte, oxidiertes Cholesterin und erhöhter Blutzuckerspiegel.

Die Wände der Blutgefäße haben im Wesentlichen zwei Funktionen: Einerseits halten sie das Blut in den Adern, so dass es permanent im Kreislauf strömt. Andererseits wirken sie im Bereich der Kapillaren wie ein Sieb. Sie lassen Nähr- und Vitalstoffe sowie Sauerstoff diffundieren, um die Zellen der Organe zu versorgen. Der Zustand unserer Blutgefäße ist wesentlich mitbestimmend über unseren Gesundheitszustand. Festigkeit, Elastizität, Unversehrtheit und Freiheit von Ablagerungen sind enorm wichtig.

In diesem Buch bekommen Sie viele Hinweise und Tipps, wie Sie Ihre Blutgefäße lebenslänglich gesund erhalten können. Letztendlich ist es auch ein Anti-Aging-Buch denn: **Der Mensch ist so jung wie seine Blutgefäße.**

Bei der Arteriosklerose, der Gefäßverkalkung, haben die Gefäßwände ihre Elastizität verloren. Es kommt zu Entzündungen und dadurch zur Schädigung der glatten Innenschicht der Arterien. An den entzündungsbedingten feinen Rissen können sich dann Blutfette in Verbindung mit Eiweißablagerungen und Mineralsalze (insbesondere Kalzium) ablagern. Das Cholesterin versucht diese Risse im Endothel zu kitten. Es ist also eher ein Schutz-, als ein Schadstoff. Gefährlich wird Cholesterin erst, wenn es oxidiert. In diesem Ratgeber erfahren Sie, wie sie sich vor chronischen Entzündungen und vor der Gefahr, die von freien Radikalen ausgeht, schützen können. Das ist eminent bedeutungsvoll, wenn sie Herz- und anderen Erkrankungen vorbeugen möchten.

Durch Ablagerungen im Endothel werden die Wände starr und der Gefäßdurchmesser wird kleiner. Es bilden sich die sogenannten Plaques, die den Gefäßdurchmesser immer mehr verkleinern und verengen. Dadurch kommt es zu einer Minderdurchblutung und einer Minderversorgung aller Organe. Wir sprechen hier also nicht nur von Herzerkrankungen. Wird die Leber nicht mehr ausreichend mit Blut versorgt, wird sie krank. Das Gleiche trifft auf die Nieren, die Bauchspeicheldrüse und andere wichtige Organe zu. Was ist, wenn Ihr Gehirn aufgrund einer Arteriosklerose nicht mehr ausreichend mit Sauerstoff und mit Nährstoffen versorgt wird? Alzheimer lässt grüßen!

Zuvor versucht der Körper noch mit einem Trick gegenzusteuern. Er erhöht, auch bedingt durch die Gefäßverengung, den Blutdruck. Dieser Zusammenhang wurde bereits im vorherigen Kapitel erläutert. Das Herz muss jetzt mehr leisten, kräftiger pumpen. Im Laufe der Jahre schwächt dies unser Herz. Da von der Arteriosklerose auch insbesondere die feinen Herzkranzgefäße betroffen sind, kann diese Verengung Angina pectoris auslösen. Diese Erkrankung äußert sich durch ein schmerzhaftes Engegefühl in der Brust. Durch den Verschluss einer Kranzader kann es zu dem gefürchteten Herzinfarkt kommen. Sie, liebe Leser, werden dieses Schicksal wohl nicht erleiden. In diesem Buch bekommen Sie viele Tipps und Hinweise, wie Sie sich und Ihre Familie vor Arteriosklerose, Bluthochdruck und den daraus entstehenden Folgeerkrankungen schützen können.

Die Bedeutung der Mitochondrien für unsere (Herz)-Gesundheit

„Die Zukunft der Medizin liegt in der angewandten Mitochondrienforschung und -therapie."

Dr. Bodo Kuklinski,
Internist und Umweltmediziner

Gesundheit hat sehr viel mit Energie zu tun. Der eigentliche Ort unserer Energiegewinnung befindet sich im Inneren der Zellen, genauer gesagt, in den Mitochondrien. In den Lehrbüchern der Biologie sind in der Regel nur ein bis zwei Mitochondrien pro Zelle eingezeichnet.

Tatsächlich sind in den meisten Zellen weit über 1.000 Energiekraftwerke enthalten.

Je höher der Energiebedarf der Zellen, desto höher die Anzahl der Mitochondrien. So sind in den Nervenzellen rund 5.000 und im Herz über 20.000 kleine Energiekraftwerke pro Zelle vorhanden.

Der absolute Gewinner, was die Anzahl der Mitochondrien angeht, ist die weibliche Eizelle. Sie trägt bis zu 120.000 Minikraftwerke in sich.

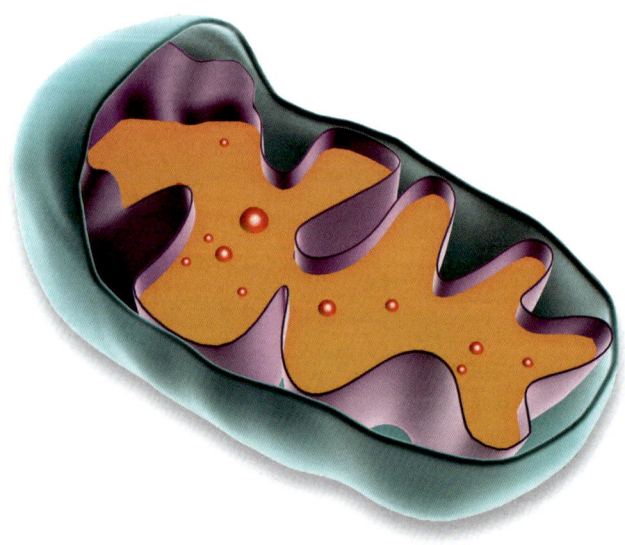

Die Bedeutung der Mitochondrien

Mitochondrien sind winzig. Ihr Durchmesser beträgt nur zwei Mikrometer. Das ist ungefähr die Größe eines Bakteriums. Über eine Kaskade von Enzymprozessen wird innerhalb der Mitochondrien ATP (Adenosintriphosphat) hergestellt. ATP ist die eigentliche Speicherform von Energie, die dem Körper und seinen Organen zur Verfügung steht. Ohne ATP ist kein Stoffwechselprozess denkbar und möglich.

Insgesamt haben wir in all unseren Zellen nur etwa 35 Gramm ATP zur Verfügung. Dieses wird dann am Tag rund 2.000-mal auf- und wieder abgebaut. Der Mensch produziert im Laufe eines Tages ungefähr sein eigenes Körpergewicht an ATP. Wenn Sie 70 kg wiegen, produzieren Sie täglich rund 70 kg ATP in Ihren Mitochondrien. ATP kann nicht gespeichert werden. Unser Vorrat reicht gerade mal für 5 Sekunden.

Als Brennstoff nutzen die Mitochondrien vor allem die Abbauprodukte aus Kohlenhydraten und Fetten. Brennstoffe alleine reichen jedoch nicht aus. Damit in den Zellen Energie produziert werden kann, werden noch Sauerstoff und verschiedene Vitalstoffe wie Magnesium, Zink, Kupfer, Selen, Phospholipide, L-Carnitin, Coenzym Q10 und B-Vitamine benötigt.

Man bezeichnet den Prozess der Energiegewinnung auch als Atmungskette. Dabei spielen vier Enzymkomplexe eine Rolle. Sie trennen von Molekülen Wasserstoff (H+-Ionen) ab. Aus dem energiearmen Adenosindiphosphat (ADP) wird das energiereiche Adenosintriphosphat (ATP). Das ganze Prozedere erinnert an eine Akku-Batterie, die immer wieder aufgeladen wird. Den gesamten Vorgang nennen wir Zellstoffwechsel. Das Faszinierende dabei: In jeder unserer 60 - 70 Billionen Zellen laufen pro Sekunde ungefähr 100.000 koordinierte Stoffwechselvorgänge ab. Wohlgemerkt nur mit Hilfe von Enzymen, die wiederum Vitalstoffe benötigen, kommt es in unseren Zellen nicht ständig zu Explosionen und hohen Temperaturen.

Erinnern Sie sich noch an die „Knallgasreaktion" im Chemieunterricht? Der Lehrer mischte in einem Gefäß die Gase Sauerstoff und Wasserstoff. Es gab einen heftigen Knall. Es entstand - oh Wunder der Natur: Wasser (H_2O). Dazu noch reichlich Energie, denn das Gefäß wurde sehr warm. Das, was im Labor mit heftiger Reaktion stattfand, passiert in unserem Körper ständig. Dank der Enzyme jedoch sanft, geregelt und lebensverträglich. Da unser Herz besonders viel Energie benötigt, sind auch hier von Natur aus sehr viele Mitochondrien pro Zelle zu finden.

Das Kapitel über Vitalstoffe in diesem Buch ist sehr umfangreich. Das hat einen guten Grund, denn die Mikronährstoffe, wie sie auch genannt werden, sind für die Energiegewinnung essentiell. Ohne Q10 und Magnesium keine ATP-Produktion! Ohne L-Carnitin können im Herzmuskel keine Fettsäuren verstoffwechselt werden. Innerhalb der Zelle haben viele Vitalstoffe noch eine zweite wichtige Funktion und Aufgabe: Sie schützen die Zellen und Mitochondrien vor der zerstörerischen Wirkung der freien Radikale.

Tatort Zelle

So ganz ohne Blessuren läuft die Energiegewinnung in den Mitochondrien nicht ab. Durch die Abläufe der Atmungskette entstehen in den Mitochondrien Sauerstoff-Radikale. Mediziner sagen dazu ROS. Das steht für Reaktive Sauerstoff (Oxygen) Spezies. Je mehr Energie in Form von ATP gebildet wird, desto mehr ROS entstehen. Da jede Herzzelle über 20.000 Mitochondrien verfügt, entstehen hier logischerweise auch viele schädliche ROS.

Freie Radikale sind sauerstoffhaltige Moleküle, die gefährlich instabil sind. Ihnen fehlt auf der äußeren Hülle ein Elektron. Sie sind dadurch unvollständig und äußerst reaktionsfreudig. Auf der Suche nach einem Bindungspartner gehen ROS sehr rücksichtslos vor. Radikal (daher der Name) entreissen sie dem nächstbesten intakten Molekül ein Elektron. Meist werden den Zellmembranen oder der DNS die Elektronen geklaut. Dieser Raub wird auch Oxidation genannt.

Den bestohlenen Molekülen fehlen nun ebenfalls Elektronen. Aus den Opfern werden nun Täter. Auf diese Weise wird eine gefährliche Kettenreaktion in Gang gesetzt. Wir sprechen jetzt vom oxidativen Stress.

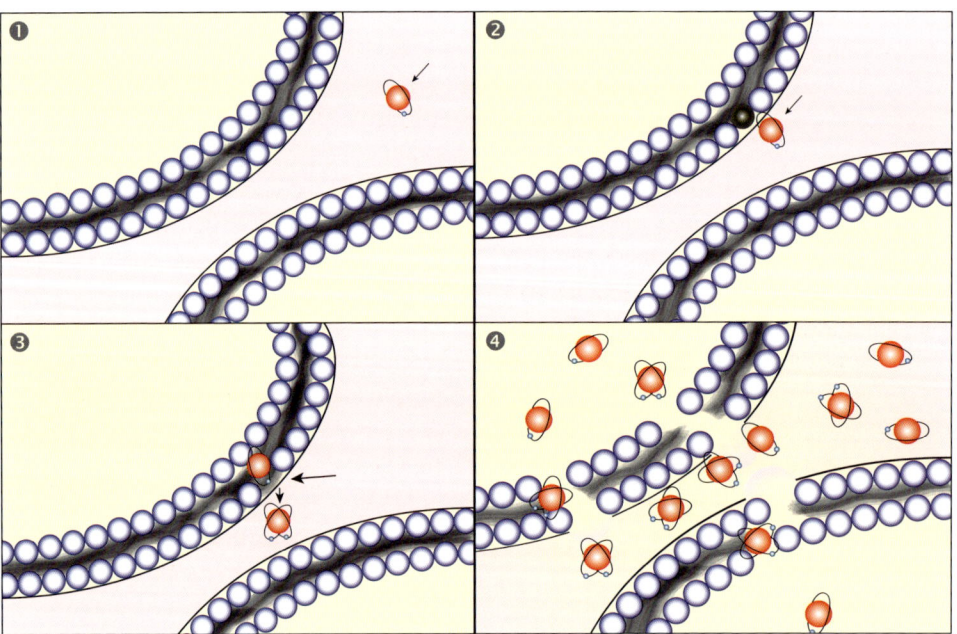

(1) Ein freies Radikal auf der Suche nach einem Elektron.

(2) Es verbindet sich mit einer Zellmembran und raubt sich dort das fehlende Elektron.

(3) Die Zellmembran ist geschädigt, es entsteht ein weiteres Radikal.

(4) Es entsteht eine Kettenreaktion durch immer mehr Sauerstoff-Radikale – Zellmembranen werden massiv geschädigt.

Dummerweise sind die Mitochondrien hochempfindlich für freie Radikale. Man schätzt, dass es täglich pro Zelle zu etwa 10.000 DNA-Schäden kommt. „Wieso werden dann manchen Menschen 90 Jahre oder älter?", werden Sie sich nun fragen.

Nun, einerseits gibt es körpereigene Reparaturmechanismen und andererseits haben wir in der Regel ein gut funktionierendes Schutzsystem gegen ROS. Es sind die Enzyme Katalase, Superoxid-Dismutase (SOD) und Glutathionperoxidase. Hier zeigt sich erneut, wie wichtig Enzyme und Spurenelemente sind.

Ohne Eisen ist Katalase unwirksam, Glutathionperoxidase ist selenabhängig und SOD benötigt Mangan, Kupfer und Zink. Die drei körpereigenen Enzyme verarbeiten aggressive ROS zu völlig ungefährlichem Wasser.

Für Sie ist es wichtig zu wissen, dass die wichtigen Enzyme durch Gifte aller Art, vor allem aber durch Schwermetalle und Pestizide geschädigt werden.

Überhaupt gibt es heute viele schädliche Faktoren, die den Bedarf an Antioxidantien erhöhen und Mitochondrien schädigen.

Ich denke hier unter anderem an Elektrosmog, Mobilfunkstrahlung, WLAN, Nanopartikel, Chemtrails (Barium, Strontium, Aluminium), Stress, Fukushima, Acrylamid, Lösungsmittel, manche Antibiotika, chronische Infektionen, chronische Entzündungen und so weiter. Die geringen Mengen an Antioxidantien, die die meisten Menschen über die Durchschnittskost aufnehmen, reicht bei weitem nicht aus, um die Zellen und im Speziellen die Mitochondrien vor Freien Radikalen zu schützen. Wir altern schneller und entwickeln Krankheiten.

Die Zunahme von Krebs, neurologischen Erkrankungen, Demenz und Burnout sind ein klares Indiz für Schädigungen in den Mitochondrien.

Neben den Sauerstoffradikalen warnen ganzheitlich orientierte Ärzte auch vor dem nitrosativen Stress.

Er entsteht in den Zellen durch das Gas Stickstoffmonoxid (NO). Wenn NO durch Radikale zu Peroxinitrit umgewandelt wird, kann es ebenfalls enormen Schaden in den Mitochondrien anrichten. NO-Gas sorgt für eine Erweiterung der Blutgefäße.

Das ist gut und von Natur aus auch so vorgesehen, dass wir ausreichend NO produzieren. Nur durch ein ausreichender Schutz mit Vitalstoffen/Antioxidantien läuft das alles in geregelten Bahnen.

Die Empfehlung, mindestens fünf Portionen Obst und Gemüse zu essen, kommt also nicht von ungefähr.

Das reicht aber nach Ansicht von Experten nicht. Ab einem gewissen Alter macht die Ergänzung mit Antioxidantien und Vitalstoffen auf jeden Fall Sinn.

Ursachen von oxidativem und nitrosativem Stress:

- Gifte
- Sauerstoffmangel
- Vitalstoffmangel
- Infektionen
- Impfungen
- chronischer Stress
- Bestrahlungen
- Elektrosmog
- Rauchen
- Alkohol
- Medikamente
- chronische Entzündungen
- Leistungssport
- kohlenhydratreiche Kost
- Drogen
- UV-Strahlung

Die Folgen von oxidativem und nitrosativem Stress sind enorm. Jede Zelle wie Gehirn-, Nerven-, Herz-, Leber- und Nierenzellen leiden darunter.

Je nachdem, wo Sie ihre Schwachpunkte haben, können durch freie Radikale unterschiedlichste Krankheiten entstehen. Radikale greifen gnadenlos Enzyme und Proteine an. Das hat Auswirkungen auf den ganzen Körper: Hormonsystem, Nervensystem, Immunsystem - alle sind betroffen.

Dazu werden Entzündungsprozesse gefördert, das LDL-Cholesterin oxidiert. Genau das wollen wir nicht. Im schlimmsten Fall entstehen durch die Zerstörung der Mitochondrien neurodegenerative Erkrankungen wie ALS, MS, Parkinson oder Alzheimer-Demenz.

Auch die Bildung von Krebszellen wird von Ärzten, die sich mit mitochondrialer Medizin auseinandergesetzt haben, den freien Radikalen zugeschrieben.

Die ersten Anzeichen von oxidativem und nitrosativem Stress machen sich schon früh bemerkbar und sollten als Warnsignal verstanden werden: vermehrte Müdigkeit - aber auch Schlafstörungen, faltige Haut, Krampfadern (Blutgefäße werden durch frei Radikale geschädigt), reduzierte Sehkraft und Gelenkschmerzen.

Antioxidantien schützen Ihre Zellen

Freie Radikale werden im Körper bei Infektionen gebildet. Sie zerstören dadurch Bakterien und Viren.

In einem gewissen Maße sind ROS also durchaus physiologisch und sinnvoll. Nur das Übermaß schadet.

Durch die Vielfalt der Belastungen in der heutigen Zeit ist das gesunde Maß jedoch weit überschritten.

Hier kommen die Antioxidantien ins Spiel. Dazu gehören unter anderem:

- Vitamine: A, C, E
- Carotinoide
- Mineralstoffe und Spurenelemente, zum Beispiel: Zink, Selen, Mangan, Kupfer, Molybdän
- Sekundäre Pflanzenstoffe wie Bioflavonoide und Polyphenole, zum Beispiel: OPC, Pycnogenol, Coenzym Q10 und seine aktive Form Ubiquinol

Antioxidantien (auch Radikalfänger genannt) können die Kettenreaktionen der freien Radikale unterbrechen und auf diese Weise Zellschäden abwenden. Bevor ROS Elektronen aus den Zellen rauben, springen Antioxidantien ein. Sie geben den Radikalen freiwillig eines ihrer Elektronen ab.

Antioxidantien geben ihre Elektronen sogar sehr viel leichter ab, als das eine Zellmembran oder eine DNA schafft. Somit bleiben Ihre Körperzellen geschützt, vorausgesetzt Sie nehmen mit Ihrer Ernährung ausreichend Antioxidantien auf.

Wenn Sie sehr viel Obst und Gemüse aus biologischem Anbau verzehren, sind Sie vermutlich relativ gut mit Antioxidantien versorgt. Falls Sie aber vielen Risikofaktoren ausgesetzt sind (das sind wir heute alle) oder wenn sie bereits erkrankt sind, kann eine erhöhte Zufuhr über Nahrungsergänzungsmittel von erheblichem Vorteil sein.

Ich habe die ganze Welt auf der Suche nach Gott durchwandert
und ihne nirgendwo gefunden.
Als ich wider nach Hause kam, sah ich ihn
an der Tür meines Herzens stehen, und er sprach:
„Hier warte ich auf dich seit Ewigkeiten".
Da bin ich mit ihm ins Haus gegangen.

Rumi (1207 - 1273 persisch isalmischer Mystiker)

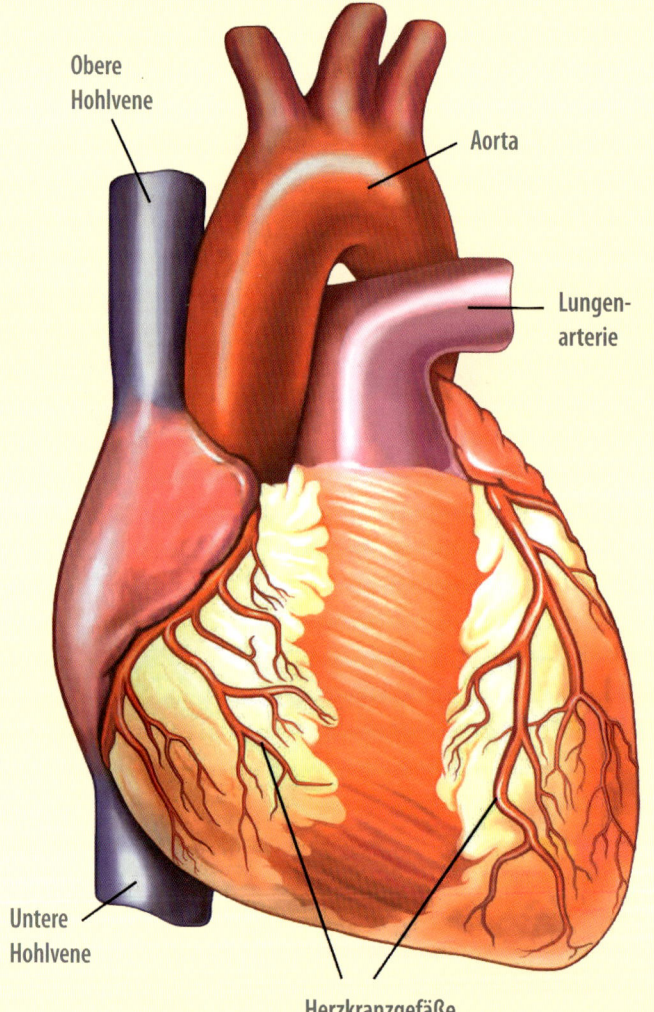

Obere Hohlvene

Aorta

Lungen-
arterie

Untere Hohlvene

Herzkranzgefäße

Gesundes Gefäß

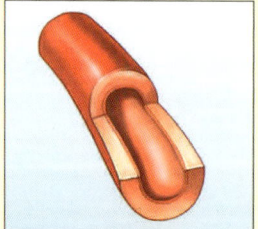

Verstopftes Gefäß

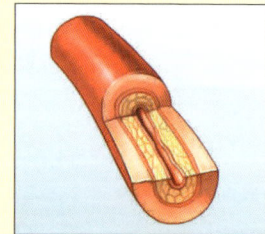

Die Cholesterin-Hysterie

Die Schulmedizin legt ihr Hauptaugenmerk bei der Verhütung von Herzerkrankungen auf den nach ihrer Ansicht zu hohen Cholesterinspiegel.

Doch seit einigen Jahren mehren sich die kritischen Stimmen. Daher steht dieses wichtige Kapitel des Buches relativ weit vorne. Für Sie als Patient oder Therapeut ist es wichtig, die Hintergründe und Zusammenhänge zu kennen.

Die Cholesterin-Hysterie

Es gibt in der heutigen Zeit Firmen und Industriezweige, die sind unglaublich erfolgreich. Internet-Giganten wie Google oder Amazon, Smartphone-Hersteller wie Apple und Samsung fallen einem sofort ein. Doch der größte wirtschaftliche Coup der letzten Jahrzehnte gelang 1990 der Pharmaindustrie. Sie schaffte es, an einem einzigen Tag allein in den USA über 42 Millionen neue Kunden zu gewinnen. Wie? Ganz einfach, indem der Normwert für Cholesterin auf 200 Milligramm pro Deziliter Blut gesenkt wurde. Normal, im Sinne eines Durchschnittswertes, sind eher 250 mg/dl. Durch den neuen Normwert hat man so über Nacht weltweit Milliarden von gesunden Menschen zu Patienten gemacht, die Cholesterin-Senker benötigen.

Heute weiß man, dass der reine Wert des Cholesterins gar nicht so entscheidend ist für ein erhöhtes Risiko für die Entwicklung von Herz-Kreislauf-Krankheiten, sondern hier mehrere Faktoren zusammenkommen, die das ganze Thema relativ kompliziert machen. Leider sind nur wenige Ärzte auf dem neuesten Stand der Wissenschaft und in der Lage, die richtigen Cholesterinparameter zu messen, um das Risiko des Cholesterins für unsere Gesundheit genauer zu bestimmen. So ist es zum Beispiel wichtig, nicht einfach nur den Gesamtcholesterinwert zu bestimmen. Sinnvoll ist es, auch den LDL-/HDL-Quotienten zu bestimmen. Der Wert sollte unter vier, besser sogar unter drei liegen. Um sich als Arzt wirklich ein umfangreiches Gesamtbild über die einzelnen Risikofaktoren machen zu können, sollte man im Labor auch Werte wie: Homocystein, Lipoprotein(a), Fibrinogen und das hochsensitive CRP (Entzündungsparameter) bestimmen lassen.

Dr. med. Volker Schmiedel hat in seinem empfehlenswerten Buch „Cholesterin – Endlich Klartext" eine sehr gute Übersicht über die wichtigsten Werte und Toleranzbereiche. Prof. Dr. med. Walter Hartenbach, Autor des Buches Die Cholesterin-Lüge, bezeichnet den Coup der Normwertsenkung auf 200 mg/dl der „Anti-Cholesterin-Mafia" als das größte Täuschungsmanöver des Jahrhunderts. Mit seinen Ansichten steht er nicht alleine da. Viele Ärzte und Forscher kommen zu ähnlichen Resultaten, wie die Aussagen auf den folgenden Seiten belegen.

Das sagen kritische Ärzte zur Cholesterin-Hysterie

„Die Cholesterinsenkung auf 200 mg/dl ist nutzlos und gesundheitsgefährdend."

Prof. Dr. M. Berger

„Cholesterin ist ein Naturstoff, der sich in allen Zellen unseres Körpers befindet. Der höchste Cholesterin-Wert befindet sich dabei sogar mit knapp 25 Prozent im Gehirn. Da Cholesterin ein wichtiger Bestandteil unserer Nervenmembranen ist, maßgeblich für die Produktion von Sexualhormonen sowie von Vitamin D benötigt wird und zudem unser Gehirn vor Alzheimer Erkrankungen schützt, ist Cholesterin ein wichtiger Bestandteil unserer Zellen. Ebenso ist Cholesterin aufgrund einer entzündungshemmenden Wirkung auch immer dort zu finden, wo sich Entzündungen im Körper angesammelt haben. Aufgrund seiner „immer da" – Bereitschaft, könnte man Cholesterin als Feuerwehr des Körpers bezeichnen. Cholesterinwerte sollten nicht mehr gesenkt werden."

Dr. Wolfgang Feil

„Der Überblick über alle bekannten Studien zeigt: Kein Einfluss des Cholesterins auf den Herzinfarkt! Cholesterinsenkung hat keine Minderung der Herzinfarkte zur Folge, führt aber zum Anstieg tödlicher Nebenwirkungen und zur Steigerung krebsiger Degenerationen."

Prof. Dr. Dieter Borgens

„In keiner einzigen Interventionsstudie ist es bisher gelungen mit einer Cholesterin senkenden Therapie eine Verringerung der Koronarmortalität zu erreichen. Cholesterin hat keinen Einfluss auf die Entwicklung einer Arteriosklerose oder eines Herzinfarktes."

Prof. Dr. Hans-Jürgen Holtmeier

„Kaum ein Konzept wurde so oft in Langzeitstudien überprüft wie die fett- bzw. cholesterinarme Diät. Mit dem eindeutigen Ergebnis in die Untauglichkeit der Cholesterinhypothese! Viele Menschen reiben sich verwundert die Augen, wie sich ein einmal eingeführtes und etabliertes Konzept trotz seiner grotesken Widersprüche und Misserfolge seit mehr als 50 Jahren so festsetzen konnte. Natürlich ist es nicht unwidersprochen. Der Widerspruch einer ganzen Reihe renommierter Wissenschaftler geht jedoch unter in den ständigen gebetsmühlenartigen Wiederholungen der herkömmlichen Meinung, den Beschwörungen in allen Medien, Gesundheitsblättern, Gremien und Veröffentlichungen aller Art, die alle die fettarme und cholesterinarme Ernährung über den grünen Klee loben. Da kann man noch so fundiert Nachweise erbringen, wenn unverfroren Studien gefälscht oder völlig unwissenschaftlich geführt werden. Es nützt bisher nichts. Es ist eine gigantische Massenhypnose mit einer Industrie als Geldgeber, die sich diesen Dukatenesel um alles in der Welt und gegen alle Vernunft und vorhandenes Wissen erhalten will. Ich wiederhole es hier noch einmal: Es gibt keine wirkliche wissenschaftlich geführte Studie, die unzweifelhaft konstatieren kann, dass eine cholesterin- und fettarme Diät dazu führt, dass man länger lebt und vor Herzinfarkten besser geschützt ist. Das Groteske ist ja, dass die Todesfälle an Herzinfarkten zunehmen, wenn Menschen Cholesterinsenker regelmäßig einnehmen, von erhöhter Krebsgefahr und anderen „Kollateralschäden" ganz zu schweigen. Menschen sterben an Cholesterinmangel, nicht an einer Überhöhung der Cholesterinwerte."

Uwe Karstädt, Heilpraktiker und Buchautor

„Cholesterinsenkung ist nutzlos und gesundheitsgefährdend. Die Anti-Cholesterin-Propaganda wird von der Margarine- und Pharmaindustrie mit hohen Bestechungssummen gesteuert."

Dr. med. M.O. Bruker

„Cholesterinsenkung hat keinerlei Auswirkung auf die koronare Herzkrankheit. Der Nutzen einer Cholesterinsenkung ist ein theoretisches Modell, dass von der Praxis nicht bestätigt wird."

Prof. Dr. T.B. Newman

„Die Anti-Cholesterin-Propaganda ist mit industriell bezahlten Statistiken gesteuert."

Prof. Dr. M. Apfelbaum

„Wir wären glücklich, wenn eine einzige medizinisch kontrollierte Studie vorgelegt werden könnte, die zeigen würde, dass Menschenleben durch die Senkung von Cholesterin gerettet werden. Es fällt dagegen nicht schwer, zehn Studien herauszusuchen, die zeigen, dass eine Senkung des Fettes eher sogar mit einer höheren Sterblichkeit einhergeht."

Dr. H. Klepzig, Deutsche Herzstiftung

„Die Gehirnwäsche der Öffentlichkeit hat sehr gut funktioniert, dass viele Leute glauben, je niedriger ihr Cholesterinwert, desto gesünder seien sie oder desto länger würden sie leben. Nichts ist weniger wahr als das."

Prof. Dr. Paul Rosch

Cholesterin – ein lebensnotwendiger Stoff

Für Prof. Hartenbach gibt es gar kein „gutes" oder „böses" Cholesterin, nur unterschiedliche Aufgaben im Körper.

Das HDL transportiert das mit der Nahrung aufgenommene freie Cholesterin zur Leber. Dort wird es im Wesentlichen zur Bildung von Gallensäuren benötigt. Das meiste Cholesterin kommt übrigens nicht über Eier und andere tierische Lebensmittel in unseren Organismus. Über 80 Prozent des Cholesterins werden in der Leber produziert. Warum macht unsere Leber das? Um uns zu ärgern? Nein! Cholesterin ist eine überaus nützliche Substanz.

Jede Zelle hat einen Rezeptor für LDL-Cholesterin. Es ist somit für die Funktion aller Zellen und für den Erhalt unseres Lebens erforderlich. LDL-Lipoprotein transportiert das von der Leber hergestellte Cholesterin in unsere Zellen.

Cholesterin ist eine wichtige Grundsubstanz für unseren Körper:

- Membranen von Zellen
- Membranen von Mitochondrien
- Vitamin D
- das Steroidhormon Aldosteron
- das Steroidhormon Cortisol
- männliche und weibliche Sexualhormone
- Gallensäuren

Kortisol – Das Stresshormon

Das Nebennierenhormon Kortisol wird aus dem Cholesterin hergestellt. Oft wird es als „Stresshormon" bezeichnet. Kortisol hilft uns, adäquat auf Belastungssituationen zu reagieren. Kortisol erhöht den Blutzuckerspiegel, indem es Glukose aus den Eiweißdepots mobilisiert.

Unter Stress brauchen wir mehr Energie. Die wird in den Mitochondrien aus Glukose gewonnen. Wenn wir mit Medikamenten den Cholesterinspiegel senken, geht der Kortisol-Spiegel auch in den Keller. Deswegen fühlen sich viele Patienten, die Statine nehmen, saft- und kraftlos.

Kortisol ist ein „Langzeit-Stress-Hormon", während Adrenalin das energiespendende Kurzzeit-Stress-Hormon ist. Ein langfristig (dauerhaft) erhöhter Kortisol-Spiegel ist absolut schädlich, da das Kortisol Zellen im Gehirn und in der Bauchspeicheldrüse tötet und zu Depressionen, Demenz, Alzheimer, Diabetes und anderen Erkrankungen führt. Kortisol ist daher ein zweischneidiges Schwert. Eine kurzfristige Steigerung des Wertes ist sinnvoll und nützlich - ein erhöhter Kortisol-Spiegel über einen längeren Zeitraum ist als Risikofaktor zu sehen.

Aufgrund einer Erschöpfung der Nebennierenrinde durch Dauerstress lässt die Fähigkeit zur Kortisol-Produktion stark nach. Dann werden keine „normalen" Kortisol-Spiegel mehr erreicht. Jetzt wird ein zu niedriger Kortisol-Spiegel zu einem Problem. Bei Burnout-Patienten findet man fast immer zu niedrige Kortisol-Spiegel.

Wenn bei Patienten mit hohem Cholesterinspiegel durch Statine gleichzeitig und unvermeidbar die ATP-Produktion in den Energiekraftwerken der Zellen verringert wird, leidet die gesamte Muskulatur. Auch die des Herzmuskels. Kreislaufversagen und Herzstillstand kann also eine Folge von Statineinnahme sein.

Der ganze Effekt wird noch dadurch potenziert, dass unter Stress Kortisol dafür sorgt, dass sich der Kaliumgehalt in der Muskulatur erhöht.

Kalium ist das Mineral, das für die Spannkraft der Gefäße verantwortlich ist. Sinkt der Kaliumspiegel, so sinkt der Tonus der Gefäße, des Herzens und der Muskulatur. Das kann bis zur völligen Erschöpfung gehen.

Prof. Hartenbach kennt solche Fälle zuhauf, selbst aus seinem nächsten Umfeld. Ein Sportsfreund aus dem Tennisclub ließ aus Interesse seinen Cholesterinspiegel bei seinem Hausarzt messen. Der diagnostizierte Wert von 360 mg/dl wurde von dem untersuchenden Mediziner als extrem hoch und gesundheitsgefährdend dargestellt. Der Sportsfreund ließ sich daraufhin zu einer Cholesterin senkenden Behandlung in Form einer fettarmen Diät und der Einnahme von Statinen überreden. Schon nach wenigen Wochen fühlte er sich schwer krank, stets müde und abgeschlagen. Die geistige und körperliche Kraft ließen auffallend nach. Auf Anraten von Prof. Hartenbach beendete er die Cholesterin senkende Behandlung. Zumal dem Betroffenen klar wurde, dass sämtliche Krankheitssymptome erst mit der Einnahme der Cholesterinsenker aufgetreten waren. Nach dem Absetzen des

Medikamentes erholte sich der Sportsfreund schnell, war wieder kraftvoll und hatte keinerlei Beschwerden mehr.

Die Energielosigkeit, über die viele Patienten berichten, hängt sicher auch damit zusammen, dass unter der Einnahme von Statinen der Q10-Spiegel im Körper sinkt. Coenzym Q10 ist ein essentieller Vitalstoff für die Energiegewinnung in den Mitochondrien.

Man könnte Cholesterinsenker durchaus als diabolische Medikamente bezeichnen, denn sie schädigen in dreifacher Hinsicht das Herz: Q10-Mangel, zu niedriger Kortisolspiegel und zu niedrige Kaliumspiegel.

Noch etwas ist wichtig zu wissen: Kortisol hat auch einen stark entzündungshemmenden Effekt.

Seit vielen Jahrzehnten wissen wir, dass chronische Entzündungen im Körper die Entstehung von vielen Erkrankungen begünstigen. Diabetes, Krebs und Arteriosklerose gehören dazu. Letzteres ist bekanntlich der Hauptrisikofaktor für Herzinfarkt und Schlaganfall.

Alzheimer durch Cholesterinsenker?

Die Einnahme von Statinen hat noch eine weitere unerwünschte Nebenwirkung: Störung der Gehirnfunktion.

Cholesterin wird nicht nur in der Leber produziert, sondern auch in bestimmten Gehirnzellen – den Gliazellen. Dort dient das Cholesterin der Funktion von Synapsen. Die Synthese von Cholesterin in den Gliazellen wird durch Statine meist behindert. Dies erklärt auch, warum viele Menschen, die Cholesterinsenker einnehmen, unter Beschwerden wie Verwirrtheit, Vergesslichkeit, Orientierungsstörungen und Senilität leiden.

Cholesterin, das wir über die Nahrung aufnehmen, kann die Blut-Hirnschranke nicht überwinden. Das Molekül ist schlicht zu groß. Deswegen ist es wichtig, dass unser Gehirn das Cholesterin selbst produzieren kann. Schon im Jahr 2001 hat der Forscher F. Pfrieger darüber berichtet.

Der Wissenschaftler Matthew F. Muldoon bestätigt bei 100 Prozent der Patienten, die das Mittel Simvastatin einnahmen, ein starkes Nachlassen der kognitiven Fähigkeiten.

Uwe Karstädt sagte dazu in einem Interview:
„In diesem Zusammenhang sehe ich die anderen Auswirkungen von Statinen auf Zellebene, die weitaus beunruhigender sind: Mutationen der Mitochondrien.

Mitochondrien sind kleinste Funktionseinheiten in unseren Zellen, die unseren „Treibstoff" ATP herstellen. Man bezeichnet die Mitochondrien auch als „Kraftwerke" in unseren Zellen.

Statine lösen Veränderungen der Mitochondrien aus, so dass sie nicht mehr optimal funktionieren und damit auch weniger ATP produzieren. Dies wiederum führt zu verminderter Kraft und Vitalität und damit zum Beginn des Alterungsprozesses. Falls man sich schon im fortgeschrittenen Alter befindet, wird dieser Prozess beschleunigt. Dieses schnelle Altern ist oft erschreckend für Familie und Freunde. Für Jemand, der diese Zusammenhänge und Auswirkungen von Statinen mit dem menschlichen Stoffwechsel kennt, ist der beschleunigte Alterungsprozess kein Wunder."

Statine als Cholesterinsenker senken auch den Vitamin-D-Spiegel

Sie denken jetzt vielleicht „Oh Gott – das ist ja schrecklich, was Cholesterinsenker so alles für Nebenwirkungen haben."
Doch jetzt wird es erst richtig schlimm, denn die umstrittenen Statine gehen auch einher mit niedrigen Vitamin-D$_3$-Werten im Blut. Und das ist fatal, wenn man sich klarmacht, wie wichtig dieses Secosteroid ist, unter anderem für das Herz. Darüber finden Sie in diesem Buch ein eigenes Kapitel.

In der medizinischen Datenbank PubMed, die im Internet für jeden zugänglich ist, gibt es 55.000 wissenschaftliche Artikel und Studien über Vitamin D$_3$. Wenn Sie anfangen, diese Studien zu lesen, werden Sie feststellen, dass ein D$_3$-Mangel mit fast jeder bekannten Krankheit in Verbindung steht: Bluthochdruck, Osteoporose, Allergien, Alzheimer Demenz, Rheuma, Arthritis, Diabetes, Reizdarm, Makuladegeneration, Parkinson, Multiple Sklerose und Krebs, um nur einige Beispiele zu nennen.

Vitamin D wirkt über mehrere Mechanismen gegen Krebs:

- Aktiviert Killer-Zellen, die Krebszellen angreifen
- Aktiviert Gene, welche die DNS reparieren
- Hemmt die Bildung von Metastasen
- Steigert die Fähigkeit zur Apoptose, also dem programmierten Tod von Krebszellen
- Hemmt die Anlage neuer Blutgefäße (Angiogenese)
- Wird der Tumor über Blutgefäße nicht mehr versorgt, stirbt er.

An dieser Stelle sei noch einmal erwähnt, dass unser Körper in unseren Breitengraden nur in den Monaten von April bis Oktober körpereigenes Vitamin D$_3$ synthetisieren kann.

Aus dem Cholesterin in den Hautzellen entsteht durch den Einfluss von UV-B-Licht Vitamin D. In den restlichen Monaten ist bei uns der UV-B-Anteil im Sonnenlicht so verschwindend gering, dass dies nicht für eine körpereigene Synthese ausreicht.

Wenn Sie Cholesterinsenker nehmen, liegt Ihr Vitamin D$_3$-Spiegel im Blut wahrscheinlich unter 20 Nanogramm pro ml. Erstrebenswert sind mindestens 30 bis 60 ng/ml. Damit geben Sie Ihrem Körper eine gute Voraussetzung, um gesund zu bleiben.

Die Aufgabe der Gallensäuren

Ein großer Teil des in der Leber gebildeten Cholesterins wird für die Gallensäuren benötigt. Sie sind ein wichtiges Endprodukt des Cholesterinstoffwechsels. Aus der Gallenblase fließen diese in den Darm.

Die Gallensäuren sind für die Fettverdauung unerlässlich. Sie haben die Fähigkeit, die Oberflächenspannung des Wassers beträchtlich herabzusetzen (Tenside, Emulgatoren). Sie emulgieren die im Darmtrakt wasserunlöslichen Bestandteile (besonders Lipide) und vergrößern die Angreifbarkeit für Enzyme. Die Emulgierung wasserunlöslicher Verbindungen ist eine wichtige Voraussetzung für deren Resorption. Gallensäuren sorgen für einen geregelten Stuhlgang. All das verschlechtert sich durch künstlich gesenkte Cholesterinspiegel.

Haben Statine überhaupt Vorteile?

Bei all den vielen Nebenbewirkungen muss man sich allen Ernstes fragen, ob es auch eine Wirkung gibt. Ja, obwohl Statine den Kortisolspiegel senken, haben sie nachgewiesenermaßen einen entzündungshemmenden Effekt, der durch die Unterdrückung des Immunsystems bewirkt wird. Das ist gut, denn Arteriosklerose wird ja durch entzündliche Prozesse ausgelöst.

Intelligenter ist es allerdings, Natursubstanzen einzunehmen die ebenfalls antientzündlich wirken. Diese unterdrücken auch nicht das Immunsystem, sondern sie regulieren es. Hier einige Ideen für antientzündliche Lebensmittel und Vitalstoffe: Kurkuma, Polyphenole (in Wein, OPC, dunklen Beeren, grünem Tee), langkettige Omega-3-Öle (z. B. im Krillöl), Vitamin E, Knoblauch, Quercetin (in Zwiebeln), Weihrauch, Granatapfelsaft, Co-Enzym Q10, Vitamin C, Betacarotin, Lutein (in Tomaten), Zeaxanthin (im Hokkaido-Kürbis), Astaxanthin, Papaya, Cranberry, Acai-Beere und vieles mehr.

Wer sich überwiegend pflanzlich ernährt, ist klar im Vorteil. Fleisch ist in zweifacher Hinsicht eher entzündungsfördernd. Zum einen erhöht es die Bildung von Arachidonsäure, zum anderen enthält es relativ viel Eisen. Beides steigert oxidative und entzündliche Prozesse im Körper. Das lässt uns schneller altern, begünstigt die Entstehung von Erkrankungen – auch die des Herzens. Mehr darüber im Kapitel über Ernährung.

Sind hohe Cholesterinwerte ganz und gar ungefährlich?

Der Cholesterinwert ist Schwankungen ausgesetzt. Im Alter zwischen 40 und 59 ist der Mittelwert normalerweise bei 250 mg/dl. In der Jugend ist er in der Regel niedriger. Im Alter nimmt der Cholesterinspiegel üblicherweise zu und wir entwickeln das so genannte „Alters-Cholesterin"! Der Grund dafür ist eine Reduktion der LDL-Rezeptoren in der Leber, die das Cholesterin aus dem Blut in die Leber aufnehmen, wo es dann abgebaut wird. Im Alter von 80 Jahren kann dann der normale Cholesterin auch auf 280 mg/dl steigen. Bis Anfang der 1970er Jahre wurden Werte bis 320 mg/dl als zwar leicht erhöht, aber

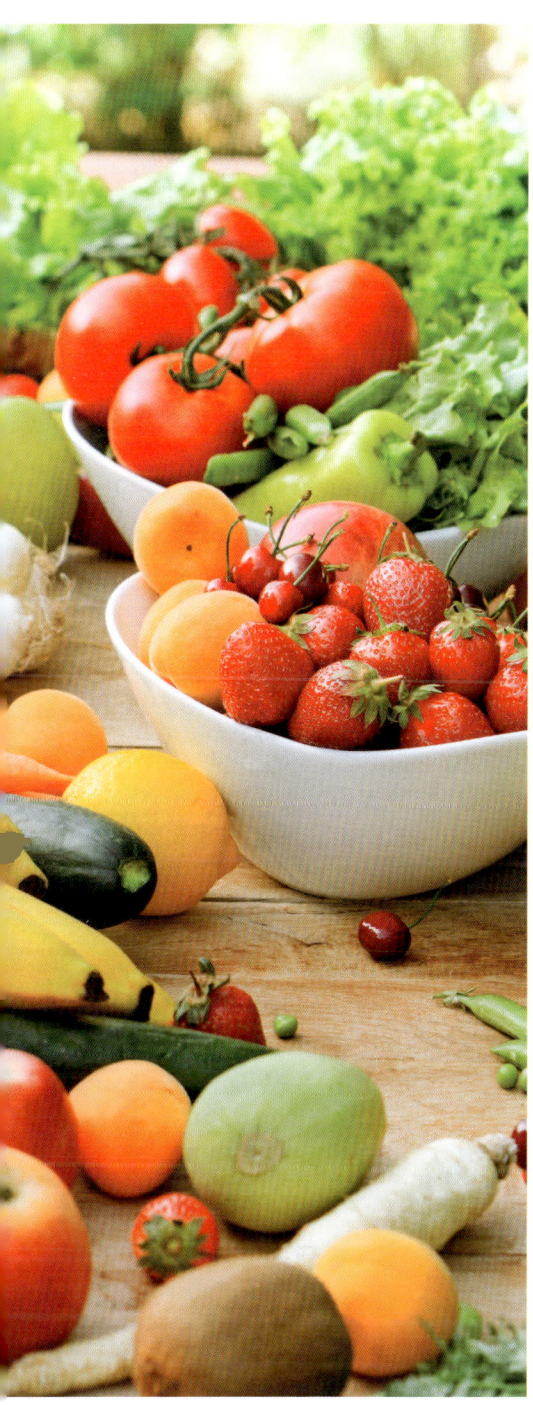

als ungefährlich angesehen. In Belastungssituationen wie Stress kann der Cholesterinspiegel auch relativ schnell und stark ansteigen bis auf 400 mg/dl. Bei Operationen sogar noch weit darüber.

Die Schwankungen des Cholesterinspiegels durch Nahrungszufuhr sind nur geringfügig. Sie werden innerhalb von zehn bis zwölf Stunden von der Leber durch entsprechende Reduktion oder Steigerung der Cholesterinsynthese ausgeglichen. Wenn Sie einige Eier und Fleisch essen, steigt der Cholesterinspiegel kurzfristig nur um zwei bis fünf Prozent. Cholesterin ist eine fettlösliche Substanz, die im inneren der Blutfette transportiert wird. Alle Fette können durch Radikale und reaktiven Sauerstoff oxydiert werden. Erst dann entwickeln solche „beschädigten" Fette ihre Gefährlichkeit. Dann schaden sie unserem Körper und unserer Gesundheit.

Bei der Oxidation geht Sauerstoff eine Verbindung mit einem anderen Stoff ein. Dabei entstehen freie Radikale. Die wiederum schädigen unter anderem unsere Blutgefäße. Es entstehen feine Risse in den Arterieninnenwänden, die durch Zellen abgedichtet werden, die sehr viele Blutfette und oxidiertes LDL-Cholesterin einlagern. Jetzt kommen Makrophagen ins Spiel, um die oxidierten Fette, die von unserem Immunsystem als Fremdkörper erkannt werden, aus dem Blut zu fischen. Die Fresszellen überladen sich mit oxidiertem LDL-Cholesterin und werden zu sogenannten Schaumzellen. Diese können platzen und der Inhalt lagert sich dann an den Gefäßwänden ab. In die beschädigten Arterien lagern sich nun vermehrt Kalzium, Fette und Eiweiß und ein, wodurch die Arterien steif und unflexibel werden. Das ist jedoch nur ein Aspekt für die Entstehung von Arteriosklerose. Viel stärker wiegen andere Faktoren wie Rauchen, Übergewicht, Bluthochdruck, Bewegungsmangel, Gicht (Harnsäurekristalle, die sich auch an den Arterienwänden ablagern und diese verengen), Stress, erhöhtes Homocystein, Zahnherde, Bauchfett und freie Radikale.

Cholesterin, an sich allein betrachtet, stellt daher zunächst kein Problem für unseren Körper dar. Nur wenn das Blutfett oxidiert, wird es gefährlich.

Der renommierte Arzt Dr. med. Volker Schmiedel, Autor des Buches Cholesterin – Endlich Klartext sieht erst bei Gesamtcholesterinwerten von über 250 mg/dl Handlungsbedarf. Selbst hier kann man versuchen erst mal mit Heilfasten, Ballaststoffen, und Artischockenblättern den Wert auf natürliche Weise zu senken.

Schon bei der Nahrungszubereitung von cholesterinhaltigen Lebensmitteln wie Ei, Fleisch und Fisch sollte man auf schonende Zubereitung achten. Beim heißen Anbraten in der Pfanne entstehen immer Transfettsäuren und oxidierte Fette. Das ist für Ihre Arterien nicht gut. Das meiste Cholesterin produziert ja unsere Leber selbst. Damit dieses vor freien Radikalen geschützt ist, sollten Sie mit Ihrer Nahrung genügend Antioxidantien aufnehmen. Welche Lebensmittel sind das? Die gleichen, die auch anti-entzündlich wirken. Auf Seite 48 sind sie erwähnt.

Ein hoher Cholesterinspiegel kann auch genetisch bedingt sein. Hier können die Werte von 400 bis 1000 mg/dl liegen. Bei der erblichen Hypercholesterinämie fehlen den Zellen Rezeptoren für LDL-Lipoprotein. Die Zellen sind dadurch nicht in der Lage, das angebotene Cholesterin in der für sie erforderlichen Menge aufzunehmen. Die Cholesterinproduktion in der Leber geht jedoch weiter. So steigen die Werte von Jahr zu Jahr. Bei diesen Menschen werden allmählich alle Organe mit Cholesterin durchsetzt. Das führt zu knotenförmigen Verdickungen, die operativ entfernt werden müssen.

Arteriosklerose entsteht spannender Weise erst im Finalstadium. Aufgrund des Cholesterinmangels in den Zellen entwickelt sich eher Krebs als Arteriosklerose. Der Einsatz von Statinen ist hier sicherlich zu vertreten, um die Organe vor den hohen Cholesterinwerten zu schützen. Wichtig ist das dann jedoch Coenzym Q10 und D_3 zu substituieren.

Sinnvoll ist es, bei Werten über 250 mg/dl die Blutfettwerte erst mal mit Vitamin B3 (Niacin) zu senken. Studien haben die Wirksamkeit belegt. Daher empfiehlt die „American Heart Association" auch die Einnahme von B_3, da sie Statine ersetzen können. Die Wirkungsweise wird sogar mit den chemischen Blutfettsenkern gleichgesetzt. Bei den genetisch bedingt hohen Cholesterinwerten sind, wie erwähnt, die fehlenden oder inaktiven Rezeptoren das Problem. Hier ist die Medizin aufgefordert, nach Lösungen zu suchen. Statine lösen die Ursache nicht, sie beseitigen nur ein Symptom.

Ähnliche Zusammenhänge gibt es ja auch bei anderen Erkrankungen. Zum Beispiel der Insulinresistenz. Hier ist zwar Insulin vorhanden, es kommt jedoch nicht in die Zellen. Die Rezeptoren sind inaktiv oder belegt (u. a. durch Transfettsäuren). Durch Maßnahmen wie Fasten, Substitution von Vitamin D_3 und langkettige Omega-3-Fette sowie durch drastische Kohlenhydratreduktion kann man eine Insulinresistenz wieder rückgängig machen. Auch Chrom als Spurenelement ist wichtig, da es für den sogenannten Glucosetoleranz-Faktor (GTF) benötigt wird. Es wäre spannend, zu erforschen, ob eine Veränderung der Ernährungsweise und die Substitution von fehlenden Mikronährstoffen bei der erblich bedingten Hypercholesterinämie ähnlich funktioniert.

Natürliche Cholesterinsenker

- Ballaststoffe
- Flohsamenschalen
- Apfelpektin
- Krillöl
- Zwiebeln und Knoblauch
- Vitamin C
- Roter fermentierter Reis
- Niacin (Vitamin B_3)

Buchtipp

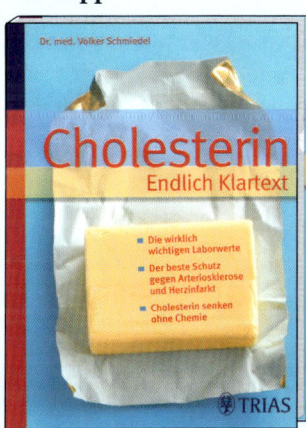

Dr. med. Volker Schmiedel hat das wohl beste Buch zum Thema Cholesterin geschrieben. Jeder Herzpatient und jeder Arzt sollte diesen wertvollen Ratgeber kennen.

Dr. Schmiedel, Chefarzt der Habichtswald-Klinik schreibt Klartext.

Dabei wird Cholesterin weder verteufelt noch verharmlost. Er klärt auf, welche Laborwerte für Herzpatienten wirklich wichtig sind.

Aus seiner langjährigen Erfahrung gibt der bekannte Naturarzt Tipps, wie Sie ohne pharmazeutische Mittel einen zu hohen Cholesterinwert senken können - ohne Risiken und Nebenwirkungen.

Sehr versiert schreibt er auch über andere Risikofaktoren wie Triglyceride, Transfettsäuren, Homocystein, Bluthochdruck und Übergewicht. Auch der LDL-/HDL-Quotient ist für Ihre Gesundheit von Bedeutung.

Dr. Schmiedel schreibt über das, was Mediziner gerne verschweigen.

120 Seiten, € 14,99
Bestelltelefon 07529 - 973 730
Portofreier Versand

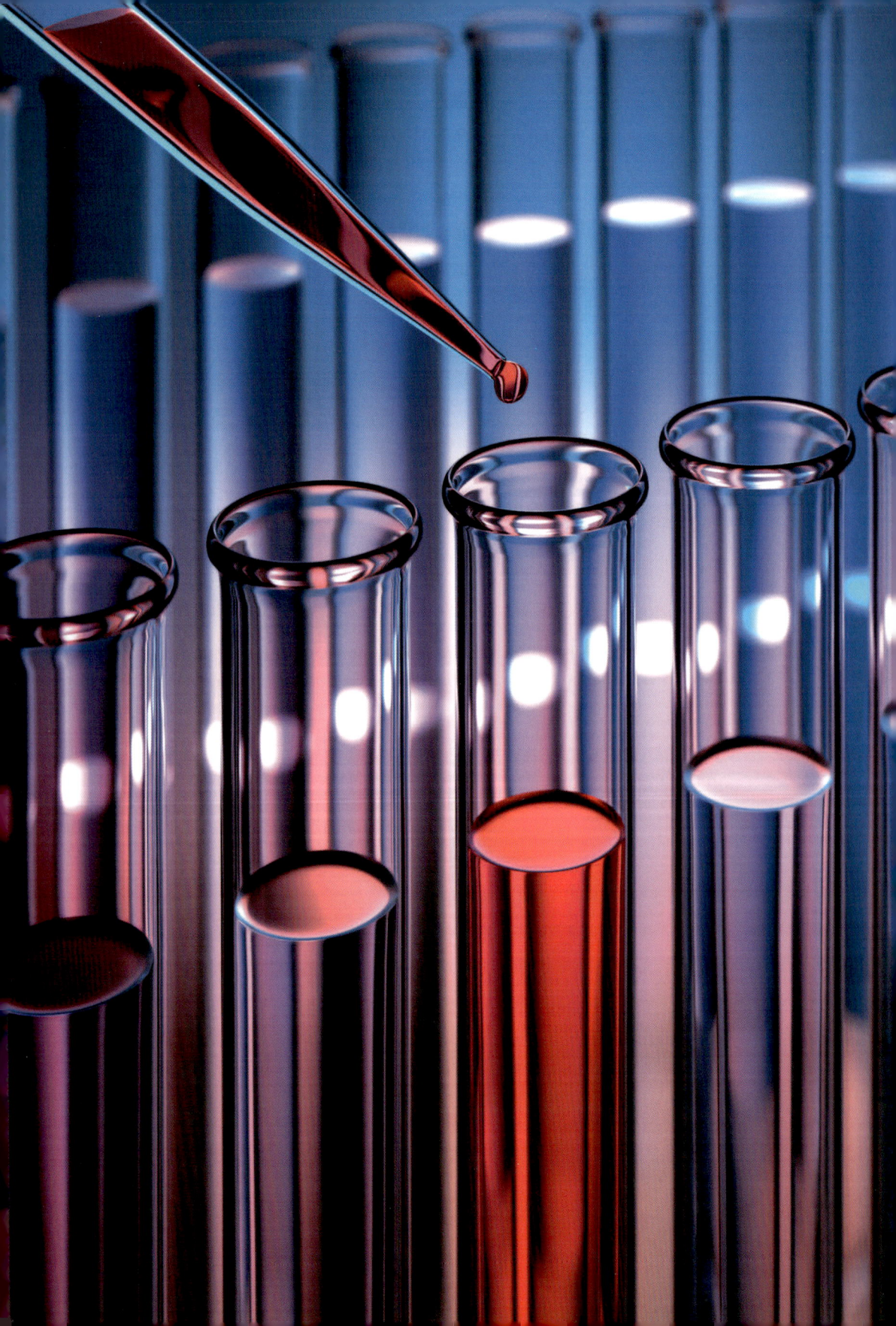

Achten Sie auf Ihren Homocysteinwert

Jahrzehntelang haben Ärzte in Bezug auf Herzerkrankungen primär auf den Cholesterinwert geschaut. Von viel größerer Bedeutung ist der Homocysteinwert (Hcy-Wert). Er gilt inzwischen als der zentrale Risikofaktor für kardiovaskuläre Erkrankungen. Was versteht man darunter? Gemeint sind alle Krankheiten, die das Herz (kardio) und das Gefäßsystem (vasculär) betreffen, unter anderem:

- Arteriosklerose
- Bluthochdruck
- Verengung der Herzkranzgefäße
- Herzinfarkt
- Schlaganfall
- Thrombose

Homocystein – Das Gift in unseren Adern

Man kann es als „toxische Aminosäure" bezeichnen, da das Zellgift viele Schäden in unserem Körper anrichtet, die nicht nur das Herz- Kreislaufsystem betreffen.

Wie bereits der Name sagt („homo" heißt auf Griechisch „gleichartig"), ähnelt die Substanz dem Eiweißbaustein Cystein.

Homocystein entsteht aus der essentiellen Aminosäure Methionin (eine schwefelhaltige Aminosäure). Methionin und Cystein sind normalerweise in einem gesunden Organismus ineinander umwandelbar. Solche biochemischen Prozesse finden ja in jeder Sekunde milliardenfach in unserem Körper statt. Fehlen jedoch bestimmte Vitamine, können wiederum bestimmte Enzyme nicht aktiviert werden. Das Zahnrad gerät bildlich gesprochen ins Stocken.

Mangelt es in unserer Ernährung an den Vitaminen B_6, B_{12} und B_9 (Folsäure), dann können wir das toxische Homocystein nicht mehr zu Methionin und Cystein abbauen. Homocystein ist ein starkes Oxidans. Es oxidiert unter anderem das LDL-Cholesterin. Auch die Viskosität (Zähflüssigkeit) der Blutplättchen wird gesteigert. Beide Vorgänge erhöhen das Risiko für Herzerkrankungen. Auch Alterungsvorgänge werden beschleunigt. Betrachten wir zunächst noch einmal genauer die biochemischen Vorgänge im Körper.

Der Heilpraktiker Uwe Karstädt erklärte dies in seinem Buch „Die 7 Revolutionen der Medizin" recht gut:

„Ein gesunder Organismus bemüht sich, Homocystein durch eine andere Methylgruppe wieder zu Methionin zurückzuverwandeln. In weiteren Schritten entsteht dann entweder S-Adenosyl-Methionin, kurz SAMe genannt, oder über die Zwischensubstanz Cystein, mit Hilfe eines weiteren Enzyms, Glutathion.

Beides, SAMe und Glutathion sind lebenswichtige und heilende Substanzen. SAMe wirkt gegen Depressionen, Arthritis und schützt die Leber, während Glutathion ein starker Entgifter und ein wichtiges Antioxidans ist. Wenn Homocystein zu wenig umgebaut wird, mangelt es dementsprechend an SAMe und Glutathion."

Wie hoch ist Ihr Homocysteinwert?

Ihr Arzt kann den Homocystein-Wert im Rahmen einer üblichen Blutuntersuchung feststellen. Das sind die Risikobereiche:

Risiko-Bereiche für den Homocysten-Wert:	
weniger als 10 mmol/l	= gut
0 – 15 mmol/l	= tolerabel
über 15 mmol/l	= inakzeptabel

Die Entdeckung von Homocystein als Risikofaktor

Das Jahr 1968 hat nicht nur in der Politik viel bewegt, sondern auch in der Medizin. Der Arzt Dr. Mc Cully erforschte in dem revolutionären Jahr eine seltene genetische Erkrankung - die Homocysteinurie, auf Deutsch: zu viel Homocystein im Urin.

Die Betroffenen, darunter auch schon Kinder, fallen durch einen extrem hohen Hcy-Wert auf. Die Cholesterinwerte sind dabei völlig unauffällig. Trotzdem leiden diese Menschen an schwerer Arteriosklerose. Schon in jungen Jahren können sie von einem Herzinfarkt oder Schlaganfall betroffen sein.

In der Politik können Veränderungen manchmal sehr schnell geschehen. Als es um die „Euro-Rettungsschirme" ging, hatten die Abgeordneten gerade mal ein Wochenende Zeit, sich mit der Thematik zu beschäftigen, um die fragwürdigen Gesetze durchzuwinken.

In der Medizin mahlen die Mühlen langsamer. Dr. Mc Cully hatte bereits 1968 den begründeten Verdacht, dass erhöhte Homocysteinwerte Arteriosklerose verursachen. Erst 1992 wurden seine Theorien in einigen groß angelegten Studien mit 14.000 Ärzten als Studienteilnehmer bestätigt. Je höher der Homocysteinwert, desto höher das Risiko für viele Erkrankungen.

Wir schreiben das Jahr 2015. Noch immer ist die Messung des Hcy-Wertes kein Standard in den Arztpraxen. Warum wird um die Cholesterinwerte so viel Gedöns gemacht? Könnte es vielleicht daran liegen, dass die Pharmaindustrie allein in USA mit Statinen über 25 Milliarden Dollar Umsatz pro Jahr macht?

Den Homocysteinwert kann man sehr preiswert mit einer Kombination der Vitamine B_6, B_{12} und Folsäure senken. Vitamine kann man nicht patentieren. Medikamente schon!

Auch wenn die gesetzlichen Krankenkassen die Kosten von rund 35,-€ für eine Hcy-Messung im Blut nicht erstatten, ist es ratsam, den Wert bestimmten zu lassen. Es gibt viele Faktoren, die den Wert in Risikobereiche steigen lassen.

Mit den B-Vitaminen B_6, B_{12}, und Folsäure können Sie dem preiswert gegensteuern.

Es geht ja bei erhöhten Homocysteinspiegeln nicht nur um Herz- Kreislauferkrankungen. Da ein erhöhter Hcy-Wert oxidative Prozesse im Körper massiv erhöht, geht es auch um Erkrankungen wie Krebs, Burn out, Diabetes, Chronische Entzündungen, Alzheimer Demenz und vieles mehr.

Ausführliche Informationen finden Sie auf der Webseite:
www.homocystein-netzwerk.de

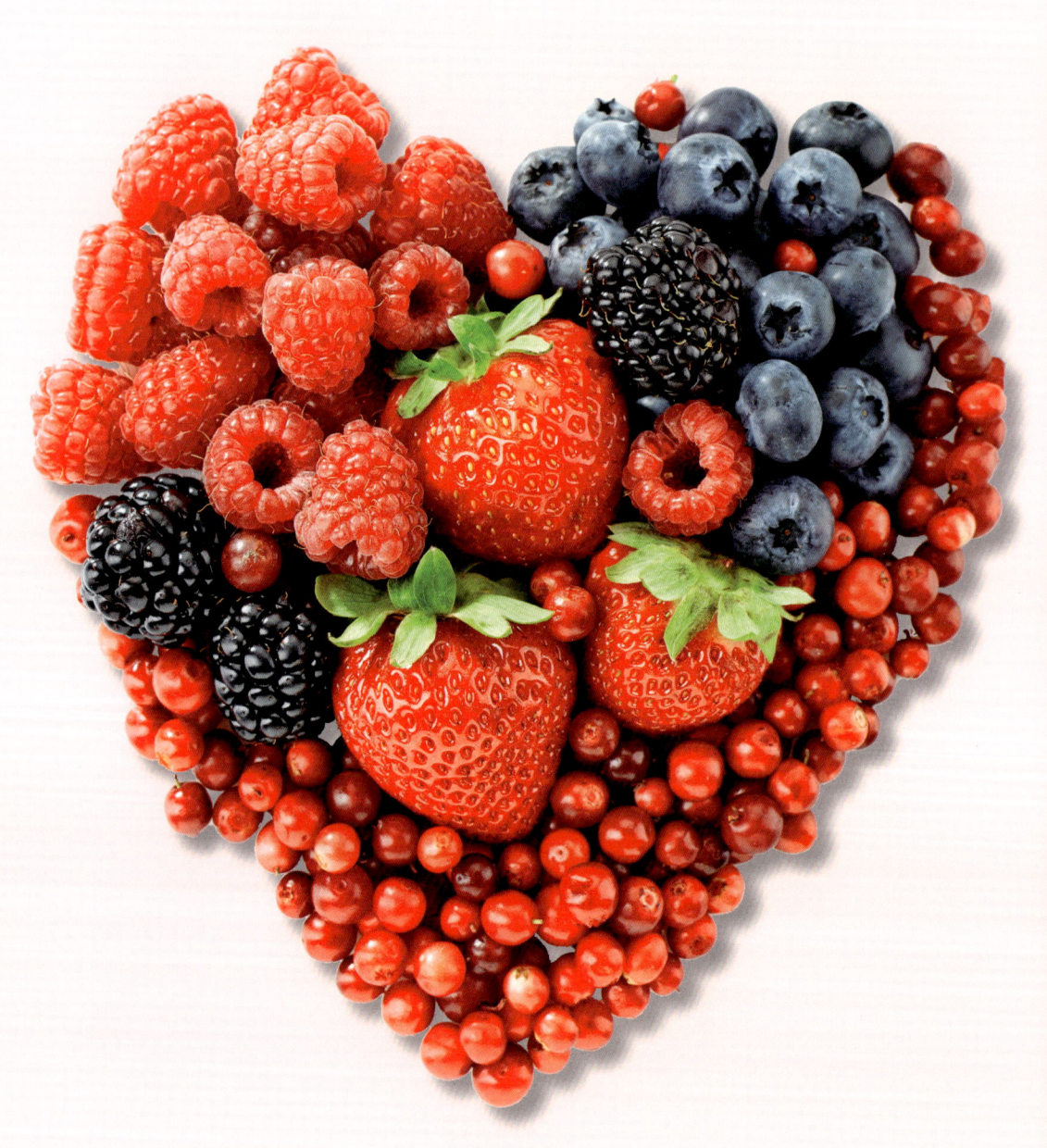

Herzgesunde Ernährung

Unsere Ernährung hat einen sehr großen Einfluss darauf, wie leistungsfähig unser Herz-Kreislaufsystem im fortgeschrittenen Alter ist. Allerdings kursieren hier viele Mythen, Legenden, Falschinformationen, Missverständnisse und Unwahrheiten. Dieses Kapitel soll Licht in den Dschungel der Diäten bringen.

Es werden Fragen geklärt, zum Beispiel:

Sind gesättigte Fette wirklich schädlich für unser Herz?

Was bewirken Transfettsäuren?

Schützen Omega-3-Fette vor Herzerkrankungen?

Warum machen Kohlenhydrate dick?

Ist eine pflanzliche Ernährung besser?

Das Märchen von den „gefährlichen gesättigten Fetten"

Ständig rät man uns dazu den Verzehr von gesättigten Fetten einzuschränken. Gesättigte Fette wie Butter, tierische Fette und Kokosöl wurden in den letzten Jahrzehnten als einer der Hauptverursacher für Herz-Kreislauferkrankungen angesehen. Doch gibt es hier sehr unterschiedliche Ansichten darüber, wie viel Fett für uns gut ist. Die Deutsche Gesellschaft für Ernährung empfiehlt maximal 30 Prozent der Kalorienmenge über Fette zu beziehen. Der Kardiologe und Ernährungsspezialist Dr. Dean Ornish rät seinen Herzpatienten die Hälfte davon. Der amerikanische Arzt und Autor des Buches „Essen gegen Herzinfarkt", Dr. Caldwell Esselstyn, empfiehlt, völlig auf Fett zu verzichten. Das macht meiner Meinung nach keinen Sinn, denn Omega-3- und 6-Fettsäuren sind essentiell, das bedeutet lebensnotwendig.

In der sogenannten ketogenen Ernährung, die mit großem Erfolg bei Alzheimer, Demenz und bei Krebs eingesetzt wird, beziehen die Patienten ihre Kalorien überwiegend aus MCT-Fetten, die in der Kokosnuss reichlich vorhanden sind. Es kommt offensichtlich gar nicht so sehr auf die Menge, sondern vielmehr auf die Quelle und die Qualität der Fette an.

Gesättigte Fettsäuren sind ganz sicher nicht Hauptursache für Herz-Kreislauferkrankungen. Gesättigte Fette tierischen Ursprungs sind einer der Risikofaktoren, der erst durch das Zusammenwirken mit anderen Faktoren in seiner Gefährlichkeit gesteigert werden kann. Zum Beispiel, wenn Sie rauchen oder unter Dauerstress leiden. Unbestritten ist jedoch das hohe Risiko der gesättigten, tierischen Fette und Transfette für Übergewicht, Bluthochdruck und Entzündungen.

Wie kam man zu der These, dass gesättigte Fettsäuren schlecht für uns sind, und wo hatte die Cholesterinphobie ihren Ursprung? Das Ganze begann im Jahr 1908. Damals untersuchte der russische Wissenschaftler Alexander Ignatowski die Ursache für Arterienverkalkung. Im Rahmen seiner Forschungsarbeiten mischte er menschliches Gehirn und ein Ei (beides sehr cholesterinhaltig) zu einem Brei. Diesen verfütterte er an Kaninchen. Offensichtlich war Ignatowski nicht sehr mit Intelligenz gesegnet. Er hätte sonst wissen müssen, dass Kaninchen reine Pflanzenfresser sind. Natürlich starben die Tiere nach kurzer Zeit. Als der Forscher die toten Kaninchen untersuchte, entdeckte er große Mengen von Cholesterinablagerungen in den Blutgefäßen. Der Täter schien entlarvt: Cholesterin. Seine Beobachtung war jedoch völlig wertlos. Da Kaninchen normalerweise keine Eier und kein Gehirn verspeisen, reagieren sie viel empfindlicher als Menschen auf Lipide. Die armen Tiere wurden förmlich mit Cholesterin vergiftet. Dazu kommt, dass die Gefäßschäden, die man bei ihnen fand, nicht mit der menschlichen Arteriosklerose identisch ist.

In den 1950er Jahren griff der Amerikaner Ancel Keys die Cholesterin- und Fetthypothese erneut auf. 1961 wurde er sogar auf dem Titelblatt des Times Magazins abgebildet, weil er angeblich „nachwies", dass Fette und Cholesterin koronare Herzerkrankungen verursachen. Seit dieser Zeit leidet fast die ganze Welt unter einer Fett- und Cholesterinphobie.

Ancel Keys verglich den Fettverzehr und die Infarktsterblichkeit in sechs Ländern: USA, Kanada, England, Australien, Italien und Japan. Seine Schlussfolgerung: Je höher die Fettaufnahme, desto höher auch die Infarktrate. Wie heißt es so schön: *„Glaube an keine Statistik, die du nicht selbst gefälscht hast!"*

Keys lagen Daten von 22 Ländern vor. Warum hat er ausgerechnet jene sechs Länder herausgepickt, die seine Hypothese bestätigen? Hätte er sechs andere Länder gewählt, wäre er zu einem völlig gegenteiligen Ergebnis gekommen. Professor Jacob Gerushalmy von der University of California in Berkeley hat sich 1957 die Mühe gemacht, die Daten von allen 22 Ländern auszuwerten. Und siehe da, er konnte keinen Zusammenhang zwischen Fettkonsum und Herzerkrankungen feststellen.

Nur ein Beispiel: In Finnland und in Mexiko wurden damals gleich viel Fett pro Jahr und Einwohner verzehrt. Trotzdem lag die Sterblichkeitsrate durch Herzerkrankungen in Finnland 24-mal so hoch wie in Mexiko. Es ist ja auch immer so eine Sache mit den Korrelationen. In Deutschland ist die Population der Klapperstörche stark zurückgegangen. Gleichzeitig ist auch die Geburtenrate extrem gesunken. Muss es da zwischen beiden Ereignissen einen direkten Zusammenhang geben? Weniger Störche gleich weniger Kinder? Nein, so einfach darf es sich die Wissenschaft nicht machen, wenn sie glaubwürdig sein soll.

Entscheidend ist auch bei solchen Dogmen wie der fettarmen Ernährungen immer die Frage: Funktioniert das wirklich? Sind die Amerikaner und die Europäer dank ihrer Low-Fat-Ernährung schlanker geworden? Gibt es heute weniger Herzinfarkte als vor 1950? Nein! Es gibt noch weitere Tatsachen, an denen zu erkennen ist, dass Ancel Keys mit seinen Hypothesen Unrecht hatte.

In Ostafrika lebt das Volk der Massai. Die ernähren sich fast ausschließlich von Milch, vermischt mit Blut, und von dem Fleisch von Rindern. Dabei nehmen sie täglich fast 3.000 Kalorien auf, überwiegend aus gesättigten Fettsäuren. Ihre Blutfettwerte gehören zu den niedrigsten, die je gemessen wurden.

Der US-Forscher Dr. George Mann von der Vanderbilt University in Nashville/Tennessee hat die Massai untersucht. Herzerkrankungen waren trotz extrem fettreicher Ernährung nahezu unbekannt. Sicher, die Massai bewegen sich mehr als wir. Das ist für ein gesundes Herz sehr wichtig. Anhand dieses Beispiels wird aber klar, dass gesättigte Fette nicht so schlimm sind, wie immer behauptet wird.

Warum Kokosöl für das Herz gesund ist

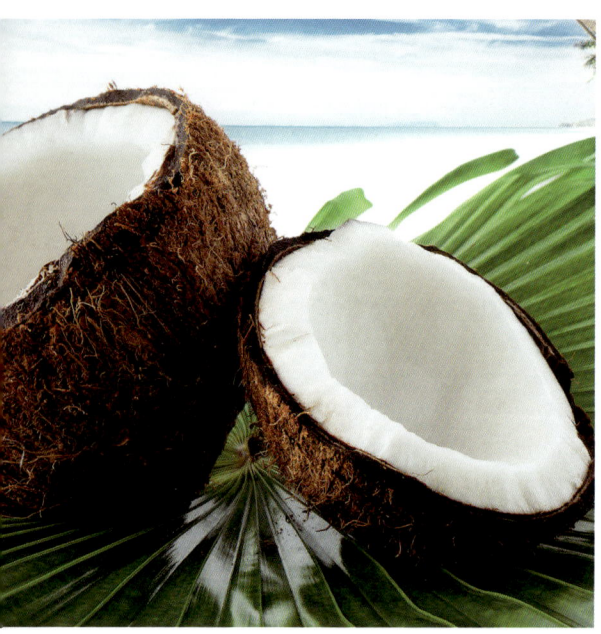

In Sri Lanka, Thailand, Polynesien und in anderen tropischen Ländern ist Kokosöl die Hauptquelle für Fett. Kokosöl ist bei Zimmertemperatur fest, wird daher auch zu den gesättigten Fetten gezählt.

Alle gesättigten Fette haben zwei wichtige Vorteile:

1. Sie oxidieren nicht (werden nicht ranzig)

2. Sie eignen sich zum Erhitzen

Im asiatisch-pazifischen Raum - das ist immerhin die Hälfte der Weltbevölkerung - wird Kokosöl fast täglich genutzt.

In der ayurvedischen Tradition gilt es sogar seit tausenden Jahren als Heilmittel.

Selbst Studien zeigen: In tropischen Klimagebieten sind die Menschen gesünder. Sie leiden viel seltener an Herz-Kreislauf-Erkrankungen, Krebs, Diabetes, Arthritis und Verdauungsstörungen. Auch in den USA wurde bis in die 1980er Jahre relativ viel Kokosöl verwendet. Man nahm es zum Braten, zum Frittieren und zur Herstellung von Popcorn. Mitte der 1980er Jahre kam es dann zu einem Gesinnungswandel. Hatte der etwas mit Gesundheit zu tun? Nein, es ging um Geld, Lobbyismus, Politik und Missverständnisse. Der schlechte Ruf der gesättigten Fette ging sicherlich auf die pseudowissenschaftlichen Arbeiten von Ancel Keys zurück. Einen wesentlichen Anteil an dem Feldzug gegen alle gesättigten Fette hatte der Amerikanische Verband der Sojaproduzenten (American Soybean Association / ASA).

Über eine breit angelegte Medienkampagne wurden Kokos- und Palmöl als „ungesund" bemängelt. Daraufhin stellten Restaurants und Lebensmittelhersteller um. Selbst Kinos gingen dazu über, ihr Popcorn mit Sojaöl zuzubereiten. In den USA gab es zu dieser Zeit 400.000 Farmer, die Soja angebaut haben. Logischerweise haben die davon profitiert. Die Leidtragenden waren die Bauern in den tropischen Gebieten mit ihren Kokosplantagen. Erst jetzt, rund drei Jahrzehnte später, wird Kokosöl wieder rehabilitiert. Maßgeblich dazu beigetragen hat Dr. Bruce Fife, der in den USA auch „Dr. Kokosnuss" genannt wird.

Man darf nicht alle gesättigten Fette über einen Kamm scheren. Kokosöl besteht im Gegensatz zu den tierischen Fetten aus mittelkettigen Fettsäuren. In der Literatur werden sie auch als MCT-Fette bezeichnet. Das steht für medium chain triglyceride. Die mittelkettigen Fettsäuren im Kokosöl sind Laurinsäure, Caprylsäure und Caprinsäure. Allen wird eine gesundheitliche Wirkung zugesprochen. Sie wirken unter anderem gegen Viren, Pilze und Bakterien. Das mag ein Grund sein, warum in der Ayurvedischen Küche gerne Kokosöl verwendet wird.

Die MCT-Fette haben noch einen weiteren Vorteil. Sie werden vom Körper primär für den Energiestoffwechsel genutzt. In den Mitochondrien kann aus den mittelkettigen Fettsäuren sehr leicht Energie gewonnen werden. Eine Kalorie ist eben nicht gleich eine Kalorie! Wenn Sie einen fetten Schweinebraten mit Spätzle oder Klößen essen, dann lagert sich das Übermaß an Kalorien gerne an Bauch, der Hüfte und am Hintern ab.

Wenn Sie fünf Esslöffel Kokosöl am Tag essen, dann wird das vollständig zur Energiegewinnung genutzt. Man sieht das an den Asiaten. Die sind selten übergewichtig. Dick werden die erst, wenn sie Fastfood essen und Limonade und Cola trinken. Sumoringer, die sich für Ihren Kampfsport bewusst mästen, sind hier eine Ausnahme.

Kokosöl ist unter allen Speisefetten am wenigsten anfällig für Oxidation. Daher ist es ideal zum Kochen, Braten, Backen und Frittieren. Da es hauptsächlich aus mittelkettigen Fettsäuren besteht, erhöht es auch nicht den Cholesterinspiegel. Andere gesättigte Fette tun das in einem geringen Umfang schon.

Die beiden Inseln Pukapuka und Tokelau gehören zu Polynesien. Der Korallensand auf diesen Inselatollen ist so porös, dass es an humusreichem Mutterboden fehlt. Es wachsen dort nur Kokospalmen, einige tropische Früchte und Wurzelgemüse. In den 1960er Jahren hat man die gesamte Bevölkerung im Rahmen einer Studie untersucht. Das waren damals rund 2.500 Menschen. Wie die Forscher berichteten, war der allgemeine Gesundheitszustand der Insulaner ganz hervorragend. Alle Bewohner waren trotz der Ernährung mit sehr viel gesättigtem Fett schlank und gesund. Arteriosklerose, Herz-Kreislauf-Erkrankungen und andere Zivilisationsleiden waren weithin unbekannt, obwohl ihre Kalorienmenge zu 60 Prozent aus Fett stammt, überwiegend aus Kokosnüssen.

Ein fröhliches Herz ist besser als jede Medizin.

Sprüche Salomons

Herzerkrankungen mit Omega-3-Fettsäuren vorbeugen und behandeln

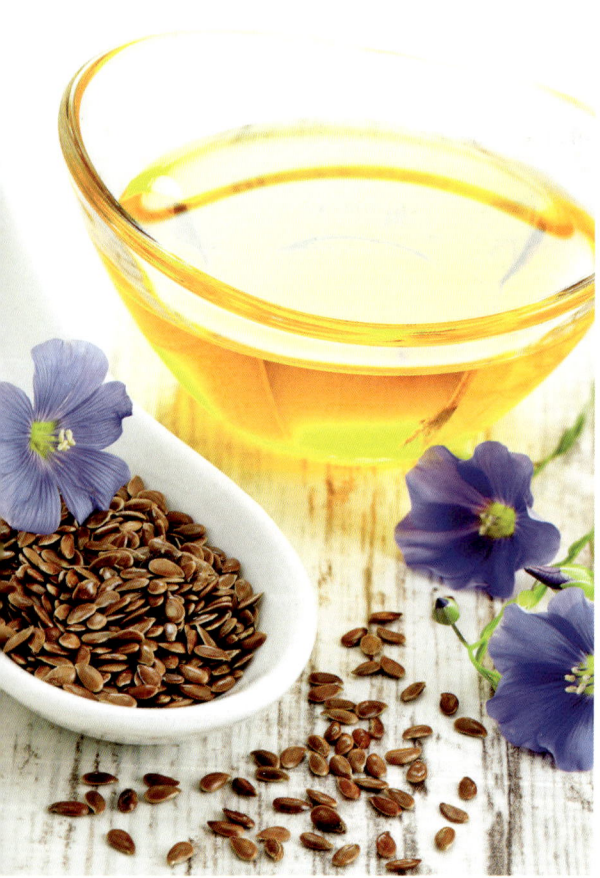

Es gibt kaum ein Inhaltsstoff, der so gut erforscht ist wie Omega-3-Fettsäuren. Rund 15.000 Studien gibt es mittlerweile darüber.

Omega-3-Fette gehören zu den essentiellen Stoffen, d. h., wir müssen sie regelmäßig mit der Nahrung zu uns nehmen, weil unser Körper sie nicht selbst herstellen kann. Omega-3-Fettsäuren sind Bestandteil von Zellmembranen und werden daher auch von jeder Zelle benötigt. Durch die vielfältigen positiven Auswirkungen auf unsere Gesundheit – und im speziellen die Herzgesundheit – sind Omega-3-Fettsäuren mittlerweile ein Star unter den Lebensmittel-Inhaltsstoffen.

Fett ist nicht gleich Fett

Die weltweite Forschung auf dem Gebiet der Omega-3-Fettsäuren begann vor rund 25 Jahren. Zwei dänische Wissenschaftler erforschten an der Nordwestküste Grönlands die Gesundheit der Inuits (Eskimos).

Die Ergebnisse und Forschungsberichte waren damals mehr als überraschend. Obwohl sich die Eskimos zu über 60 Prozent von Fett ernährten, waren bei ihnen Bluthochdruck, Diabetes und Herzinfarkt extrem selten.

Bis dahin galt es als Dogma, dass fettreiche Ernährung eine der Hauptursachen von Stoffwechsel- und Herz-Kreislauf-Erkrankungen ist. Inzwischen weiß man, dass Fett nicht gleich Fett ist. Man teilt Fett in gesättigte und ungesättigte Fette ein. Letztere nochmals in Omega-9-, 6- und 3-Fettsäuren.

Während wir von gesättigten, Omega-9 (Olivenöl) und Omega 6-Fettsäuren ein Überangebot in der Ernährung haben, mangelt es laut WHO bei über 80 Prozent der westlichen Bevölkerung an Omega-3-Fettsäuren.

Die Wirkungen von Omega-3-Fettsäuren

- Entzündungshemmend
- Vorstufe für wichtige Gewebshormone
- Machen Zellwände transportaktiver
- Verbessern die Funktion der Mitochondrien
- Sind an der Eiweißsynthese beteiligt
- Fördern die Bildung von Abwehrzellen
- Halten die Haut geschmeidig
- Vermindern die Diabeteshäufigkeit
- Machen das Blut fließfähiger
- Vermindern Herz-Kreislauf-Erkrankungen

Omega-3-Fettsäuren und Herzgesundheit

Herzinfarkt ist in Deutschland nach wie vor die häufigste Todesursache. Im Gegensatz zu früher sterben auch immer mehr Frauen daran. Weltweit gibt es viele Studien, die belegen, dass die Gefahr für das erste Auftreten eines Herzinfarktes durch Omega-3-Fettsäuren um 30 - 50 Prozent gemindert werden kann. Die Lyon-Studie (über 600 Teilnehmer) und die Shanghai-Studie (18.000 Teilnehmer) ergaben sogar eine Reduzierung des Herzinfarktrisikos um bis zu 74 Prozent, wenn genügend Omega-3-Fette aufgenommen wurden.

Wie im Kapitel zuvor dargelegt, brauchen wir beides – gesättigte und ungesättigte Fettsäuren. Die Frage ist also nicht „Welches Öl ist besser?", sondern es kommt auf eine ausgewogene Mischung der Fettsäuren an, auf eine schonende Pressung der Ölsaaten und gekühlte Lagerung von ungesättigten Ölen. Ungesättigte Öle sollten nicht erhitzt werden, schon gar nicht die mehrfach ungesättigten.

Die Gründe für eine bessere Herzgesundheit durch die ungesättigten Fettsäuren liegen klar auf der Hand:

1. Der Blutdruck sinkt langfristig, damit wird das Herz enorm entlastet.
2. LDL-Cholesterin sinkt und HDL-Cholesterin steigt.
3. Der Triglyceridspiegel sinkt ebenfalls.
4. Wenn genügend Omega-3-Fette aufgenommen werden, neigen die Blutplättchen weniger zur Verklumpung. Die Gefahr von Thrombosen und Embolien sinkt somit erheblich.
5. Die Fließeigenschaften des Blutes werden verbessert, die Durchblutung aller Gefäße, auch der Herzkranzgefäße, wird optimiert.
6. Entzündungen werden durch Omega-3-Fette erheblich reduziert. Neuere medizinische Erkenntnisse zeigen, dass dauerhafter Entzündungsstress u. a. zu Herz-Kreislauf-Erkrankungen führt.

Ölwechsel für Herzpatienten

Kein Zweifel: Omega-3-Fettsäuren sind für die Gesundheit und für die Herzgesundheit im Speziellen enorm wichtig. Doch woher bekommt man ausreichend Omega-3-Fette? Macht ein Omega-3-Brot

Sinn? Nein, es ist lediglich ein guter Werbegag! Aus fachlicher Sicht jedoch äußerst fraglich.

Mehrfach ungesättigte Fettsäuren oxidieren leicht, wenn sie Licht, Sauerstoff und Wärme oder sogar Hitze ausgesetzt sind. Da beim Backen Temperaturen von ca. 180°C erreicht werden, sind Omega-3-Brote nicht wirklich eine gute Idee, denn oxidierte Fette bilden im Körper freie Radikale.

Omega-3-Margarine ist auch keine gute Lösung. Bei der Margarineherstellung werden die flüssigen Öle mit Metall-Ionen künstlich gehärtet. Mit Margarine tut man seiner Gesundheit keinen Gefallen. Da Margarine auch einen durchschnittlichen Transfettsäure-Gehalt von über 5 Prozent aufweist, ist sie bei genauer Betrachtung sogar ein gesundheitsschädliches Produkt.

Leinöl – hält Herz und Seele gesund

Aus marketing-strategischen Gründen wird Rapsöl immer als gute Quelle für Omega-3-Fettsäuren hervorgehoben.

In ganzseitigen Zeitungsanzeigen, die von der europäischen Union subventioniert werden, versucht man, die Verbraucher auf Rapsöl einzuschwören.

Man fragt sich als vernunftbegabter Mensch, warum nicht Leinöl empfohlen wird, denn es hat einen Omega-3-Gehalt von rund 60 Prozent. Rapsöl dagegen nur neun Prozent. Selbst Hanföl hat noch doppelt so viele Omega-3-Fettsäuren im Vergleich zum Bio-Diesel-Rohstoff Raps.

„Leinöl macht glücklich", lautet der Titel eines Buches von Hans-Ulrich Grimm über das blaue Ernährungswunder. Richtiger wäre „Leinöl macht gesund und glücklich". Beides belegt der Autor mit zahlreichen Studien bei Erkrankungen wie Rheuma, Allergien, Depressionen, Herz-Kreislauf-Erkrankungen und mehr.

Durch den hohen Gehalt an mehrfach ungesättigten Fettsäuren muss Leinöl besonderes schonend behandelt werden. Das Autorenteam Strunz/Jopp schreibt dazu im Buch Fit mit Fett: *„Leinöl ist extrem temperatur-, licht- und luftempfindlich und wird deshalb schnell ranzig. Es verliert dadurch seine gesundheitlichen Vorteile und durch das Risiko leichter Verderblichkeit ist es für die Industrie weder als Öl noch als Zusatz in anderen Produkten wie z. B. Backwaren interessant ….*

Stellen Sie Leinöl zu Hause immer in den Kühlschrank. Sie können es auch einfrieren, wenn Sie größere Mengen kaufen. Leinöl darf nie übermäßig bitter oder ranzig schmecken. Ist das der Fall, versuchen Sie eine andere Marke. Wahrscheinlich wurde das Leinöl dann nicht schonend gepresst oder hat zu lange ungekühlt in warmen Geschäften gestanden. In den USA und in Kanada wird bereits Leinöl unter Vakuum und ohne Licht gepresst. Dadurch wird vermieden, dass die empfindlichen Omega-3-Fette an der Luft oxidieren. Dieses Leinöl hat einen erfrischenden Geschmack."

Das Verhältnis von Omega 3 zu Omega 6

Wichtig ist zu betonen, dass Leinöl und andere Omega-3-haltigen Öle immer gekühlt sein müssen. Zudem sollten Sie in Ihrer Ernährung auf das Verhältnis der beiden essentiellen Fettsäuren Omega-3 zu Omega-6 achten. Für den Dauergebrauch hat Leinöl einen zu hohen Anteil an Omega-3-Fettsäuren. Für die Zeit von vier Monaten ist es o.k., wenn Sie damit ein Defizit ausgleichen möchten.

Heute werden jedoch in der westlichen Welt viel zu viele Lebensmittel konsumiert, die einen hohen Anteil an Omega-6-Fetten aufweisen. Obwohl diese Fettsäure auch essentiell ist, hat sie im Übermaß viele Nachteile, gerade für Herzpatienten. Fleisch, Wurst, Eier, Käse, und viele Öle (z.B. Sonnenblumen-, Kürbis-, Maiskeim-, Sojaöl) haben einen viel zu hohen Omega-6-Anteil.

Aus der Linolsäure, die darin vorkommt, kann der Körper in mehreren Schritten Arachidonsäure (AA) herstellen. Arachidonsäure fördert chronische Entzündungen. Sie wissen es bereits: Chronische Entzündungen wiederum begünstigen die Entstehung von vielen weiteren Erkrankungen, wie Herzinfarkt, Demenz, Diabetes, Krebs und andere mehr. Diese Zusammenhänge sind seit mehr als 20 Jahren bekannt. Wollte man die Verbraucher wirklich schützen, dann müsste auf jeder Flasche Sonnenblumenöl stehen: „Achtung! Die regelmäßige Verwendung dieses Öls kann Arteriosklerose, Herzinfarkt, Schlaganfall, Diabetes und Demenz auslösen".

Unsere Vorfahren hatten noch ein Omega-6- zu Omega-3-Verhältnis von 1:1. Durch die heutigen Ernährung liegt das Verhältnis bei 20 Teilen Omega 6 und einem Teil Omega 3. Interessanterweise kommen die beiden Fettsäuren in unserem Gehirn in der Relation 1:1 vor.

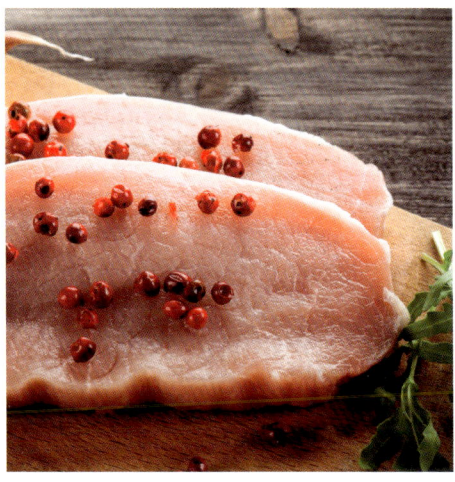

Fleisch fördert Entzündungen

Wer gerne Fleisch und insbesondere Innereien oder Schweinefleisch isst, bekommt Rekordwerte von Arachidonsäure. Diese gefürchtete Omega-6-Fettsäure steigert die Blutgerinnung, was bei einem hohen Fleischverzehr zu Arteriosklerose und Herzinfarkt führen kann. Vermutlich ist das einer der Hauptgründe für die inzwischen weltweit hohen Herzinfarktraten.

Arachidonsäure bewirkt auch eine Überreaktion des Immunsystems, wodurch Autoimmunkrankheiten und Allergien entstehen können. Eine Arachidonsäure-Mahlzeit kann durchaus einen Rheuma- oder MS-Schub auslösen.

Der Fettexperte Dr. Udo Erasmus

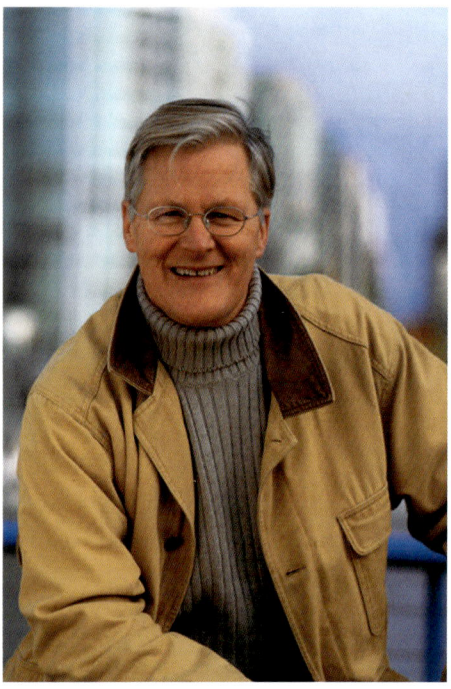

Dr. Udo Erasmus, der kanadische Ernährungsforscher, klärt seit Jahrzehnten Menschen auf der ganzen Welt über die Bedeutung der Qualität bei Ölen auf. Sein wichtigstes Buch „Fats that heal – Fats That Kill" ist in Kanada ein echter Bestseller.

Mittlerweile hat das Standardwerk über Fette mehr als zwanzig Auflagen erreicht. Dr. Erasmus hat eine Ölmischung aus acht Ölsaaten zusammengestellt, bei welcher der Omega-3-Gehalt überwiegt. Es trägt den Namen *Omega-3-Plus*.

Der Hauptbestandteil ist Leinöl. Dadurch wird das Verhältnis der Omega-3 und Omega-6- Fettsäuren optimiert. Das Öl wird – wie es sich für ein gutes Öl gehört – ohne Licht und unter Ausschluss von Sauerstoff schonend gepresst. Nach der Pressung wird es lichtgeschützt verpackt und permanent gekühlt. Es ist inzwischen weltweit erhältlich.

Das Motto von Dr. Erasmus lautet: „*Ich mache Öle für die Gesundheit und nicht für die Haltbarkeit.*" Er setzt seinen Ölen noch natürliches Vitamin E zu, um sie vor Oxidation zu schützten.

Der wichtigste Faktor ist jedoch die schonende Pressung und die permanent kühle Lagerung von der Herstellung bis zum Versand. Daher finden Sie auch das Öl nicht im Bio-Laden, obwohl es ein Biosiegel trägt.

Die Inhaber von Bioläden haben bis heute nicht begriffen, dass man Omega-3-haltige Öle permanent kühl lagern muss, um sie vor Oxidation zu schützen. Googeln Sie einfach im Internet nach Udo Erasmus, dann finden Sie etliche Bezugsquellen, die das Öl innerhalb von 24 Stunden versenden.

Wenn sie auf Youtube seinen Namen eingeben, finden Sie auch ein sehr gutes Interview in deutscher Sprache von dem kanadischen Fettexperten.

Sein Öl wurde in Kanada mehrfach als beste Quelle für Omega-3-Fette ausgezeichnet. Auch viele Sportler schwören darauf, weil sie merken, dass die Regeneration sich verbessert und Entzündungen zurückgehen.

EPA und DHA – Gesundheit aus dem Meer

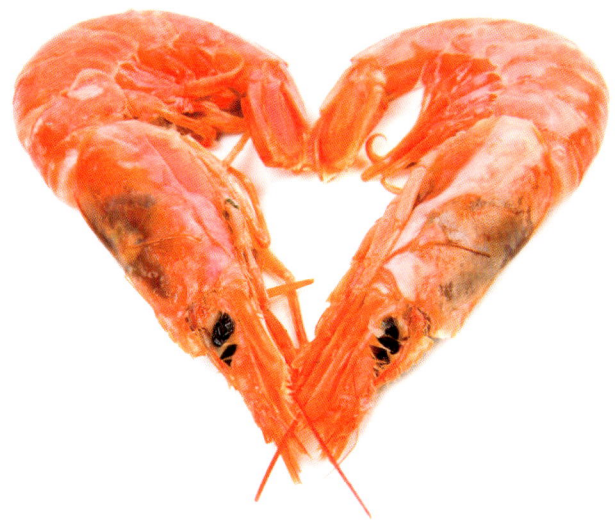

Unter den Omega-3-Fettsäuren gibt es noch zwei ganz besonders wertvolle: Eicosapentaensäure (EPA) und Docosahexaensäure (DHA).

Da sie nur in Fischen und Algen vorkommen, werden sie auch „marine-Omega-3-Fette" genannt. Diese spielen eine sehr wichtige Rolle für die Herzgesundheit.

EPA und DHA regulieren die Blutfettwerte, reduzieren Entzündungen, verbessern die Reaktivität der Blutplättchen, und helfen bei Bluthochdruck. Darüber hinaus haben sie noch viele weitere Vorteile und physiologische Funktionen, wie Verbesserung der Hirnfunktion und Sehfähigkeit, Schutz vor Krebs und neurodegenerativen Erkrankungen und Allergien. Auch bei psychischen Störungen wie Depressionen und ADHS können EPA und DHA laut Studien günstige Effekte haben.

Die meisten Omega-3-haltigen Ölsaaten, wie Lein- oder Hanföl, enthalten nur die sogenannte alpha-Linolensäure (ALA). Alpha-Linolensäure (ALA) kann zwar im menschlichen Körper durch einen komplizierten Prozess in die Omega-3 Fettsäuren Eicosapentaensäure (EPA) und Docosahexaensäure (DHA) umgewandelt werden, jedoch ist diese Fähigkeit begrenzt.

Man schätzt, dass im menschlichen Körper nur zwischen ein bis zehn Prozent der alpha-Linolensäure in die wirksamen Omega-3 Fettsäuren Eicosapentaensäure (EPA) und Docosahexaensäure (DHA) umgewandelt wird.

> **Es gibt je viele Faktoren, welche die körpereigene Synthese von DHA und EPA einschränken oder sogar ganz verhindern. Dazu gehören:**
>
> - Übermäßiger Streß
> - Alkoholkonsum
> - Erhöhte Blutzucker- und Insulinwerte
> - Transfette und viele Omega-6-Fettsäuren in der Nahrung
> - Allergien
> - Übergewicht
> - Diabetes mellitus
> - Verschiedene Medikamente
> - Mangel an Zink oder B-Vitaminen

Trotz einer hohen Aufnahme von alpha-Linolensäure, die zum Beispiel im Leinöl vorkommt, ist dies meist nicht ausreichend, um genügend EPA und DHA im menschlichen Körper zu produzieren und dessen Bedarf zu decken.

EPA und DHA als Schutz für das alternde Herz

Die marinen Omega-3-Fette sind wissenschaftlich gut erforscht. Es gibt unzählige Studien, die meist mit Fischöl durchgeführt wurden. Aus ökologischen Gesichtspunkten ist dies in der heutigen Zeit nicht mehr zu vertreten, da viele Fischarten vor dem Aussterben bedroht sind. Zudem sind Fische meist mit Schwermetallen und anderen Toxinen belastet. Seit einigen Jahren gibt es eine bessere Alternative: Krill-Öl. Später mehr dazu.

Besonders für ältere Menschen sind die marinen Fettsäuren DHA und EPA sehr wichtig. Die „Cardiovascular Health Study" (CHS) wurde 1989 gestartet und läuft bis heute. Dort untersuchte man die Risikofaktoren für koronare Herzerkrankungen und Schlaganfall bei 5688 Erwachsenen von 65 und mehr Jahren. Die Ergebnisse zeigten, dass eine erhöhte Aufnahme von Omega-3-Fettsäuren einen deutlichen Schutz für das Herz-Kreislauf-System und insbesondere für das Herz bei älteren Menschen bietet. Außerdem zeigten die Daten, dass eine erhöhte Aufnahme von Omega-3-Fettsäuren das Auftreten von Schlaganfällen, Herzattacken und plötzlichem Herztod reduzierte. Auch leichter geistiger Abbau und Depressionssymptome wurden bei den Senioren gemindert.

Mit zunehmendem Alter steigt auch das Risiko für koronare Herzkrankheiten. Eine der Hauptursachen sind die Ablagerungen von Fetten, Eiweiß und Calcium in den Arterien (Arteriosklerose). Diese Prozesse, bei denen sich Ablagerungen in den Gefäßen bilden, werden durch Entzündungsreaktionen eingeleitet und beschleunigt. Omega-3- Fettsäuren wie EPA und DHA haben entzündungshemmende Wirkungen und senken damit das Risiko für Arteriosklerose, und sie können sogar vor Arteriosklerose und Plaque-Ablösungen, die zu Infarkten und Embolien führen, schützen. In manchen Fällen führen diese Ablagerungen oder „Plaque" zu einer Schwächung der Arterienwand, es können blutgefüllte Aussackungen entstehen. Diese so genannten Aneurysmen können platzen und dann zu schweren, lebensbedrohlichen inneren Blutungen führen. Es ist belegt, dass Omega-3-Fettsäuren zum Schutz vor Arteriosklerose und Plaque-Ablösungen beitragen, vermutlich wegen ihrer entzündungshemmenden Wirkungen.

**EPA und DHA
schützen vor Herzinfarkt**

Im Jahr 1997 wurde die „Chicago Western Electric" Studie aus den USA veröffentlicht. Sie zeigte, dass Menschen, die wenig oder keinen Fisch essen, das höchste Herzinfarkt- und Sterberisiko haben. Wer mehr Omega-3-Fettsäuren isst, erhöht den Anteil an Omega-3-Fettsäuren in den Herzzellen, die dann das Herz im Falle eines Infarkts unterstützen können.

Bei Menschen können Omega-3-Fettsäuren auch nach einem Herzinfarkt hilfreich sein. Die DART-Untersuchung an 2033 Männern zeigte, dass die Überlebensrate innerhalb von zwei Jahren nach einem Herzinfarkt in der Gruppe, die Omega-3-Fettsäuren als Nahrungsergänzung erhalten hatte, um 29 Prozent höher lag als bei der Placebo-Gruppe.

Ein weiteres Beispiel ist die GISSI-Studie, die in Italien an 11.000 Patienten, die einen Herzinfarkt hatten, durchgeführt wurde. Die Patienten erhielten zusätzlich zur klassischen Medikation marine Omega-3-Fettsäuren. Das Risiko eines tödlichen Herzinfarkts oder Schlaganfalls war in der mit Omega-3-Fettsäuren supplementierten Gruppe um 30 Prozent reduziert, im Vergleich zur Placebo-Gruppe, die mit ihren normalen Herzmedikamenten kein EPA und DHA erhalten hatte. Diese Erkenntnisse führten in Europa zu der Empfehlung, in der Nachbehandlung von Herzinfarkten Omega-3-Fettsäuren zu verabreichen.

**Mit EPA und DHA
Bluthochdruck senken**

Die marinen Omega-3-Fettsäuren EPA und DHA haben auch einen günstigen Einfluss auf einen erhöhten Blutdruck. In einer Studie wurde bei 4508 amerikanischen Erwachsenen zwischen 18 und 30 Jahren, die zu Beginn keinen Bluthochdruck hatten, bis 2005 alle paar Jahre der Blutdruck untersucht. Es zeigte sich, dass die Entwicklung von Bluthochdruck invers mit der Einnahme von Omega-3-Fettsäuren zusammenhing, das heißt, je mehr Omega-3-Fettsäuren die Menschen zu sich nahmen, umso geringer war ihr Risiko, einen Bluthochdruck zu entwickeln.

Die Gabe von mehr als drei Gramm EPA und DHA täglich zeigte einen moderaten Rückgang des Blutdrucks bei Personen mit behandeltem wie unbehandeltem Bluthochdruck. Zusätzlich war der Ruhepuls bei Menschen mit höherer DHA-Aufnahme geringer. Dies legt nahe, dass eine hohe Aufnahme von Omega-3-Fettsäuren der Entwicklung von Bluthochdruck entgegenwirken kann.

Der Omega-3-Index

Omega-3-Öle sind, wie es der Name schon sagt, Fettsäuren. Sie werden zu einem Großteil, wie andere Fettsäuren auch von unserem Körper als Energiequelle verbrannt oder in unseren Fettdepots gespeichert. Ihren Gesundheitsnutzen können Omega-3-Fettsäuren aber nur dann entfalten, wenn sie in unsere Körperorgane aufgenommen werden, und in die Membranen unserer Zellen eingebunden werden.

Die einfachste Möglichkeit, Zellen unseres Körpers zu entnehmen, besteht in der Möglichkeit Blut abzunehmen. Unser Blut enthält verschiedene Zellen, unter anderem die roten Blutkörperchen. In deren Membranen werden Fette wie EPA und DHA eingebaut. Rote Blutkörperchen werden von unserem Körper ständig neu produziert und bei ihrer Produktion werden Omega-3-Fettsäuren in ihre Zellmembranen integriert. Je mehr Omega-3-Fettsäuren wir essen bzw. über die Nahrung aufnehmen, umso mehr werden sie dann auch in die Zellmembranen der roten Blutkörperchen gespeichert. Den Gehalt kann man im Blut messen. Der Laborwert wird „Omega-3-Index" genannt. Diese Kennzahl entspricht dabei dem Prozentsatz, der in den Zellmembranen der roten Blutkörperchen enthaltenen Omega-3 Fettsäuren. Wir finden logischerweise Omega-3-, 6-, 9-Fettsäuren, gesättigte Fette und schädliche Transfette im Blut. Sind von 100 gefundenen Fettsäuren in der Zellmembran vier Omega-3-Fettsäuren, so ist der Omega-3-Index gleich vier Prozent. Findet man acht Omega-3-Fettsäuren in 100 Fettsäuren, so ist er acht Prozent. Man kann also den Versorgungszustand mit Omega-3-Fettsäuren relativ einfach in den Blutzellen bestimmen.

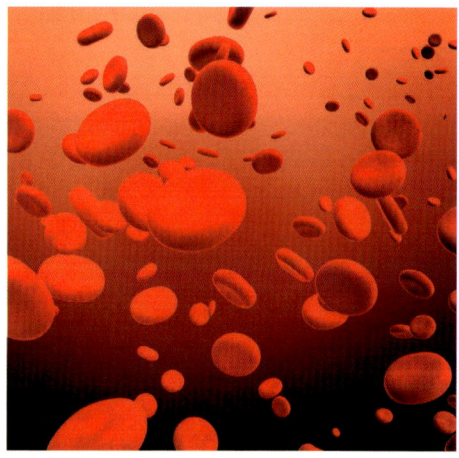

Unsere roten Blutkörperchen benötigen 90 Tage, um heranzureifen. Die Messung eines einzigen Wertes des Omega-3-Indexes gibt also Auskunft darüber, wie viel Fisch oder Omega-3 Fettsäuren der Körper in den letzten 90 Tagen aufgenommen hat. Der Omega-3-Index ist also ähnlich zu sehen wie der Langzeit-Blutzucker-Wert (HbA1c), der auch in den Membranen der roten Blutzellen gemessen wird.

Wissenschaftler haben vor einigen Jahren herausgefunden, dass der Omega-3-Index nicht nur den Anteil der Omega-3-Fettsäuren in den roten Blutkörperchen widerspiegelt, sondern auch eine Aussage über die Versorgung des gesamten Körpers mit Omega-3-Fettsäuren machen kann. Der spezielle Messwert repräsentiert daher den allgemeinen Versorgungszustand des Körpers mit den Omega-3-Fettsäuren EPA und DHA, unter anderem auch im Herzen. Obwohl es nicht möglich ist, bei lebenden Menschen Gewebeproben von allen Organen, zum Beispiel aus dem Herzen, zu entnehmen, um den Gehalt an essentiellen Fettsäuren zu messen, können wir durch die Messung des Omega-3-Gehalts in den roten Blutkörperchen, wie mit einer Kamera, einen Blick in unsere Herzzellen werfen und die Menge von Omega-3-Fetten im Herzen bestimmen.

Der Omega-3-Index ist auch deshalb von besonderem Interesse, weil an ihm auch das Risiko für die Entwicklung bestimmter Erkrankungen gemessen werden kann, zum Beispiel für die Entwicklung von Herz-Kreislauferkrankungen und das Risiko für tödliche Herzinfarkte. Das haben die Forscher Harris und von Schacky im Jahr 2004 erkannt.

Ein niedriger Omega-3-Index von unter vier Prozent wird mit einem erhöhten Risiko für Herz-Kreislauf-Erkrankungen in Verbindung gebracht. Man hat herausgefunden, dass **ein erhöhter Omega-3-Index das Risiko für den plötzlichen Herztod** sowie für tödliche und nichttödliche Herzinfarkte drastisch **um 90 Prozent reduzieren lässt**. Sie und Ihr Arzt sollten diesen wichtigen Blutwert kennen. Basierend auf zahlreichen Studien zum Risiko von Herz-Kreislauf-Erkrankungen wird heute ein Omega-3-Index zwischen 8 und 11 Prozent als optimal angesehen. Bei Werten von über 11 Prozent wird das Risiko für Krankheiten nicht weiter gesenkt. Die Adresse des Labors, welches den Omega-3-Index bestimmt, finden Sie im Anhang.

Wie können Sie Ihren Omega-3-Index erhöhen?

Zunächst einmal eine schlechte Nachricht für Veganer und Vegetarier: Man muss man ganz klar feststellen, dass pflanzliche Omega-3-Fettsäuren nicht dazu geeignet sind, den Omega-3-Index in unserem Körper zu erhöhen und damit das Risiko für Herz-Kreislauf-Erkrankungen und andere Erkrankungen zu senken.

So zeigen Studien, dass sich der Omega-3-Index (der ja nur durch EPA und DHA bestimmt wird) durch die Aufnahme von pflanzlichen Omega-3-Fettsäuren (ALA) nicht steigern lässt. Der Grund liegt eben darin, dass Pflanzen die Omega-3 Fettsäure alpha-Linolensäure enthalten, die erst in die längeren und höher ungesättigten Fettsäuren Eicosapentaensäure (EPA) und Docosahexaensäure (DHA) umgewandelt werden muss.

Das ist auch der Grund, warum bei Veganern und strengen Vegetariern sehr oft niedrige Omega-3-Index-Werte von unter 4 Prozent gefunden werden. Um unseren Omega-3-Index im Körper zu erhöhen, bleibt uns also keine andere Möglichkeit als mehr marine Omega-3-Fettsäuren (DHA und EPA) über einen erhöhten Fischkonsum oder die Zufuhr von DHA und EPA über Nahrungsergänzungsmittel aufzunehmen. „Pesco-Vegetarier", die sich ab und zu mal eine Fischmahlzeit gönnen, sind klar im Vorteil, was diesen gesundheitlichen Aspekt angeht. Inzwischen gibt es auch Nahrungsergänzungsmittel, die neben dem klassischen Fisch-Öl auch Krill-Öl oder Algen-Öl verwenden. Letzteres ist sogar für Veganer geeignet. Da die Aufnahme der Omega-3-Fettsäuren in unsere Zellmembranen nur sehr langsam vonstattengeht, ist es notwendig, die Aufnahme von marinen Omega-3-Fettsäuren täglich und langfristig zu erhöhen.

Ein Anstieg des Omega-3-Indexes im Blut zeigt sich erst über einen längeren Zeitraum von mindestens drei bis sechs Monaten oder länger.

Viele Menschen fragen immer wieder, ob es nicht einfacher sei, seinen EPA- und DHA-Bedarf über einen normalen Fischkonsum zu decken. Dies ist theoretisch möglich, aber nicht jeder Fisch enthält nennenswerte Mengen EPA und DHA. So sind die beliebten mageren und weißen Fischsorten eher arm an diesen langkettigen Fettsäuren. EPA und DHA sind vor allem in den fetten Sorten enthalten, die sich in kalten Gewässern aufhalten, wie Lachs, Makrele, Hering, Sardinen oder Forellen.

Um seinen Bedarf an EPA und DHA zu decken muss man auch regelmäßig Fisch essen. Es reicht nicht mehr, einmal pro Woche Fisch zu essen, wie das früher empfohlen wurde. Heute wird eher empfohlen, zwei- bis dreimal pro Woche Fisch zu essen. Dies ist jedoch für die meisten Menschen in den Industrieländern nur schwer möglich und außerdem sind die Fischbestände bereits jetzt schon weltweit gefährdet.

Warum Krill-Öl besser als Fischöl ist

Da es praktisch kaum möglich ist, dass alle Menschen der Welt mehrmals wöchentlich Fisch essen können, ohne die Fisch-Bestände weiter zu reduzieren, haben alternative und nachhaltigere Quellen für marine Omega-3-Fettsäuren aus Algen und Krill in den letzten Jahren stark an Bedeutung gewonnen. Sie können ebenso gut wie Fische zur Versorgung mit EPA und DHA beitragen. Die Nachfrage dieser Produkte ist weltweit in den letzten Jahren extrem gestiegen.
Für Vegetarier und Veganer gibt es das Omega-3-DHA von Dr. Erasmus. Es wird aus Meeresalgen gewonnen, die in speziellen Tanks gezüchtet werden. Das darin enthaltene DHA kann in unserem Körper leicht in EPA umgewandelt werden. Ab 2015 wird es auch eine vegane Kapsel mit 250 mg DHA pro Kapsel geben.

Ein großes Problem des Fischkonsums stellt die zunehmende Verseuchung der Meere mit Schwermetallen und Pestiziden dar. Fische als Räuber, die am Ende der Nahrungskette stehen, sammeln im Laufe ihres Lebens eine Menge Giftstoffe in ihrem Körper, die wir dann über den Verzehr der

Fische in unseren Körper aufnehmen. Eine neue Untersuchung des deutschen Umweltbüros analysierte die Schwermetall-Konzentration in den Haaren von 1.884 Müttern und ihrer Kinder in 17 Ländern Europas. Die Toxinwerte korrelierten mit dem Fischkonsum. Die Konzentration von Schwermetallen in den Haaren der Mütter und ihrer Kinder unterschieden sich um den Faktor 40 von-einander, je nachdem, in welchem Land sie lebten und wie viel Fisch sie regelmäßig konsumierten.

Der Quecksilbergehalt in den Haaren von Müttern und ihren Kindern stand in Wechselbezug mit der Menge an Fisch, den sie aßen. Je höher der Fischkonsum, desto höher waren die Quecksilberwerte in den Haaren der Mütter und ihrer Kinder. Auch die klassischen Fischölprodukte sind als Omega-3-Quelle oft belastet mit Pestiziden und Schwermetallen. Heute wird bereits schwangeren Frauen vom Verzehr von Fisch und Fischöl-Präparaten abgeraten, wegen der hohen Belastung der Fische mit Schadstoffen, die dann auch das Kind im Mutterleib aufnehmen würde.

Krill-Öl ist eine ideale Möglichkeit, Ihre Omega-3-Versorgung zu verbessern, ohne dabei vermehrt Schwermetalle und Umweltgifte aufzunehmen. Die kleine Garnelenart wird aus dem antarktischen Krill gewonnen der im reinsten Wasser der Welt lebt. Außerdem steht Krill am Anfang der Nahrungskette und reichert daher in seinem Körper nicht so viele Gifte und Schwermetalle an wie Fische. Krill-Öl enthält daher 100-1000-mal weniger Schadstoffe als klassische Fischöle.

Zudem werden die lebensnotwendigen Fettsäuren besser vom Körper aufgenommen, da sie an Phospholipide gebunden sind. Es gibt beim Krill-Öl auch nicht dieses unangenehme fischige Aufstoßen. Auch die positiven Auswirkungen auf den Triclyceridspiegel sind besser als beim Fischöl. Der Omega-3-Index steigt mit Krill schneller und deutlicher, als mit Fischöl.

Krill macht die größte Masse an Lebewesen auf der Erde aus und ist die Hauptnahrung vieler Meeresbewohner, insbesondere der Wale und Pinguinen. Die Tatsache, dass Krill-Öl als Nahrungsergänzung angeboten wird, hat keine Auswirkungen auf das ökologische Gleichgewicht in der Antarktis, da die jährliche Fangmenge nur zirka 0,03 Prozent des geschätzten Krillbestandes ausmacht. Selbst wenn die Nachfrage um das Tausendfache ansteigt, müsste man nur 3 Prozent der Bestände fangen. Der WWF (World Wildlife Fund) und die Internationale Kommission für den Erhalt der Antarktischen Lebensräume (CCAMLR) kontrollieren und bestätigen dies.

Natürlich gibt es auch beim Krillöl Qualitätsunterschiede. Qualitativ hochwertig und empfehlenswert ist das Produkt *O-Krill 3*. Der Krill, aus dem das Öl hergestellt wird, stammt aus der Antarktis, dem saubersten Ozean der Welt. Dort gibt es keine Schadstoffe. Das Verfahren für den Fang ist einzigartig. Über eine spezielle Saugvorrichtung wird nur Krill an Bord geholt, keine anderen Meeresbewohner. Das Verfahren wurde unter dem Namen ECO-Harvesting TM patentiert. Der eng-

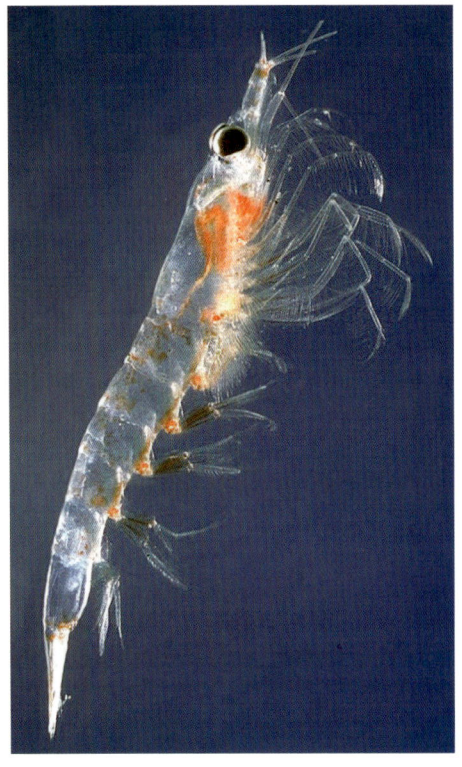

Krill

lische Begriff Harvesting steht für ernten. Frei übersetzt könnte man sagen „ökologisches Ernten." Das ECO Harvesting TM ist von der MSC (Marine Stewardship Council), einer unabhängigen Non-Profit-Organisation, zertifiziert worden. Der Krill wird frisch und lebendig an Bord genommen und sofort weiterverarbeitet, um alle Nähr- und Vitalstoffe zu bewahren.

Produziert wird das Krillöl in O-Krill 3 von der Firma Aker BioMarine. Bei *O-Krill 3* stimmt die Qualität und das Preis-Leistungs-Verhältnis. Sie sollten nicht viel mehr als 25,- € für 60 Kapseln ausgeben (Stand Ende 2014). Zu günstig sollte Krillöl allerdings auch nicht sein. Inzwischen gibt es sogar schon gepanschtes Öl, das als Krillöl verkauft wird. Unseriöse Firmen mischen Fischöl mit Sojaphospholipiden und Astaxanthin aus Algen und verkaufen das dann billig.

Omega-3-Fettsäuren wirken sich auch positiv auf die Fließeigenschaften des Blutes aus: Sie können Durchblutungsstörungen des Herz-Kreislauf-Systems lindern und helfen, Thrombosen, Embolien und Herzinfarkte zu verhindern. Omega-3-Fettsäuren verbessern einen gestörten Cholesterinstoffwechsel und fördern ein gesundes Profil der Blutfette. Bestimmte Stoffwechselbelastungen, die bei der Entstehung von chronischen Entzündungsprozessen und Schmerzen eine wichtige Rolle spielen, können mithilfe von Omega-3-Fettsäuren entscheidend korrigiert werden, sodass sich Entzündungen und Schmerzen bessern oder gänzlich verschwinden.

Dr. med. Frank Liebke

Olivenöl – Eine Wunderwaffe gegen Herzinfarkt?

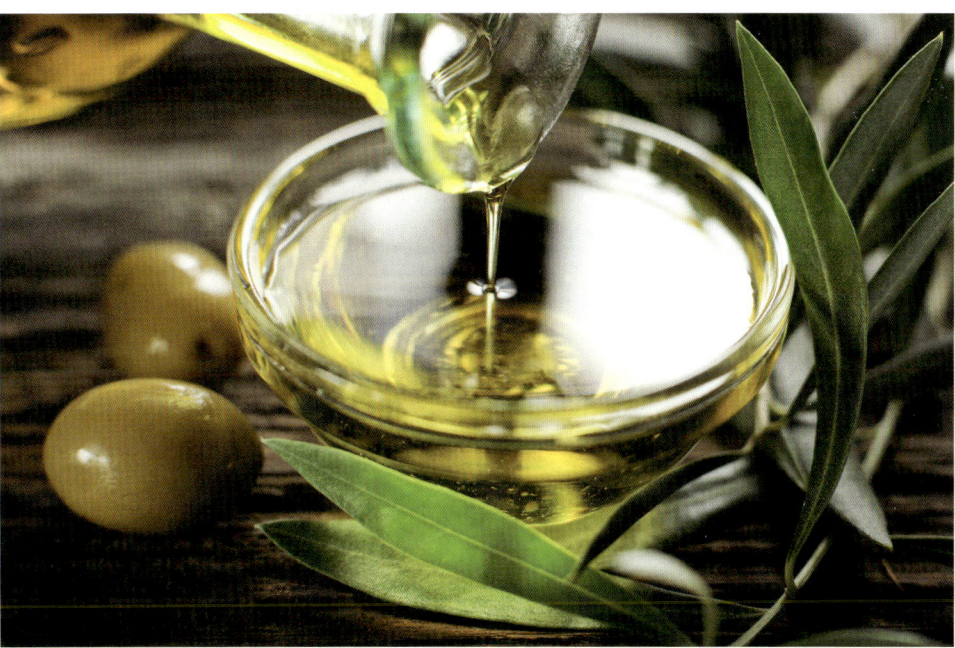

Ein fester Bestandteil der viel gelobten mediterranen Kost ist das Olivenöl. Ist es wirklich viel besser als andere Öle? Ja und nein.

Olivenöl ist eine einfach ungesättigte Fettsäure (Omega-9-Fettsäure). Diese ist nicht essentiell. Unser Körper ist selbst in der Lage, Omega-9-Fettsäuren zu synthetisieren. Sie haben auch keine entzündungshemmenden Eigenschaften wie die Omega-3-Fette. Ein großer Vorteil von Olivenöl ist, dass es nicht so leicht ranzig wird. Sie können es wochenlang bei Zimmertemperatur in der Küche stehen lassen, ohne dass es oxidiert. Olivenöl ist besser zum Kochen geeignet als Sonnenblumenöl. Trotzdem sollten Sie es nicht zum Anbraten verwenden. Das enthält ungefähr 8 Prozent Omega-6- und 2 Prozent Omega-3-Fettsäuren. Die sollten eben gerade nicht erhitzt werden. Am besten verwenden Sie Olivenöl für Salate. Sie können es auch mit Leinöl mischen. Dann haben Sie beides - gesunde mehrfach ungesättigte Fette und das mediterrane Gefühl durch das Olivenöl.

Aus gesundheitlicher Sicht sind die sekundären Pflanzenstoffe wie die Polyphenole das große Plus beim Olivenöl. Wie alle Öle enthält es von Natur aus auch Vitamin E. Dieses kann ebenso wie die Phenole das LDL-Cholesterin vor Oxidation schützen. Wie immer beim Ölkauf ist die Qualität das A und O. Doch bei kaum einem anderen Öl wird so viel gepanscht. Die Presse und das Fernsehen haben mehrfach über Skandale berichtet. Auch die Stiftung Warentest hat wiederholt das Gepansche aufgedeckt. Selbst wenn auf dem Etikett die höchste Qualitätsbezeichnung „nativ extra" steht, ist das noch keine Garantie. Es kam schon vor, dass von 32 getesteten Olivenölen mit dem Prädikat „nativ extra" 12 das Urteil „mangelhaft" bekamen.

Qualität hat seinen Preis und seinen Geschmack. Top-Qualität bekommt man, wenn die Oliven per Hand geerntet wurden. Das ist teuer, auch in Ländern wie Italien, Griechenland oder Portugal. Oft wartet man daher, bis die Früchte von alleine vom Baum fallen. Die Oliven faulen und schimmeln dann vor sich hin. Durch die sorglose Behandlung bei der Ernte, Lagerung und Verarbeitung entstehen freie Fettsäuren. Man kann diese durch den unangenehmen herben, kratzigen und sauren Geschmack erkennen. Ein gutes Olivenöl schmeckt mild und sollte im wahrsten Sinne des Wortes „runtergehen wie Öl" und nicht im Hals kratzen wie Terpentin.

Andreas März, Chefredakteur einer Feinschmeckerzeitung hat das in einem Artikel mal so ausgedrückt: *„Das extra Virgine zu Spottpreisen erhältlich ist und dementsprechend schmeckt, scheint bisher kein Grund für einen Aufstand unter den Gourmets gewesen zu sein. Der stechende Geruch von Ranzigkeit und Katzenpisse wird freimütig als typisch mediterrane Aromen hingenommen."*

Wenn auf dem Etikett „ nativ extra" oder „extra virgine" (jungfräulich) steht, darf es per Gesetz nur maximal 0,8 % Säure enthalten. Steht auf der Flasche „natives Olivenöl", dürfen bis zu Gramm enthalten sein. Steht lediglich „Olivenöl" oder „reines Olivenöl" auf dem Label, dann handelt es sich um ein raffiniertes industriell verarbeitetes Öl. Das lassen sie besser im Regal stehen.

Die minderwertigste Stufe ist „Oliventresteröl". Es wird aus dem Tresterrückstand mittels chemischer Lösungsmittel und Wärmebehandlung gewonnen. 600 Tonnen Oliventresteröl werden jährlich in der Gastronomie eingesetzt. Prost Mahlzeit!

Abschließend kann gesagt werden, dass der eigentliche Vorteil von einem guten Olivenöl in den rund 50 verschiedenen Antioxidantien liegt, die darin enthalten sind. Der Grund, warum die Einwohner in mediterranen Ländern weniger an Herzinfarkten sterben, liegt wohl eher an deren Mentalität als am Olivenöl.

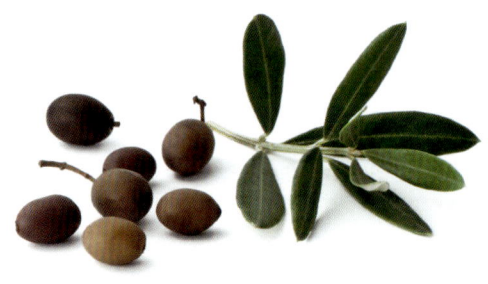

Transfette – die Killerfette

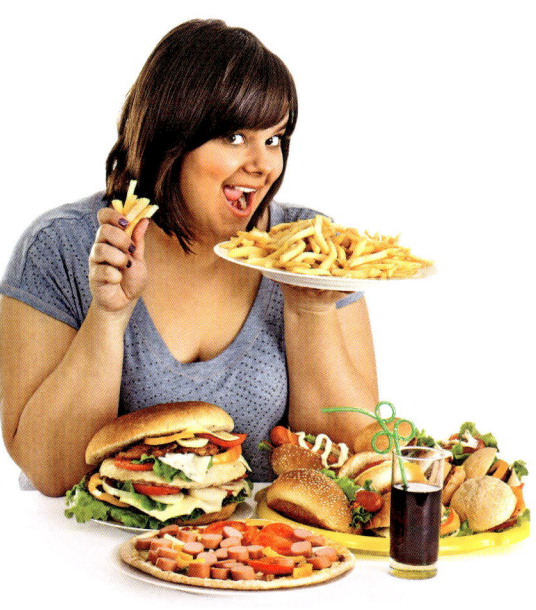

Möglicherweise haben Sie, liebe Leser, den Begriff „Transfette" noch nie zuvor gehört oder gelesen. Das wäre auch nicht verwunderlich, denn man spricht und schreibt nicht gerne darüber – zumindest nicht von Seiten der Lebensmittelindustrie. Transfette werden von Ernährungsexperten oft als „Killerfette" bezeichnet, denn sie begünstigen die Entstehung vieler Erkrankungen. Im Sinne der Prävention macht es Sinn, darüber Bescheid zu wissen.

Transfette sind chemisch veränderte entartete Fette, die bei der industriellen Härtung von pflanzlichen Ölen anfallen. Pflanzenöle sind mit ganz wenigen Ausnahmen wie Kokos- oder Palmöl bei Zimmertemperatur flüssig und nur begrenzt haltbar. Schon nach kurzer Zeit werden omega-3-haltige Öle ranzig, wenn sie mit Sauerstoff in Kontakt kommen. Für die Lebensmittelindustrie sind naturbelassene Öle wegen der kurzen Haltbarkeit uninteressant. Schon Kriegsherren hatten sich daran gestört, dass Lebensmittel eine begrenzte Haltbarkeit haben. Ohne Napoleon hätten wir vermutlich heute keine Konserven und keine Margarine. Butter war zu seiner Zeit rar und sie zerfloss beim Transport in wärmere Kriegsgebiete. Er brauchte einen preiswerten und praktikablen Ersatzstoff. Auf dessen Erfindung setze Bonaparte einen Preis aus. So kam es, dass ein Franzose die Margarine erfand – allerdings erst im Jahr 1869. Da lag der Kaiser schon in seiner Gruft. Was muss man tun, um ein flüssiges Öl dauerhaft fest zu bekommen? Im Prinzip ganz ein-

„Es gibt eine noch kaum erkannte Gefahr, die sich in vielen Produkten Ihres Supermarktes verbirgt. Es ist eine Fettsorte, die sich auf den Inhaltsverzeichnissen von Lebensmitteln unter komplizierten Namen „wie teilweise gehärtete Fette " verbirgt. Aber egal, wie man sie benannt hat, es gibt Experten, die sagen uns, dass sich hinter dieser Fettsorte eine tödliche Gefahr für die Verbraucher verbirgt. Selbst bei sehr konservativer Betrachtung haben wir ausgerechnet, dass pro Jahr ca. 30.000 verfrühte Todesfälle durch Herzinfarkt auf den Genuss von Transfetten zurückzuführen sind. Wenn man diese Einschätzung unter erweiterten Aspekten vornimmt, müsste die Zahl sehr viel höher angesetzt werden."
Dr. Walter Willet,
Harvard School of Public Health/Boston

fach: Öl wird für längere Zeit auf 150 bis 240 Grad C erhitzt. Dann gibt man metallische Katalysatoren wie Nickel oder Kobalt dazu. Diese verwandeln dann die ungesättigten Doppelbindungen in gesättigte Einfachbindungen. Voila – fertig ist das gehärtete Fett. Für die Lebensmittelindustrie ist es jetzt wegen der langen Haltbarkeit interessant. Fast in jedem Fertigprodukt wird es zugesetzt. Tütensuppen, Pizzas, Backwaren aller Art, Schokoaufstrich (auch jener, für den die deutsche Fußball-Nationalmannschaft Werbung macht!) panierte Nahrungsmittel, Salatcroutons und so weiter.

Neben der langen Haltbarkeit gibt es offensichtlich für die Hersteller noch weitere Vorteile. Gehärtetes Fett gibt Schokoriegeln die notwendige Festigkeit, in Backwaren ist es billiger Butterersatz, oft sorgen sie für einen sämigen Geschmack, Chips und Flips werden knuspriger, in gefrorenen Pommes Frites wird das Fett beim Auftauen nicht flüssig. Transfette müssen in Deutschland nicht deklariert werden. Sie als Verbraucher müssen sich die Mühe machen mit einer Lupe die Zutatenliste zu lesen. Wenn darauf „gehärtete Fette" oder „teilweise gehärtete Fette" oder „pflanzliche Fette" steht, sind Killerfette drin.

Unnatürliche Fettmoleküle die Ihrem Körper schaden, können Sie auch in Ihrer eigenen Küche erzeugen. Dann, wenn Sie Öle zum Anbraten verwenden, die dafür nicht geeignet sind. Sonnenblumen-, Raps-, Sojaöl enthalten ungesättigte Fettsäuren. Die sollte man nie erhitzen. Auch Olivenöl ist zum Anbraten nicht geeignet, auch wenn Lafer, Lichter, Mälzer und andere das im TV immer wieder zelebrieren. Aus gesundheitlicher Sicht ist zum Braten und Frittieren Kokosöl das Beste. Punkt!

Jede unserer rund 70 Billionen Zellen ist von einer Membran, einer Hülle umgeben. Die besteht zu einem Großteil aus verschiedenen Fetten. Ungesättigte Fette machen die Zellmembran durchlässig und transportaktiv. Je durchlässiger die Zellen sind, desto besser können sie Nähr- und Vitalstoffe, Hormone etc. in das Innere der Zelle transportieren. Ein gewisser Anteil an gesättigten Zellen ist ebenfalls für die Membranen von Vorteil. Sie sind semi-permeabel – auf Deutsch: halb durchlässig. Es soll ja nicht alles in die Zelle. Transfette werden oft erst bei 70 Grad flüssig. Was bedeutet das für Ihre Zellwände? Die werden so fest, dass Nähr- und Vitalstoffe schlechter durch die Membran in die Zelle kommen. Auch die Rezeptoren auf den Zellen werden durch Transfettsäuren belegt und in Ihrer Funktion eingeschränkt. Die Insulinrezeptoren, um nur ein Beispiel zu nennen, können dann nicht mehr Ihre Funktion erfüllen. Der Zucker kann nicht mehr in die Zelle geschleust werden. Sie können Sich das nach dem Schlüssel-Schloss-Prinzip vorstellen. Nur der eine passende Schlüssel kann die Tür aufschließen – alle anderen nicht. Ist das Schloss (Rezeptor) mit Kaugummi verstopft (Analogie Transfettsäuren) kann daraus Diabetes mit all seinen unangenehmen Folgeerscheinungen resultieren.

Transfettsäuren schädigen jede Zelle. Daher können sie viele Erkrankungen in der Entstehung begünstigen.
Die nachfolgende Liste zeigt einige Beispiele für die negativen Folgen von Killerfetten.

Wirkungen von Transfettsäuren

- Reichern sich im Fettgewebe an

- Da unser Gehirn zu einem Großteil aus Fett besteht, lagern sie sich auch dort an (Alzheimer Demenz)

- Erhöhen das Lipoprotein A, ein Risikofaktor für Arteriosklerose, Herzinfarkt und Schlaganfall

- Verschlechtern das Verhältnis von LDL- zu HDL-Cholesterin

- Die Triglyceride steigen an

- Die Thrombozyten (Blutplättchen) werden klebrig, weniger flexibel und weniger fließfähig

- Verschlimmern die Insulinresistenz und können so Diabetes und Übergewicht Vorschub leisten

- Behindern den Umbau von Omega-3-Fetten zu wichtigen Gewebehormonen

- Blockieren Enzyme

- Blockieren Rezeptoren

- Stören den Stoffwechsel

- Mindern die Entgiftungsfunktion

- Mindern die Versorgung der Zellen

- Fördern Entzündungen

- Stehen im Verdacht, krebserregend zu sein

Je weniger Transfettsäuren desto besser

Nun stellt sich natürlich die Frage, welche Menge Transfette der Mensch pro Tag tolerieren kann. Da gehen die Meinungen weit auseinander. Der deutsche Durchschnittsbürger nimmt am Tag ungefähr drei Gramm auf. Natürlich hängt die Menge von der Art der Ernährung ab. Christan Gertz vom Lebensmitteluntersuchungsamt der Stadt Hagen rechnet vor, dass bereits eine Portion Pommes vom Imbiss locker mit rund 10 g Transfettsäuren zu Buche schlägt. Die Amerikanerin Mary Ening schätzt, dass Menschen, die viel Fast-Food essen, bis zu 60 g Killerfette pro Tag konsumieren.

Manche Forscher vermuten, dass bis zu drei Gramm pro Tag unbedenklich sind. Der Fettexperte Dr. Erasmus sieht das anders. Der Autor des Bestsellers „Fats that Heal – Fats that Kill" ist der Ansicht, dass „jedes Molekül Transfettsäuren unserem Körper schadet."

Der große Nachteil ist ja, dass sie sich im Körper anreichern. Verstoffwechseln, wie andere Fette, können wir die Killerfette nicht. Was hier zählt ist der Langzeiteffekt. **Je mehr Transfette Sie essen, desto höher ist Ihr Risiko für Herz-Kreislauferkrankungen**.

Dank zweier Langzeitstudien von der Harvard University kann man das sogar präzise in Zahlen ausdrücken. Bei der ersten Studie wurden 43.757 Männer über einen Zeitraum von sechs Jahren untersucht. Das Ergebnis war besorgniserregend! Nur zwei Prozent mehr Transfette in der täglichen Ernährung erhöhen das Risiko für Herz-Kreislauf-Erkrankungen um satte 36 Prozent. Veröffentlicht wurde die Studie im Jahr 1996 im *British Journal of Medicine*.

An der zweiten Studie nahmen über 80.000 Frauen teil (Nurse-Health-Studio). Der Beobachtungszeitraum war hier über 14 Jahre. Das Ergebnis war ein Schock für die Medizinwelt.

Nur zwei Prozent mehr Transfette pro Tag in der Ernährung erhöhen nach 14 Jahren das Risiko für Herz-Kreislauferkrankungen um 93 Prozent! Das ist seit 1997 bekannt. Welcher Arzt, welche Krankenkasse, welche Tageszeitung hat Sie, liebe Leser, darauf hingewiesen?

Es wird immer nur auf dem ungefährlichen Cholesterin rumgehackt und den wahren Mörder lässt man unbehelligt. Nicht überall. In den US-Bundesstaaten New York und Kalifornien sind Transfette in der Ernährung verboten.

In Dänemark dürfen Nahrungsmittel maximal zwei Prozent Transfette enthalten. In den USA, Kanada und in Teilen von Südamerika können die Verbraucher auf den Verpackungen genau sehen, wie viele Transfette in einem Produkt enthalten sind. Innerhalb der Europäischen Union konnte man sich nur bei Olivenöl und bei Babykost auf einen Grenzwert einigen. Die zulässige Höchstmenge liegt hier bei vier Prozent am Gesamtfettgehalt.

In der breiten Masse ist das Thema Transfette noch nicht angekommen. In der Wissenschaft schon. Deswegen bemüht sich die Lebensmittelindustrie auch die Werte zu verbessern.

Im Jahr 1994 hatte Margarine noch einen durchschnittlichen Transfettsäuregehalt von 22 Prozent. Fünf Jahre später sank der Wert auf rund fünf Prozent. Das sind immer noch fünf Prozent zu viel – aber immerhin, man ist auf dem richtigen Weg.

Bis es so weit ist, dass wir hier eine Deklarationspflicht haben, ist es sinnvoll, den Killerfettanteil in Fertigprodukten zu kennen (sofern sie die überhaupt noch essen).

Durchschnittlicher Transfettsäure-Gehalt im Fettanteil von Nahrungsmitteln	
Pommes Frites	38 %
Fertigsoßen	33 %
Kekse	23 %
Croissants	18 %
Toastbrote	18 %
Müsliriegel	11 %
Margarine	5 %
Kartoffelchips	5 %

Quelle: Fit mit Fett, Dr. Ulrich Strunz / Andreas Jopp

Von hochwertigen Ölsaaten zu minderwertigen Nahrungsmitteln

Speiseöle werden aus Saaten wie Sonnenblumenkernen, Sesamsamen, Sojabohnen, Raps oder aus Nüssen gewonnen. In der Nahrungsmittelindustrie geht man nicht gerade zimperlich mit diesen Lebensmitteln um. Durch die hohen Temperaturen entstehen auch hier Transfette.

Wenn Sie bisher immer billige Öle im Supermarkt gekauft haben, dann sollten Sie wissen, wie die gewonnen werden. Die Ölsaaten werden zertrümmert und bei 120° C ca. zwei Stunden lang gekocht, um die Zellwände völlig aufzubrechen. Dadurch erhöht sich die Ölausbeute. Dann werden die Ölsaaten mit einem hohen Druck durch eine Mühle gepresst. Durch den hohen Druck steigt die Temperatur des Mahlgutes auf ca. 85 - 95° C, in manchen Extremfällen bis zu 170° C.

Nichtsdestotrotz darf sich ein solches Öl hinterher noch „kaltgepresst" nennen. Solange von außen keine Hitze zugeführt wird, um die Ölfördermenge noch mehr zu erhöhen, ist diese Augenwischerei zulässig. Im Grunde ist es ein Betrug am Konsumenten. Sie kaufen ein Öl mit der Aufschrift „kalt gepresst" und dieses wurde vor der Pressung zwei Stunden einer Temperatur von 120° C und beim Pressen nochmals durch den Pressdruck einer Temperatur von über 90° C ausgesetzt. Da alle wertvollen Vitalstoffe wie Vitamine und sekundäre Pflanzenstoffe hitzeempfindlich sind und bei Temperaturen über 42° C Schaden nehmen, sind solche Öle wertlos, ja sogar schädlich. Durch Hitze werden Fettsäuren von der Cis- in die Transform gebracht. Als Nächstes wird die ausgepresste Fruchtmasse mit einem chemischen Lösungsmittel (n-Hexan oder Benzol) vermischt.

So können auch noch die letzten Ölreste aus dem Samen herausgeholt werden. Auch wenn man das Lösungsmittel hinterher auf chemischem Wege wieder entfernt, bleiben doch immer Reste dieser Chemikalien im Öl zurück. Benzol zählt zu den krebserregenden Substanzen.

Danach wird das Öl entschleimt. Ein gutes, hochwertiges Öl enthält oftmals am Boden der Flasche einen Bodensatz aus Phosphatiden, Lecithin, Acetylcholin und sekundären Pflanzenstoffen, alles Substanzen, die für unsere Gesundheit wichtig sind. Zum Beispiel Lecithin. Es wird von jeder Zelle, vor allem von Gehirn- und Nervenzellen benötigt. In der Ölindustrie ist dieser gesundheitsfördernde Bodensatz nicht beliebt, denn es sieht für den Verbraucher nicht appetitlich aus.

Der unwissende Verbraucher möchte lieber ein glasklares und geruchloses Öl. Ein gutes, hochwertiges Öl, das unter optimalen Bedingungen (gekühlt, lichtgeschützt und unter Ausschluss von Sauerstoff) abgefüllt wurde, hat einen hohen Gehalt an natürlichem Vitamin E (Tocopherol) und ist maximal ca. 8 Monate haltbar. Dies widerspricht den Interessen der Nahrungsmittelindustrie. Diese möchte erstens ein Öl, das ungekühlt im Regal stehen, zweitens in helle Glas- oder Plastikflaschen abgefüllt werden kann und drittens auch nach jahrelanger Lagerung nicht ranzig schmeckt. Daher wird das Öl nach der Entschleimung zu allem Übel für eine halbe Stunde bei 110° C gebleicht und mit einer Mixtur von verschiedenen Chemikalien, Kleie und Ätzkalk versetzt. Dies entfernt die Farbpigmente des Öls. Das wertvolle Chlorophyll und das gesundheitsfördernde Beta-Carotin werden für ein besseres Aussehen geopfert.

Während dieses gesamten Prozederes war das Öl in Kontakt mit Sauerstoff. Durch Oxidation wird das Öl ranzig, gesundheitsschädlich und es riecht übel. Doch auch hier hat die Industrie eine Lösung gefunden: die Desodorisation, d. h., das Öl wird unter hohem Druck im Dampf bei 270° C für eine halbe Stunde sterilisiert.

Diese Wasserdampfbehandlung muss nicht deklariert werden. Danach wird das Öl in Flaschen abgefüllt und mit dem Etikettenschwindel „kalt gepresst" (was ja auch teilweise richtig ist, denn beim eigentlichen Pressen ist es ja gar nicht nötig, extern Hitze zuzuführen) zur Vermarktung freigegeben.

Beim Öl-Kauf sollten Sie nicht sparen. Ein Speiseöl für unter fünf Euro ist mit Sicherheit auf die oben beschriebene Art und Weise hergestellt. Anders ist der Preis gar nicht machbar. Achten Sie bei den Ölen immer darauf, dass sie schonend hergestellt werden. Auf den Etiketten steht dann meist die Bezeichnung „nativ".

Das Wichtigste über Fette zusammengefasst

Herzpatienten (aber auch alle anderen Menschen) sollten gesundheitsschädliche Transfettsäuren konsequent meiden. Dies erreicht man durch das Vermeiden von Fertigprodukten und frittierten Speisen. Pommes Frites haben einen Transfett-Anteil von durchschnittlich 38 Prozent. Die „Killerfette" – wie sie auch genannt werden – entstehen aber auch in der eigenen Küche, wenn ungesättigte Fette über 130°C erhitzt werden. Fast jedes Öl enthält einen gewissen Prozentsatz an Omega-3, -6-, -9-Fetten. Die Empfehlung, Rapsöl zum Braten zu verwenden, ist bei näherer Betrachtung gefährlich, denn die neun Prozent Omega-3-Fette, die darin enthalten sind, oxidieren beim Erhitzen mit hundertprozentiger Sicherheit. Wenn Sie für Salate und andere kalte Gerichte vermehrt Omega-3-Öle verwenden, sollten Sie auch gleichzeitig vermehrt Vitamin E (Tocopherol) einnehmen. Vitamin E verhindert, dass Fette oxidieren – sowohl in der Flasche als auch in unserem Körper.

Mit Omega-3-Fetten lässt sich das Risiko, an einem Herzinfarkt zu sterben, laut dem American Journal of Clinical Nutrition um ca. 43 Prozent reduzieren. Kombiniert man jedoch Vitamin E mit Omega-3-Fettsäuren sinkt die Herzinfarktrate sogar um beachtliche 64 Prozent. Man fragt sich wirklich, warum solche Fakten nicht bekannter sind. Es lohnt sich in jedem Fall, sich näher mit dem Thema der richtigen Fette zu beschäftigen. Als Basis-Ratgeber für das wichtige Thema Omega 3 und die Qualität von Ölen empfiehlt sich das Buch von Reiner Schmid „Ölwechsel für Ihren Körper".

Zusammenfassend kann man sagen, dass durch vermehrten Genuss von Kokosöl für die warme Küche, omega 3-haltigen Ölen für die kalte Küche und durch die gleichzeitige Reduzierung von Transfettsäuren die Gefahr von Herz-Kreislauf-Erkrankungen weitgehend gebannt werden kann.

Buchtipp

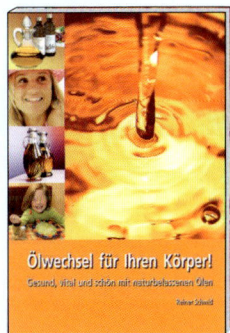

108 Seiten, € 9,–
Bestelltelefon 07529 - 973 730

Gibt es Öle, welche die Fettverbrennung anregen? Welche Öle schützen vor einem Herzinfarkt?

Ist Margarine besser als Butter?

Macht Fett wirklich dick?

Welche Öle verbessern die Hirnfunktion und heilen Allergien, Diabetes, Bluthochdruck und viele andere Zivilisationskrankheiten?

Dieses Buch erklärt in verständlicher und spannender Weise die Heilwirkung lebensnotwendiger Öle.

Warum zu viele Kohlenhydrate Ihrem Herz schaden

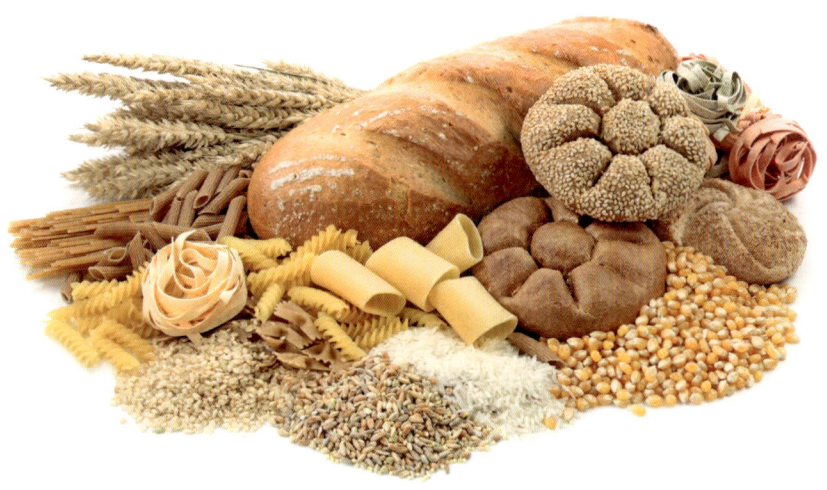

Ein Großteil der Bevölkerung isst Tag für Tag zu viele Kohlenhydrate. Das fördert Diabetes, Übergewicht, Entzündung, Fettleber, Krebs, aber auch Herz-Kreislauf-Erkrankungen. Den wenigsten Menschen sind diese Zusammenhänge bewusst. Zunächst sollte man natürlich wissen, in welchen Lebensmitteln Kohlenhydrate enthalten sind. Als erstes denken wir an Getreide und die Produkte, die daraus gewonnen werden: Brot, Brötchen, Kuchen, Gebäck, Pizza, Nudeln, Müsli. Als Nächstes wäre der Zucker zu nennen. In versteckter Form ist er auch in vielen Getränken und Nahrungsmitteln enthalten. Ein Liter Cola enthält umgerechnet 38 Würfelzucker, eine Flasche von 0,7 Liter Ketchup 61, um nur zwei Bespiele zu nennen. Beilagen wie Kartoffeln, Reis und Mais bestehen ebenfalls zu einem Großteil aus Kohlenhydraten.

Alle für den Körper nutzbaren Kohlenhydrate bestehen aus einem der drei Einfachzucker (Monosaccharide). Die kennen Sie als Glukose (Traubenzucker), Fruktose (Fruchtzucker) und Galaktose.

Im Obst finden wir je nach Sorte verhältnismäßig viel Fruktose. Wer Gewicht abnehmen möchte, sollte daher süße Früchte nur in geringen Mengen verzehren. Der Milchzucker (Laktose) ist ein Zweifachzucker (Disaccharid), der sich aus Glukose und Galaktose zusammensetzt. Die Stärke aus Kartoffeln, Reis und Getreide besteht aus Vielfachzucker – auch Polysaccharide genannt. Im Verdauungsprozess werden Sie zu Glukose ab- und umgebaut.

Wenn Sie zu einer Mahlzeit viele Kohlenhydrate essen, gelangt sehr viel Glukose in den Blutkreislauf. Dieser muss dann mit

Hilfe von Insulin in die Zellen geschleust werden. Dort wird der Einfachzucker zur Energiegewinnung genutzt. Ein kleiner Teil kann in Leber- und Muskelzellen in Form von Glykogen gespeichert werden. Das ist sinnvoll, wenn unser Körper mal viel Energie braucht – zum Beispiel beim Sport. Die Glykogenspeicher umfassen allerdings nur 300 bis 400 Gramm. Wenn unsere Bauchspeicheldrüse nach jeder Mahlzeit, die reich an Kohlenhydrate ist, viel Insulin ausschütten muss, kann es sein, dass sie irgendwann damit überfordert ist. Der Blutzuckerspiegel wäre dann dauerhaft zu hoch. Die Insulinresistenz wurde an anderer Stelle erwähnt. Bei diesem Symptom ist zwar noch Insulin vorhanden, doch die Rezeptoren auf den Zellen sind inaktiv oder anderweitig belegt, zum Beispiel durch Schwermetalle oder Transfettsäuren. Glukose kann dann nicht ausreichend in die Zellen geschleust werden.

Zu viel Zucker im Blut schadet den Blutgefäßen

Die Spätfolgen von Diabetes sind ja weitgehend bekannt: Augen- und Nierenschäden, ein erhöhtes Risiko für Alzheimer-Demenz, Beinamputationen und Arteriosklerose. Ablagerungen in den Gefäßinnenwänden wiederum begünstigen die Entstehung von Bluthochdruck, Herzinfarkten und Schlaganfällen.

Für unsere Vorfahren war es kein Problem, morgens drei Scheiben Brot mit Marmelade, mittags fünf große Kartoffeln und abends noch mal reichlich Brot mit Wurst und Käse zu essen. Noch vor 100 Jahren haben die meisten Menschen in der Landwirtschaft gearbeitet. Auch in Industriebetrieben wurde körperlich härter malocht als heute. Wir sitzen überwiegend im Büro, essen aber noch so wie unsere Ahnen. Das ist fatal, denn ein großer Teil der Glukose wird dann auch in Fett umgewandelt. Die hohen Triglyceridspiegel im Blut sind in vielen Fällen durch die Kohlenhydratmast bedingt. Das Fett lagert sich dann schlussendlich an der Hüfte, am Bauch und an den Oberschenkeln ab.

Dies wäre nur halb so schlimm, wenn es nur ein ästhetisches Problem wäre. Bauchfett fördert Entzündungsprozesse im Körper. Mittlerweile leiden 30 bis 40 Prozent der Erwachsenen in Deutschland an einer Fettleber. Vor einigen Jahrzehnten waren nur Alkoholiker davon betroffen. Heute sind es die Carboholiker- die Kohlenhydratjunkies. Der Ernährungswissenschaftler Dr. Nicolai Worm schreibt dazu: „Die nichtalkoholische Fettleber wurde auch von der Medizin lange für harmlos gehalten. Inzwischen ist jedoch klar: Sie ist **eine wesentliche Ursache für** die Entstehung von Diabetes, **Herz- und Hirninfarkt**, Alzheimer und vielen Krebserkrankungen."

Die Leber ist nicht das einzige Organ, das bei einer Kohlenhydratmast von einer Verfettung betroffen ist. Auch die Bauchspeicheldrüse, die Nieren und das Herz speichern mehr Fett, als ihnen guttut. Keine Frage, ein gesundes Herz braucht Fett. Ein schlanker Mensch hat in diesem Organ etwa 100 Gramm Fett. Es dient dem Herzen einerseits als mechanischer

Schutz, andererseits als Energielieferant in den Mitochondrien.

Ein übergewichtiger Diabetiker hat in und um sein Herz 400 bis 800 Gramm Fett. Wie in anderen Organen auch entsteht dabei ein metabolischer Stress, der zur Bildung unphysiologischer Fettverbindungen führt. Diese wirken toxisch und schädigen die Zellen. Es kommt im Bereich des Herzens zu Sauerstoffmangel (Hypoxie), lokalen Entzündungen und Funktionsstörungen der Herzmuskelzellen. Dann leidet auch die Füllungs-und Pumpfunktion des Herzens. Bis zur klassischen Herzschwäche, die auch Herzinsuffizienz genannt wird, ist es dann nicht mehr weit. Parallel zum Herzfett steigen die Entzündungsmarker im Blut an. Das wiederum fördert artheriosklerotische Prozesse. Kommt es infolgedessen zu einer geringeren Durchblutung des Herzmuskels, wird es lebensgefährlich. Angina pectoris und der Herzinfarkt können Spätfolgen der Kohlenhydratmast bei gleichzeitiger Bewegungsarmut sein.

Herzgesunde Kost nach Dr. Dean Ornish

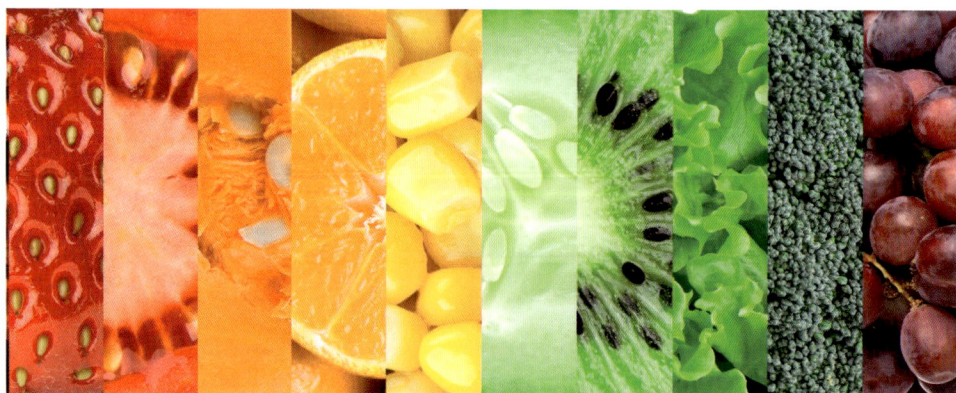

Der US-Mediziner Dean Ornish gehört zu den bekanntesten Medizinern in den USA. Zu seinen Patienten zählen Bill Clinton, Clint Eastwood, und Quincy Jones. Seine sechs Bücher über Ernährung, gesunde Lebensweise und Vorsorge waren in den USA Bestseller. In Deutschland sind seine Bücher „Revolution in der Herztherapie" und „Heilen mit Liebe" erhältlich. Vegetarische Ernährung, Bewegung, Nikotinverzicht, Stressmanagement und Liebe sind für den Kardiologen die Säulen der Gesundheit. Dieser ganzheitliche Lebensstil schützt nicht nur vor Herzinfarkt, sondern auch vor vielen anderen Erkrankungen.

Ornish veröffentlichte im Juli 1990 im renommierten Fachblatt „The Lancet" eine vielbeachtete Studie, in der er nachwies, dass sich die koronare Herzkrankheit allein durch Veränderungen des Lebensstils wirksam behandeln ließ. Bisher galt die Lehrmeinung, dass die Ablagerungen in den Herzkranzgefäßen, die die Durchblutung des Herzens und damit seine Sauerstoffversorgung beeinträchtigen, ausschließlich durch eingreifende Maßnahmen wie Ballon-Dilatation oder Bypass-Operation beseitigt oder durch Umgehungsadern umgangen werden könnten.

Dean Ornish zeigte jedoch, dass eine fettreduzierte, vegetarische Vollwerternährung in Verbindung mit Stressbewältigung, Bewegung und Rauchverzicht Ablagerungen in den Herzkranzgefäßen nachweislich verschwinden lassen kann. Somit wird die Gefahr für Herzinfarkt und Schlaganfall weitgehend reduziert. Auch ohne blutfettsenkende Medikamente, ohne Katheter-Eingriff, ohne Bypass. Dr. Ornish bewies es für die wissenschaftliche Fachwelt hieb- und stichfest und für jedermann nachvollziehbar anhand von angiographischen Aufnahmen nach dem Vorher-Nachher-Prinzip. Das war vor 20 Jahren eine medizinische Sensation.

Dean Ornish leitete mit dieser Strategie in den USA einen Paradigmenwechsel in der Medizin ein. Der Patient gibt seine Verantwortung für die Gesundheit nicht an seinen Arzt ab. Eigenverantwortung wird in der Medizin der Zukunft eine große Rolle spielen. Der Patient wird zu einer mündigen Persönlichkeit, die mit dem Arzt als Partner auf Augenhöhe kommuniziert. Eigenverantwortung bedeutet aber auch Eigenaktivität. Der Kranke muss selbst etwas zu seiner Gesunderhaltung beisteuern.

Gesundheit durch mehr oder weniger umfassende Veränderungen im Lebensstil - das ist seit vier Jahrzehnten das große Thema des Internisten. „Medizin konzentriert sich immer noch darauf, Schäden zu beheben, statt deren Ursachen zu bekämpfen", kritisiert er die Schulmedizin. „Wir müssen uns den Ursachen widmen." Wie Recht er doch hat.

Für den Stressabbau haben sich laut Dr. Ornish Meditation und Yoga bewährt. Mit dem ganzheitlichen Programm werden alle Symptome, wie erhöhter Blutdruck, Arteriosklerose, Angina Pectoris, Herzrhythmusstörungen, koronare Herzerkrankung, kuriert. Patienten, die danach leben, können sich damit tatsächlich selber heilen. Diese Lebensweise ist ein umfassendes Anti-Entzündungsprogramm. Sie hilft, auch andere Krankheiten zu verhüten wie: Gelenksbeschwerden, Osteoporose, Adipositas (krankhaftes Übergewicht), Diabetes Typ 2, Rheuma und Krebs.

Die Gründe für eine vegetarische Ernährungsweise sind vielfältig. Dr. Ornish schreibt: „Fleisch enthält viel Eisen, welches oxidativ wirkt - das heißt, es wandelt Cholesterin in eine Form um, die sich leichter an den Arterienwänden festsetzt. Eisen begünstigt auch das Entstehen freier Radikale, die Krebsgeschwüre und eine abnorm schnelle Zellalterung verursachen können. Außerdem ist fleischhaltige Kost grundsätzlich meist arm an Antioxidantien, welche diesem Prozess entgegenwirken. Demgegenüber ist Pflanzenkost grundsätzlich arm an Oxidantien wie Eisen, dafür reich an Antioxidantien wie Betacarotin und den Vitaminen A, C und E.

Tierische Nahrungsmittel enthalten auch so gut wie keine Ballaststoffe, pflanzliche Lebensmittel hingegen sehr viel.

In den letzten Jahren konnte die Wissenschaft neue Klassen chemischer Stoffe analysieren und dokumentieren. Sie tragen dazu bei, Krankheiten zu verhindern und den Alterungsprozess zu verlangsamen: Bioflavonoide, Carotinoide, Phytochemikalien und weitere Stoffe. Sie sind in pflanzlichen Lebensmitteln in relativ großen Mengen enthalten, in tierischen jedoch kaum. Es gibt immer mehr Gründe, sich vegetarisch zu ernähren!"

Dean Ornish wurde 1996 von der *Deutschen Gesellschaft für Prävention von kardiovaskulären Erkrankungen* mit einem Ehrenpreis bedacht. Das heißt, auch hierzulande wird sein Therapiekonzept in Fachkreisen geschätzt.

Heute gilt das wissenschaftliche Interesse von Dean Ornish dem Zusammenhang von Lebensstil und Genen. Epigenetik wird dieser relativ neue Wissenschaftszweig genannt. Der Biologe Bruce Lipton ist führend auf diesem Gebiet. Die Forschungen der Epigenetiker sind äußerst spannend. Sie zeigen, dass wir nicht Sklaven unserer Gene sind. Gene werden ein- oder ausgeschaltet. Gesünderes Verhalten, eine bessere Ernährung und positive Gedanken können Krankmacher-Gene ausschalten und dafür schützende Gene in Aktion bringen.

Dean Ornish sagt: *„Wir haben in unseren Studien Veränderungen an 500 Genen entdeckt."* Auch das Altern zögern gesunde Verhaltensmuster hinaus: Sie vermehren das Enzym Telomerase, das eine zentrale Rolle für die Zellalterung spielt. *„30 Prozent mehr Telomerase schon nach drei Monaten gesünderen Verhaltens"*, sagt der Kardiologe. Na, wenn das kein Anreiz ist, seine Lebensweise zu verändern!

In Deutschland gibt es einen Verein, der Kurse zu dem Programm von Dr. Ornish anbietet.

Unter: www.herzgesund-leben.de finden Sie mehr Informationen.

Tipps für eine herzgesunde Ernährung

- Generell mehr Gemüse, Salate und Kräuter essen. Diese Lebensmittel haben eine geringe Energie – und hohe Vitalstoffdichte. Das ist ideal für Menschen, die wenig körperlich arbeiten.

- Über-, aber auch Untergewicht sollte vermieden werden.

- Hochwertige, native Öle verwenden, die reich an Omega-3-Fetten sind

- Sehr sparsam Öle verwenden, die viele Omega-6-Fette enthalten
  (z. B. Sonnenblumen-, Raps-, Soja-, Distel- und Kürbiskernöl)

- Den Fleischkonsum reduzieren.

- Zum Kochen, Braten, Frittieren nur Kokosöl verwenden

- Meiden Sie Transfettsäuren

- Weniger Kohlenhydrate essen

- Den pflanzlichen Eiweißanteil in der Ernährung erhöhen. Das ist auch für Vegetarier und Veganer möglich mit: Quinoa, Linsen, Kichererbsen, Nüssen, Hanfsamen und fermentierten Sojaprodukten.

- Trinken Sie Alkohol nur in Maßen. Männer maximal ½ Liter Bier oder ¼ Liter Wein pro Tag. Frauen sollten wegen der geringeren Entgiftungskapazität der Leber nur die Hälfte trinken.

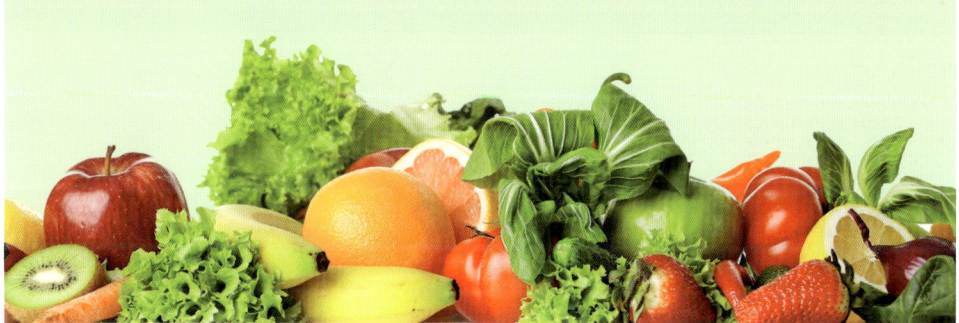

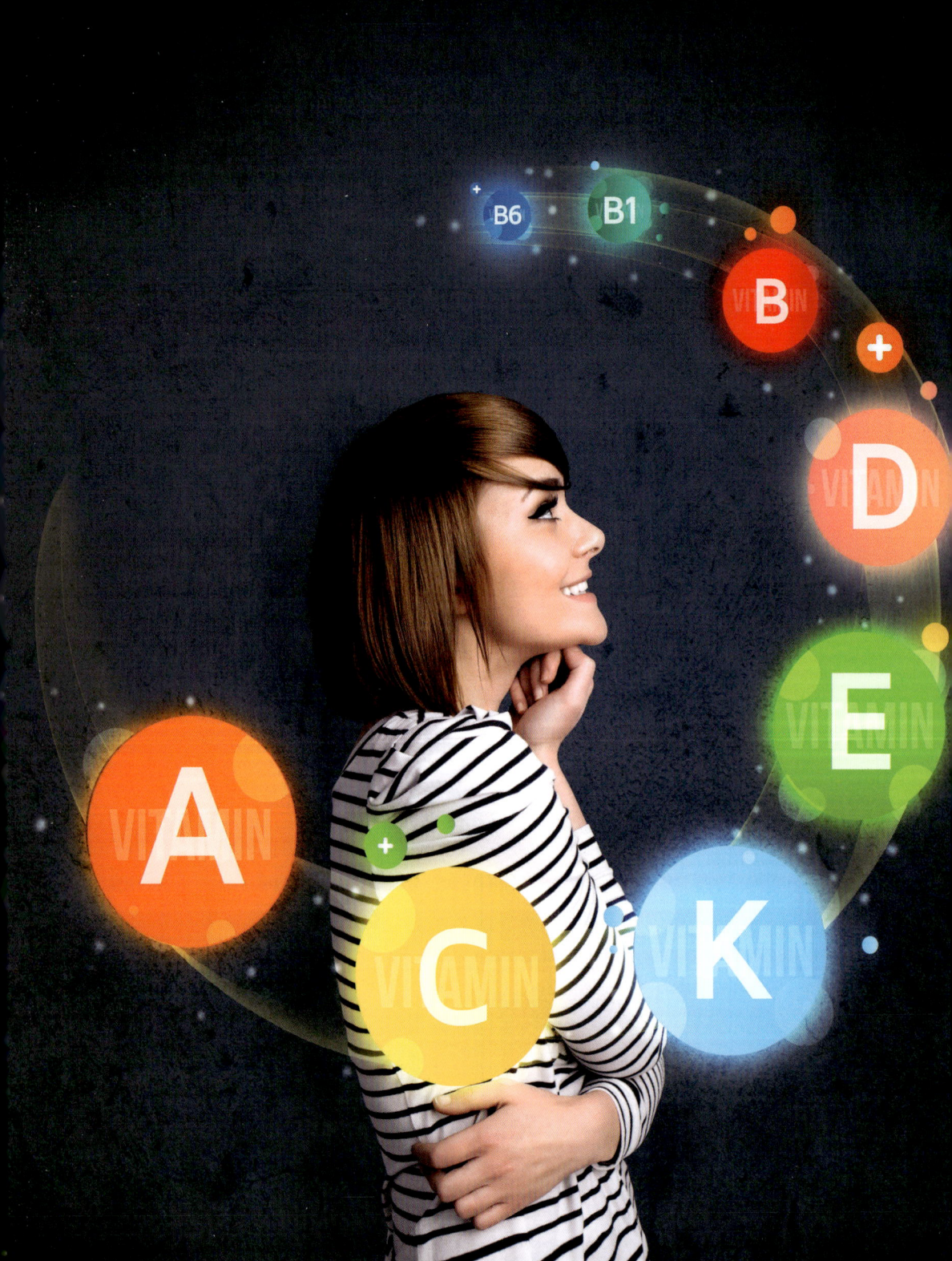

Vitalstoffe für Ihr Herz

Zu den Vitalstoffen zählt man Vitamine, Mineralstoffe, Spurenelemente, Coenzyme und sekundäre Pflanzenstoffe. Manchmal werden sie auch als Mikronährstoffe bezeichnet. Etliche haben einen sehr positiven Einfluss auf unsere Herzgesundheit. Mehr noch – viele Stoffe, die in diesem Kapitel vorgestellt werden, sind essentiell, also lebensnotwendig für die Funktion des Herzens.

Die Ergänzung mit diesen Stoffen bringen oft erhebliche Verbesserungen für Herzpatienten. Solange sie sich an die in diesem Buch empfohlenen Dosierungen halten, sind die Mikronährstoffe völlig unbedenklich. Vitamine, Mineralstoffe, Spurenelemente und Aminosäuren sind ja Bestandteil unserer Ernährung. Nur bekommen wir von etlichen Vitalstoffen bei der durchschnittlichen Kost zu wenig davon.

Coenzym Q10 – das Herzvitamin

Coenzym Q10 hat für die Vitalität des Herzens eine herausragende Bedeutung. Daher möchte ich diesem Mikronährstoff ein ausführliches Kapitel widmen.

Q10 ähnelt von seiner chemischen Struktur den Vitaminen E und K. Per Definition sind Vitamine Stoffe, die unser Körper nicht selbst herstellen kann. Somit gehört Q10 streng genommen nicht in diese Kategorie, obwohl dieser Vitalstoff oft als „Herzvitamin" bezeichnet wird. In unserer chemischen Fabrik namens „Leber" kann Coenzym Q10 synthetisiert werden. Dazu benötigt der Körper die Aminosäuren Phenylalanin, Tyrosin, Methionin und die Vitamine B_3, B_5, B_6, B_9 und B_{12}.

Die Fähigkeit der körpereigenen Produktion lässt jedoch bereits nach dem zwanzigsten Lebensjahr nach. Ist das vielleicht auch der Grund, warum unsere Leistungsfähigkeit mit zunehmendem Alter abnimmt?

Der Vitalstoff für mehr Energie

Q10 wird auch als Ubichinon bezeichnet. Die aktive Form nennt man Ubiquinol. Diese Begriffe sind vom lateinischen Wort „ubique" abgeleitet. Das steht für „überall"! Q10 kommt in jeder Zelle vor, in einem hohen Maße in Organen mit einem hohen Energieumsatz. Womit wir wieder beim Herzen sind.

Die nachfolgende Tabelle zeigt die Q10-Konzentration in den einzelnen Organen:

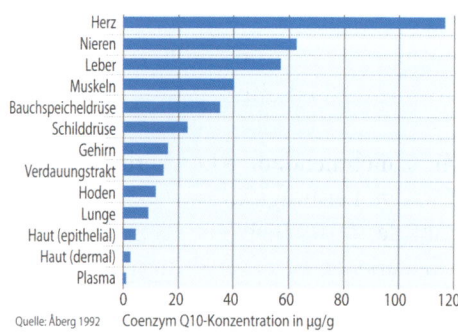

Quelle: Åberg 1992 — Coenzym Q10-Konzentration in µg/g

Warum kommt Q10 in jeder Zelle vor? Könnte es sein, dass Ubiquinol in allen Zellen gebraucht wird? Wenn ja – warum? Mitte der Fünfzigerjahre entdeckten amerikanische Wissenschaftler die Substanz Q10 in Rinderherzen. Sie erkannten auch, dass diese eine entscheidende Rolle bei der Energieproduktion in den Zellen hat. Dem britischen Biochemiker Prof. Dr. Peter Mitchell gelang es dann, den genauen Wirkmechanismus zu entschlüsseln. Dafür wurde er 1978 mit dem Nobelpreis für Chemie geehrt. Q10 hat eine lebenswichtige Funktion bei der sauerstoffabhängigen Energieproduktion in den Mitochondrien. Ohne Q10 gibt es keine Energie und kein Leben.

Prof. Dr. Emile Blitznakow sagt in diesem Zusammenhang: „Berauben Sie die Mitochondrien des Q10, ist die Zelle so potent wie ein 4-Zylinder ohne Zündkerzen. Die Maschine ist tot und springt nicht an. Q10 ist unerlässlich für eine gesunde Herzfunktion. Es sorgt für 95 Prozent unserer gesamten Körperenergie. Bei 25 Prozent Q10-Defizit beginnt eine empfindliche Störung vieler Körperfunktionen. Wir werden krank. Ab 75 Prozent Q10-Defizit ist unser Leben in Gefahr."

Q10 zur Prävention und Behandlung von Herzkrankheiten

Mit zunehmendem Alter verliert unser Herz an Leistungsfähigkeit. Gleichzeitig sinkt der Q10-Spiegel in allen Geweben. Am stärksten ist die Reduzierung in den Herzmuskelzellen. Bereits im Alter von 40 Jahren hat das Herz bereits 32 Prozent seines Q10-Gehaltes gegenüber dem eines 20-Jährigen verloren. Im Alter von 80 Jahren sind es dann rund 60 Prozent weniger Ubiquinol, wie die nachfolgende Grafik zeigt:

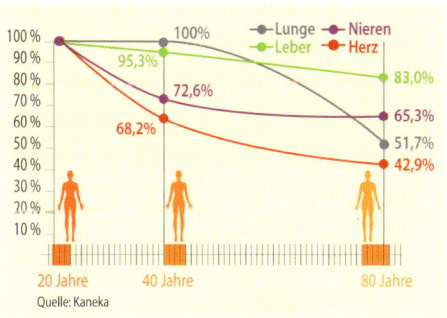

Die Energieproduktion in den Herzmuskelzellen sinkt stark ab. Das ganze Herz-Kreislauf-System wird geschwächt. Die gute Nachricht: Mit der Ergänzung von Q10 kann man diesen Prozess hinauszögern. Zum Thema Coenzym Q10 und Herzgesundheit gibt es viele Studien. In einer umfassenden Forschungsarbeit konnte sogar nachgewiesen werden, dass Q10 in seiner aktiven Form (Ubiquinol) die Sterberate von Patienten mit schwerer Herzinsuffizienz (NYHA III und IV) fast um die Hälfte senken kann. An 17 internationalen Herzzentren hatten insgesamt 420 sehr schwer herzkranke Patienten entweder Q10 oder ein Placebo erhalten. Nach zwei Behandlungsjahren waren in der Q10-Gruppe nur halb so viele Patienten verstorben wie in der unbehandelten Kontrollgruppe.

Prof. S.A. Mortensen stellte auf den Q10-Kongressen in Ancona und Boston eine Metaanalyse vor. Diese umfasste neuen Studien an insgesamt mehr als 1.000 Patienten. Es zeigte sich bei den Teilnehmern eine deutliche Verbesserung der körperlichen Belastbarkeit und Lebensqualität. Die Daten zeigten klar und unmissverständlich, dass die meisten Patienten von der begleitenden Therapie mit Ubiquinol profitierten. Insbesondere kam es zu einer signifikanten Erhöhung von Schlagvolumen und Herzminutenvolumen.

Ich möchte Sie jetzt nicht mit der Aufzählung von unzähligen Studien mit Q10 langweilen. Das Spannende an diesen Studien ist jedoch, dass Ubiquinon und die aktive Form Ubiquinol offensichtlich **bei allen Herzerkrankungen wirksam** sind: Herzinsuffizienz, Angina Pectoris, akutem Myokardinfarkt, koronaren Herzerkrankungen, Hypertonie, Herzrhythmusstörungen, Arteriosklerose und so weiter. Allein in dem Zeitraum von den Jahren 2000 bis 2008 wurden durchschnittlich über 230 Studien pro Jahr veröffentlicht. Wenn Sie in der öffentlich zugänglichen medizinischen Datenbank PubMed den Suchbegriff „Q10" eingeben, finden Sie 2950 Einträge. (Stand 2014)

Zitate von Ärzten, die Q10 täglich in ihrer Praxis anwenden.

„Die verbesserte kardiale Funktion durch Q10 bestätigt die Hypothese, das Herzinsuffizienz zum Teil durch eine mitochondriale Dysfunktion und eine Energieverarmung gekennzeichnet ist. Diese kann durch eine Q10-Supplementierung korrigiert werden."

Dr. S. Mortensen

„Q10 ist ein absolut lebenswichtiger Bestandteil aller Muskeln, insbesondere des Herzmuskels, in dem es in höchster Konzentration vorkommt. Ohne Q10 keine Energiebildung für die Muskelfunktionen, ohne Q10 kein Leben. Mit 40-50 Jahren nimmt die Eigensynthese von Q10 im Körper ab und es kommt zu Herzinsuffizienzen. Kein Herzmittel kann den Mangel an Q10 ersetzen. Q10 muss dann ergänzt, d.h. täglich zusätzlich mit der Nahrung zugeführt werden, um die normale Pumpleistung des Herzens zu gewähren."

Prof. Dr. Fritz Zilliken

„Die Verabreichung von hohen Q10-Gaben hilft, den Elektronentransport in den Mitochondrien der Angina-Kranken reibungslos ablaufen zu lassen, so dass die Sauerstoffnutzung im Herzmuskel verbessert wird. Q10 wird daher als wirksam zur Verbesserung von Angina Pectoris betrachtet."

Dr. Josikazu Hiasa

„Der Vitalstoff Q10 erfüllt die Voraussetzungen, um als wirkungsvoller alternativer Blutdruckregler eingesetzt zu werden. Frei von den unerwünschten Nebenwirkungen anderer Medikamente."

Dr. Philip C. Richardson

„Q10 ist eines der interessantesten Nahrungsergänzungsmittel der letzten Jahre, welches in der (konventionellen) Medizin noch viel zu wenig Beachtung findet. Auch dort, wo es bereits eingesetzt wird – in vielen Naturheilpraxen und in der Selbstbehandlung – werden optimale Therapieerfolge oftmals nicht erreicht, weil mit falschen Dosierungen gearbeitet oder der Vorteil des Labormonitorings nicht genutzt wird. Bei den beschriebenen Indikationen lohnt es sich auf jeden Fall, Q10 in die Therapieerwägung mit einzubeziehen. Die Erfolge der Behandlung können so deutlich verbessert werden, manchmal sogar dramatisch."

Dr. med. Volker Schmiedel

„Unsere Ergebnisse unterstützen die Annahme, dass Q10 ein bedeutender risikovermindernder Faktor bei der Entwicklung der Arterienverkalkung ist."

Dr. Ronald Stocker

Q10 schützt unsere Zellen vor Oxidation

Das vorangegangene Zitat von Dr. Stocker lässt erahnen, dass über die Rolle im Energiestoffwechsel hinaus Ubiquinon und Ubiquinol noch weitere wichtige Funktionen haben. Ein sehr großer Vorteil von Q10 ist, dass es fetthaltige Strukturen wie Zellmembranen vor Oxidation schützt. Da nicht nur jede Zelle für sich, sondern auch die Mitochondrien eine Membran haben, wirkt Q10 als fettlösliches Antioxidans auch an dieser wichtigen Stelle präventiv.

Darüber hinaus wird das Cholesterin vor dem „Ranzigwerden" geschützt. An dieser Stelle sei nochmals daran erinnert, dass Cholesterin an sich nicht schädlich ist. Erst wenn durch freie Radikale das LDL-Cholesterin oxidiert wird, steigt das Risiko für Gefäßverkalkung und andere Herz-Kreislauf-Erkrankungen.

Q10 hat noch einen weiteren großen Vorteil. Es arbeitet Hand in Hand mit anderen Antioxidantien. Ubiquinon und die aktive Form Ubiquinol regenerieren verbrauchtes Vitamin E. Auch oxidiertes Glutathion kann durch Q10 wieder regeneriert werden. Indirekt wird somit die Entgiftungsleistung des Körpers gesteigert.

Schützt Q10 vor Hautalterung?

Aufgrund seiner antioxidativen Eigenschaften ist Coenzym Q10 in vielen Kosmetika enthalten. In den meisten Anti-Aging-Produkten ist jedoch die Konzentration an Q10 zu gering, um einen deutlichen Effekt zu erzielen. Sie haben sicherlich mehr davon, wenn Sie täglich eine Kapsel mit 100 mg einnehmen. So ist jede Zelle geschützt und nicht nur die äußere Schicht der Haut. Zudem ist es auch noch preiswert. Eine Kapsel Q10 kostet ungefähr 40 Cent pro Tag. Das sollten uns ein gutes Hautbild und eine gute Herzfunktion wert sein.

Statine fördern Herzerkrankungen

Statine zur Cholesterinsenkung gehören zu den Medikamenten, die am häufigsten verschrieben werden. Im zweiten Kapitel wurde ausführlich darüber berichtet. Mit einem jährlichen Gesamtumsatz von etwa 25 Milliarden Euro waren Statine zumindest aus wirtschaftlicher Sicht die erfolgreichste Arzneimittelklasse der vergangenen 30 Jahre. Etwa 220 Millionen Menschen weltweit nehmen diese Medikamente ein, um sich vermeintlich vor Arteriosklerose zu schützen. Doch da gibt es ein großes Problem: Wenn Sie Statine einnehmen, dann sinkt mit dem Cholesterin auch der Q10-Spiegel im Blut. Das liegt daran, dass die körpereigene Synthese von Cholesterin und Q10 fast identisch ist.

Eine Nebenwirkung von Statinen sind negative Einflüsse auf muskuläre Funktionen. Hier sollten bei vernunftbegabten Menschen die Alarmglocken läuten. Das Herz ist ein Muskel! Man verschreibt Cholesterinsenker und schwächt damit gleichzeitig das Herz. Das soll mal einer verstehen.

Bereits 1994 berichten Studien über eine Abnahme der Coenzym-Q10-Konzentration im Serum unter einer Statin-Therapie.

Der Naturarzt Dr. Volker Schmiedel schreibt dazu: *„Möglicherweise lassen sich einige der zahlreichen Nebenwirkungen der Statine durch einen Q10-Mangel erklären und durch eine Q10-Gabe verhindern. Immerhin gibt es in Japan Kombinationspräparate, welche Statine und Q10 enthalten, was durchaus auch Sinn macht.*

Gerade bei einigen Herzkrankheiten liegt nicht selten ein Q10-Mangel vor. Deutsche Kardiologen sind leider noch nicht so weit und bestimmen fast nie den Q10-Spiegel ihrer Herzpatienten. Ich tue dies bei allen Patienten mit koronarer Herzkrankheit, Herzschwäche und solchen unter Statintherapie – und werde fast immer fündig."

Vitamin D₃ – stärkt das Herz und senkt den Blutdruck

Über Vitamin D sind in den vergangenen Jahren mehrere Bücher und viele Artikel in Zeitschriften veröffentlicht worden.

Mittlerweile weiß jeder, der an dem Thema „Gesundheit" interessiert ist, dass Vitamin D wichtig in der Prävention von Osteoporose, Diabetes, Krebs und anderen Zivilisationsleiden ist.

Was sich mittlerweile auch herumgesprochen hat, ist die Tatsache, dass rund 80 bis 90 Prozent der Bevölkerung mit Vitamin D unterversorgt sind.

Das ist vor allem auch in Bezug auf Herz-Kreislauf- Erkrankungen tragisch.

Der Ernährungswissenschaftler Prof. Dr. Nicolai Worm schreibt dazu in seinem Buch Heilkraft D:
*„Deutschland im Juni 2008: Eine Langzeitstudie an deutschen Bürgern deckt auf, dass man ein um bis zu **220 Prozent höheres Risiko für tödliche Herz-Kreislauf-Erkrankungen hat, wenn die Vitamin D-Spiegel sehr niedrig sind**.*

Im September und Oktober 2008 wird nachgelegt: Zwei weitere Auswertungen der gleichen Langzeitstudie. Die eine bringt zutage, dass bei niedrigem Vitamin D- Spiegel die Sterblichkeit durch Herzmuskelschwäche beziehungsweise Herzversagen und plötzlichem Herztod um 280 bis 500 Prozent erhöht ist. Diese sensationellen Ergebnisse wurden in führenden internationalen Medizinschriften veröffentlicht. Die Fachwelt horchte auf. Doch die deutschen Medien lagen im Tiefschlaf. Diese aufschreckenden Daten haben weder die breite Ärzteschaft, geschweige denn Ernährungsexperten oder gar die Verbraucher erreicht."

Warum Vitamin D für Herz und Gefäße so wichtig ist ...

Vitamine sind dadurch gekennzeichnet, dass unser Körper sie selbst nicht herstellen kann. Wir müssen Vitamine täglich mit der Nahrung zu uns nehmen. Genau genommen ist D₃ jedoch kein Vitamin, denn unser Körper kann es aus Cholesterin und dem UV-B-Anteil des Sonnenlichts selbst synthetisieren.

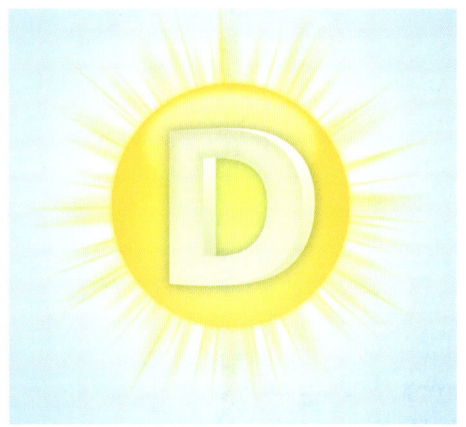

Spätestens an dieser Stelle wird klar: Cholesterin ist für uns wichtig und regelmäßige Sonnenbäder ebenfalls. Von Oktober bis April wird in unseren Breitengraden in der Haut kein Vitamin D gebildet. Selbst im Sommer sind viele mit Vitamin D unterversorgt, wie Studien zeigen.

Über viele Jahre wurde uns eingetrichtert, dass die Sonne ein gefährlicher Stern sei. „Auf keinen Fall ungeschützt in die Sonne", war die Devise der Massenmedien und Hautärzte. Sicherlich, einen Sonnenbrand sollte man vermeiden. Es entstehen dabei freie Radikale und die Haut wird nachhaltig geschädigt. Um die Vitamin D-Produktion der Haut anzuregen, genügen jedoch schon rund 10-20 Minuten in der Sonne zu baden. Dabei produziert Ihr Körper 10.000 bis 20.000 IE (internationale Einheiten) Vitamin D. Sonnencreme ab einem Lichtschutzfaktor von 14 verhindert die Vitamin D-Produktion in der Haut gänzlich. Das erklärt, warum selbst im Sommer die meisten Menschen ein Vitamin D_3-Defizit haben. Wenn wir Herz-Kreislauf-Erkrankungen verhindern möchten, müssen wir großen Wert auf die Gesundheit unserer Blutgefäße legen. Darauf kann man nicht oft genug hinweisen. Durch dauerhaften Bluthochdruck werden mit der Zeit die Arterien geschädigt. Sie verkalken und verlieren dadurch immer mehr an Elastizität. Dies wiederum erhöht den Gefäßwiderstand und der Blutdruck steigt noch mehr. Das bildet die Basis für die gefürchtete Arteriosklerose.

Der Fachliteratur nach haben 37 Gewebearten Rezeptoren für Vitamin D. Das bedeutet, dass diese Organe Vitamin D benötigen, um richtig zu funktionieren. Dazu gehören unter anderem: Nieren, Leber, Nerven, Haut, Brustdrüsen, Eierstöcke, Prostata, Dünn- und Dickdarm und Muskeln. Was ist unser Herz? Ein Geflecht aus Muskelfasern!

Vitamin D_3 greift auch in den Calciumstoffwechsel der Endothelzellen ein. Dadurch wird die Elastizität der Gefäßwand gefördert. Damit nicht genug: Die Wirkung des gefäßverengenden Hormons Angiotensin wird gehemmt, die Entzündungsneigung wird reduziert, die vorschnelle Blutgerinnung gestoppt und die unkontrollierte Zellwucherung in den Gefäßen wird eingedämmt, allesamt Faktoren, die Arteriosklerose begünstigen. Spätestens an dieser Stelle sollte klar sein, dass Vitamin D_3 für unsere Herzgesundheit enorm wichtig ist.

In südlichen Ländern leiden die Menschen signifikant weniger an Bluthochdruck. Auch Herzinfarkte und Schlaganfälle sind seltener. Das mag zum Teil an deren

Laissez-faire-Einstellung und an der mediterranen Kost liegen. Der Hauptgrund ist jedoch mit Sicherheit die bessere Vitamin-D-Versorgung. Die Epidemiologie spricht eine klare Sprache: Je weiter die Menschen vom Äquator entfernt leben, desto mehr leiden sie an Bluthochdruck.

An der Charité (Universität Berlin) wurde der positive Einfluss von Vitamin D auf die Senkung des Blutdrucks ebenfalls bestätigt. Der Vitamin-D-Forscher Michael Holick führte die Studie mit einer Ärztegruppe durch. Dabei hatte man Probanden dreimal pro Woche auf eine Sonnenbank mit UV-B-Strahlung gelegt. In dieser Zeit stieg der Vitamin-D-Spiegel im Blut um 162 Prozent an. Gleichzeitig sank der systolische und der diastolische Blutdruck um jeweils 6 mmHg. Das ist nebenbei bemerkt eine Größenordnung, die üblicherweise durch Medikamente erreicht wird.

Die Studie war so konzipiert, dass eine Kontrollgruppe auf einer optisch völlig identischen Sonnenbank lag, die allerdings nur UV-A-Licht abstrahlte. In dieser Gruppe stieg aber weder der Vitamin-D-Spiegel, noch sank der Blutdruck.

Prof. Worm führt in seinem Standardwerk über die Heilkraft von Vitamin D noch viele weitere Studien an, die die Bedeutung des Sonnenvitamins unter Beweis stellen. Darunter eine mit 13.000 Teilnehmern aus den USA. Auch hier das gleiche Resultat: Je höher der Vitamin-D-Spiegel, desto niedriger der Blutdruck.

Nehmen wir an, Sie sitzen den ganzen Tag im Büro. Von Nahrungsergänzungsmitteln halten Sie auch nicht viel. Ihr Vitamin-D-Spiegel liegt dann mit großer Wahrscheinlichkeit in einem Bereich von 15µg/ml oder weniger. Ihr gesundheitsbewusster Nachbar ist im Sommer viel draußen und im Winter nimmt er täglich D_3-Tropfen ein. Er hat dann sicherlich Werte über 30 µg/ml oder mehr. Die methodisch besten Langzeitstudien zeigen klar: Ihr Risiko einen Bluthochdruck zu entwickeln, steigt gegenüber Ihrem Nachbarn um 600 Prozent.

Es macht also durchaus Sinn, das ganze Jahr über auf eine gute D_3-Versorgung zu achten. Im Sommer kostet Sie das nur die Zeit von 10 bis 20 Minuten unbekleidet in der Sonne zu baden. Im Winter empfiehlt sich die Einnahme von Tropfen, da D_3 kaum in Lebensmitteln vorhanden ist. Vor der Einnahme ist eine Blutuntersuchung auf den 25 OH-Wert empfehlenswert. So wissen sie, wie ausgeprägt der Mangel bei Ihnen ist. Der Test kostet rund 22,- Euro.

Vitamin D ist fettlöslich, daher sollten Sie die flüssige Form mit einem Ölanteil bevorzugen. Die Firma Quintessence Naturprodukte hat ein solch hochwertiges D_3 im Sortiment. Ein Tropfen enthält 1.000 IE und ist daher leicht zu dosieren. Ein Tropfen entspricht der empfohlenen Tagesverzehrmenge und kostet nur rund 6 Cent. Experten empfehlen jedoch auch im Winter rund 10.000 IE, was im Sommer locker durch 20 Minuten Sonnenbaden in Ihrer Haut produziert wird.

Vitamin E – hält Blutgefäße gesund

Vitamin E ist ein Sammelbegriff für eine Gruppe von acht verschiedenen Vitaminen. Man bezeichnet diese auch als Tocopherole und Tocotrienole.

Zu beiden Gruppen gibt es jeweils eine alpha-, beta-, gamma- und delta-Form. Die biologische Aktivität der natürlichen Formen von Vitamin E ist zwei- bis dreimal höher, als die von synthetischem dl-alpha-tocopherol.

Auf Grund neuerer Studien hat sich gezeigt, dass es wichtig ist, täglich die verschiedenen Tocopherole und Tocotrienole mit der Ernährung aufzunehmen.

Vielleicht haben Sie schon von Studien gehört oder gelesen, wonach Vitamin E keine präventive Wirkung hat. Schaut man sich diese fragwürdigen Forschungen genauer an, dann erkennt man, dass dort das wenig wirksame, synthetische dl-alpha-Tocophenol verwendet wurde.

Als gesichert gilt es, dass Vitamin E ein wichtiges Antioxidans ist. Es ist sogar der wichtigste lipophile (fettlösliche) Radikalfänger in unserem Körper.

Wie mehrfach erwähnt ist Cholesterin an sich kein Problem. Erst wenn das „böse" LDL (=Low Density Lipoprotein) – Cholesterin oxidiert, gibt es Ablagerungen in den Gefäßwänden. Mit einer guten Vitamin E Versorgung lässt sich diese Gefahr bannen, weil dann freie Radikale unschädlich gemacht werden.

Verbrauchtes, oxidiertes Vitamin E kann selbst zum freien Radikal werden. Tocopherole sollten daher stets mit Vitamin C kombiniert werden, damit Vitamin E wieder „gebrauchsfertig" gemacht werden kann. In unserem Körper gibt es viele solcher Recycling-Prozesse. Man sieht daran erneut, dass wir ein ganzes Orchester von Antioxidantien benötigen, und nicht nur jemanden, der die erste Geige spielt.

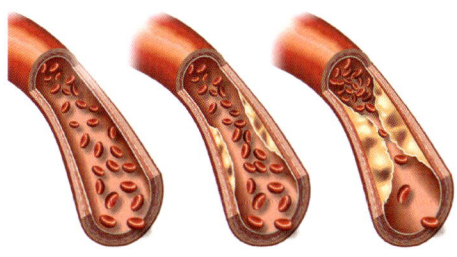

Studienergebnisse dokumentieren, dass Vitamin E in eine Arteriosklerose-Entwicklung vorbeugend eingreift, indem die Gewebewucherung (Proliferation) in den glatten Gefäßmuskelzellen weitgehend unterbunden wird. Auch die Thrombozyten-Aggregation (Verklumpung der Blutplättchen) wird verringert. Obwohl Vitamin E auf natürliche Weise das Blut fließfähig hält, erhöht es das Blutungsrisiko beim Menschen nicht. Von Medikamenten, die aus Cumarin-Derivaten bestehen, kann man das leider nicht behaupten.

Der Forscher Stephens hat bereits im Jahr 1996 in der anerkannten Medizinfachzeitschrift Lancet eine bemerkenswerte Studie publiziert. Seine klinische Untersuchung zeigte, dass nach Gabe von 400-800 IE/Tag **Vitamin E** über einen Zeitraum von 1,5 Jahren das **Risiko für einen nicht tödlichen Herzinfarkt um 77 Prozent gesenkt werden konnte.**

Prof. Dr. Henning Schröder vom Institut für Pharmakologie und Toxikologie der Martin-Luther-Universität in Halle sagt dazu: *„Wichtig ist die langfristige Einnahme von Vitamin E, da die herz- und gefäßschützende Wirkung erst nach einer Dauer von mehr als einem Jahr erwartet werden kann".*

Vitamin E in Lebensmitteln

Laut Dr. Burgerstein nehmen viele Menschen nicht genügend Vitamin E mit der Nahrung zu sich. Durch die Verarbeitung von Lebensmitteln wird es weitgehend zerstört und eliminiert. So geht zum Beispiel fast das gesamte Vitamin E verloren, wenn Vollkorn zu Weißmehl verarbeitet wird.

Auch Ölsaaten weisen von Natur aus einen relativ hohen Vitamin E-Anteil auf. Das ist ja auch logisch, denn das Fett muss ja vor Oxidation geschützt werden. Das trifft vor allem auf die mehrfach ungesättigten Fettsäuren zu. Experten wie Dr. Udo Erasmus reichern daher Öle, die reich an Omega-3-Fettsäuren sind, mit Tocopherolen an.

Nüsse und Weizenkeime weisen verhältnismäßig hohe Werte an Vitamin E auf. Spitzenreiter, was den natürlichen Gehalt betrifft, ist das rote Palmöl (Red Palm). Es enthält alle acht Arten von Tocopherolen und Tocotrienolen, was in der Natur einzigartig ist.

Vitamin B3 – senkt Ihre Blutfette wirkungsvoll

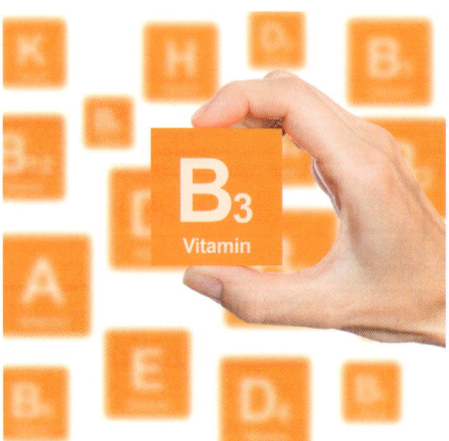

Vitamin B3 ist auch unter dem Begriff Niacin geläufig. Es spielt eine Rolle im Energiestoffwechsel, bei der Blutzuckerregulierung und im Cholesterinstoffwechsel. Auch für unser Nervensystem ist B3 wichtig. Ängste, Gereiztheit, Schlafstörungen, Depressionen und Psychosen können mit einem Mangel an diesem Nervenvitamin zusammenhängen. Niacin ist nötig für die Funktion von über 200 Enzymen im Körper. Auch wenn es darum geht Blutfettwerte zu verbessern, wirkt B3 hervorragend, sogar besser als Statine. Daher empfiehlt auch die „American Heart Association" die Einnahme von Niacin bei hohen Blutfettwerten.

> **Ergebnisse amerikanischer Langzeitstudien mit Vitamin B$_3$**
>
> - Die Triglyzeride, die sogenannten Transportfette, werden um 30 bis 50 Prozent gesenkt.
> - Das „schlechte" LDL-Cholesterin wird um 23 Prozent gesenkt.
> - Das „gute" HDL wird im Gegenzug um 33 Prozent angehoben.
> - Lipoprotein A wird durch Niacin um 33 Prozent gesenkt. Es ist einer der Hauptrisikofaktoren für Herzinfarkt.
>
> Die Studienteilnehmer bekamen dreimal pro Tag 600 mg Vitamin B$_3$.

Therapeutische Dosen von über 500 mg verbreitern die Kapillargefäße. Das kann Kribbeln und eine Rötung der Haut verursachen. Für rund eine halbe Stunde sehen Sie aus, als hätten Sie einen Sonnenbrand. Das braucht Sie jedoch nicht zu beunruhigen, denn diese Reaktion, die auch „Flush" genannt wird, geht relativ schnell vorbei. Am besten nehmen Sie Niacin nach dem Essen. Dann ist die Hautrötung schwächer.

Dr. Burgenstein empfiehlt Niacin zusammen mit einem Vitamin B-Komplex einzunehmen, wenn die Dosis des Niacins 1 bis 3 g/Tag übersteigt. Dr. Spitzbart rät: *„Sprechen Sie mit Ihrem Arzt über diese Therapieform. Es kann sein, dass er skeptisch auf B$_3$ als Blutfettsenker reagiert. Weisen Sie ihn dann auf die Studienergebnisse, unter anderem auf die Nurses Health Study, hin. Betonen Sie ruhig, dass Sie diese Therapie unbedingt machen wollen und sich zur Not an einen anderen Arzt wenden würden."*

Die Nebenwirkungen von pharmazeutischen Blutfettsenkern (Statinen) sind ja nicht ganz ohne, wie im Kapitel *Die Cholesterin-Hysterie* beschrieben.

Der Mensch bringt sein Haar täglich in Ordnung, warum nicht sein Herz?

Chinesisches Sprichwort

Vitamin K$_2$ – verhindert Verkalkung

Kennen Sie Vitamin K$_2$? - Es wird auch „das vergessene Vitamin" genannt. Vitamin K$_1$ hat bekanntlich eine wichtige Funktion für die Blutgerinnung. K$_2$ hat eine ganz andere Aufgabe. Es sorgt dafür, das Kalzium in den Knochen und nicht in den Arterien abgelagert wird. Es ist daher ein essentieller Schutzfaktor vor Osteoporose und vor Gefäßverkalkung. Arteriosklerose ist – man kann es gar nicht oft genug erwähnen – der Hauptrisikofaktor für Herzinfarkt und Schlaganfall.

Wenn Sie eine Frau um die 50 oder älter sind, dann raten Mediziner meist zu einem erhöhten Verzehr von Milchprodukten und zu Kalziumpräparaten. Das soll vor Osteoporose schützen. Doch Menschen, die täglich Kalziumpräparate einnehmen und viele Milchprodukte konsumieren, haben ein erhöhtes Risiko, an Arteriosklerose zu erkranken. Somit steigt das Herzinfarkt- und Schlaganfallrisiko signifikant. Das sollte den Medizinern eigentlich bekannt sein. Im renommierten *British Medical Journal* wurde im Jahr 2010 eine Metaanalyse veröffentlicht - eine Zusammenfassung mehrerer Studien – in der die Forscher zu dem Ergebnis kamen, dass die Supplementierung mit Kalzium assoziiert ist mit einem höheren Infarktrisiko.

Ganz neu war diese Erkenntnis nicht. Im November 2004 wurden die Ergebnisse der sogenannten *Rotterdam-Studie* bekannt. Hierbei wurden die Essgewohnheiten von 4.807 Teilnehmern über einen Zeitraum von sieben bis zehn Jahren ausgewertet. Hatten die Studienteilnehmer K$_2$ in ihrer Ernährung, sank eindeutig die Rate der Herz-Kreislauf-Erkrankungen.

Warum ist das so? Kalzium lagert sich unkontrolliert in Geweben ab, im schlimmsten Fall in unseren Blutgefäßen. Man kann es mit einem Auto ohne Lenkrad vergleichen. Vitamin K$_2$ aktiviert die Eiweißstoffe Osteocalcin und MGP. Das Erstere lagert Kalzium in den Knochen ein und das Matrix Gla-Protein verscheucht das Kalzium aus den Arterien. K$_2$ ist somit das Lenkrad. Es bringt den Mineralstoff dorthin, wo er gebraucht wird.

Josef Pies, Autor eines Buches über K$_2$, schreibt in diesem Zusammenhang: *„Es nützt gar nichts, dem Körper nur Kalzium zuzuführen, ohne gleichzeitig diese beiden Proteine Osteocalcin und MGP zu aktivieren. Sie wachen darüber, dass der Kalziumeinbau an der richtigen Stelle erfolgt. Mangelt es an Vitamin K$_2$, bleiben Osteocalcin und MGP weitgehend inaktiv und Kalzium, irrt gewissermaßen unbeaufsichtigt im Körper umher und wird ungesteuert an falschen Orten eingelagert."*

Eine weitere erfreuliche Nachricht ist, dass durch die Zufuhr von Vitamin K$_2$ bereits schon bestehende Kalkablagerungen in den Gefäßen zum Teil wieder aufgelöst werden können. Es gibt nur wenige Naturstoffe, die dazu in der Lage sind. Selbstverständlich geht das nicht von heute auf morgen.

In welchen Nahrungsmitteln ist K$_2$ enthalten?

Der Bedarf an Vitamin K$_1$ ist recht einfach zu decken. Es ist rein pflanzlichen Ursprungs. Das heißt, Sie müssen nur regelmäßig Grünzeug essen. Gute Lieferanten sind grüne, chlorophyllhaltige Pflanzen wie Salate, Blattgemüse, Grünkohl, Brokkoli und Petersilie. Insbesondere die Blätter von Rote Bete haben einen hohen Vitamin K$_1$-Gehalt. Doch auch Schnittlauch, Avocado, gute Pflanzenöle, Zwiebel und Knoblauch versorgen uns mit dieser Substanz, ebenso grüne Smoothies und Grassäfte. Vitamin K$_1$ muss über die Nahrung regelmäßig zugeführt werden.

Ein Mangel macht sich in Form von Blutungen bemerkbar, kommt jedoch sehr selten vor. Im Gegensatz dazu ist Vitamin K$_2$ nicht pflanzlichen Ursprungs, sondern wird von Mikroorganismen der Darmflora gebildet. Wir finden es im Lebensmittelbereich in nennenswerten Mengen nur in fermentierten Produkten.

Die Japaner verwenden in manchen Regionen ein fermentiertes Sojaprodukt, das Natto genannt wird. Es ist für unseren Geschmack sehr gewöhnungsbedürftig. Dort, wo Natto jedoch traditionell gegessen wird, sind Osteoporose, Herzinfarkt und Schlaganfall nahezu unbekannt. In der westlichen Welt kommt ein Defizit an K$_2$ weitaus öfter vor, als man vermuten könnte, insbesondere bei älteren Menschen.

Josef Pies, Kenner der Materie, ist der Überzeugung, dass ein chronischer K$_2$-Mangel sehr weit verbreitet ist. Leider bemerkt man im Vorfeld keinerlei Symptome. Sie spüren es ja nicht, wenn Ihre Arterien innerlich verkalken.

Gehalt an Vitamin K$_2$

Lebensmittel	MK-7
Butter	<1
Hartkäse	1
Weichkäse	1
Geflügel (Huhn)	<1
Roastbeef	<1
Eigelb	<1
Rinderleber	3
Natto	998

Gehalt (Mikrogramm pro 100 Gramm) Vitamin K$_2$ (Menachinon 7) in einigen ausgewählten Lebensmitteln (nach Suttie 2009).

Vitamin K$_2$ sinnvoll ergänzen

Professor Vermeer von der Universität Maastricht empfiehlt Menschen über 50 Jahren eine tägliche Vitamin-K$_2$-Zufuhr von 100 Mikrogramm. Wollten Sie den Bedarf mit Käse oder Fleisch decken, müssten Sie davon 10 Kilogramm am Tag essen. Das ist absurd. Hier macht ein Nahrungsergänzungsmittel Sinn. Da es von K$_2$ jedoch verschiedene Formen gibt, sollten Sie immer darauf achten, dass es die biologisch aktivste Form MK-7 ist. Besteht jedoch ein familiäres Herz-Kreislaufrisiko, sollten sogar 200 Mikrogramm eingenommen werden.

Es ist gut zu wissen, dass auch höhere Dosierungen von Vitamin K_2 keine Nebenwirkungen zeigen. Josef Pies rät jedoch Menschen, die Gerinnungshemmer (Vitamin-K-Antagonisten), wie zum Beispiel Marcumar, einnehmen, auf eine hohe Zufuhr Vitamin K_1 über Lebens- oder Nahrungsergänzungsmittel zu verzichten. Geringe Dosen von K_2 sind jedoch durchaus empfehlenswert.

Laut Studien ist die Zufuhr von K_2 bis zu einer Dosierung von bis zu 45 Mikrogramm pro Tag für diese Patientengruppe sicher (ca. 1-2 Tropfen pro Tag).

Menschen, die Gerinnungshemmer wie Marcumar auf Cumarinbasis nehmen, sollten also nicht auf K_2 verzichten. In einer Studie bei Cumarin-Langzeitnutzern mittleren Alters und einer entsprechenden Kontrollgruppe wurde bewiesen, dass eine dauerhafte Cumarintherapie mit verstärkter Gefäßverkalkung in Verbindung steht. Ein bis zwei Tropfen K_2 täglich kann das verhindern.

Magnesium – das Mineral der Entspannung

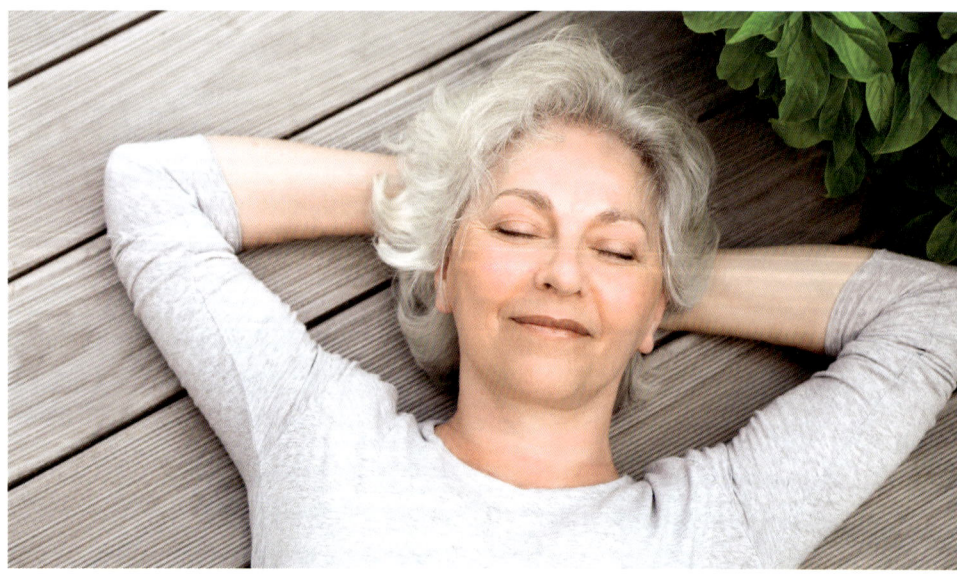

Ein Magnesiummangel kann zu Bluthochdruck und Herzrhythmusstörungen führen. Auch für die Prävention und begleitende Therapie von Angina Pectoris, Herzinfarkt und Schlaganfall ist Magnesium geeignet. Grund genug, um sich mit diesem wichtigen Mineralstoff zu beschäftigen.

Zuweilen wird Magnesium auch als „Meistermineral" bezeichnet, denn es ist an über 300 verschiedenen Enzymen beteiligt. Ein Mangel kann daher logischerweise viele verschiedene Symptome hervorrufen.

Es gibt fünf Bereiche, für die Magnesium essentiell wichtig ist: Herztätigkeit, Energiestoffwechsel, Zellmembran, Nervensystem sowie Knochen und Zähne. Insgesamt sind in unserem Organismus rund 20 bis 30 Gramm gespeichert. Etwa 60 Prozent davon findet man in den Knochen. Magnesium ist immer dort anzutreffen, wo auch Kalzium benötigt wird. Die beiden bezeichnet man als Gegenspieler oder Antagonisten.

Auf zellulärer Ebene bewirkt Magnesium eine Stabilisierung von Zellmembranen. Dadurch wird eine überhöhte Freisetzung von Stresshormonen verhindert. Besonders am Herzmuskel verhindert Magnesium einen überschießenden Kalziumeinstrom in die Zelle. Magnesium ist sozusagen ein natürlicher Kalzium-Antagonist. Das bewahrt die Herzmuskelzellen vor Stress. Gleichzeitig wird der kardiale Sauerstoffverbrauch gesenkt und Herzrhythmusstörungen vorgebeugt. Der Wirkungsgrad von Magnesium ist dabei durchaus mit jenem von synthetischen Kalziumantagonisten vergleichbar.

Auf der einen Seite bewirkt Magnesium, dass wir uns ruhiger und entspannter fühlen, aber gleichzeitig wird unser Energiehaushalt verbessert. Magnesium stimuliert die Insulinrezeptoren der Muskelzellen, also auch der Herzmuskelzellen. Dadurch wird der Glucoseeinstrom in die Zellen gesteigert. Innerhalb der Mitochondrien fördert Magnesium im Rahmen der Atmungskette die Bildung von ATP. Somit verbessert Magnesium ebenso wie Coenzym Q10 die Leistungsfähigkeit jeder Körperzellen.

Der Stoffwechsel von Magnesium muss auch immer im Zusammenhang mit jenem des Kaliums gesehen werden.

Das Enzym Natrium/Kalium-ATPase ist magnesiumabhängig. Es reguliert die Na+/K+-Ionenpumpe. Nur wenn wir ausreichend mit Magnesium versorgt sind, ist die Ionenpumpe in der Lage, Natrium aus und Kalium in die Zelle zu pumpen. Auf diese Weise kann das Ruhepotential der Herzmuskelzellen stabilisiert werden.

Ein Magnesiummangel kann in der Folge intrazellulär zu einem Kaliummangel führen. Bei der Einnahme von bestimmten Herzmedikamenten ist dies besonders zu beachten. Digitalis-Präparate fördern häufig einen Kalium-Mangel in der Zelle. Patienten mit Herzinsuffizienz bekommen häufig wassertreibende Diuretika verordnet. Diese fördern sowohl die Magnesium- als auch die Kaliumausscheidung. Beides muss dann wieder ergänzt werden.

Ein Magnesiummangel ist in unseren Regionen sehr häufig. Stress, Alkoholkonsum und Ausdauersport führt zu einem erhöhten Verbrauch. Schlechte Ernährung und Resorptionsstörungen können das Problem noch verschärfen. Anhand des folgenden Fragebogens können Sie selbst einschätzen, ob Ihnen Magnesium fehlt.

Fehlt Ihnen Magnesium?

Testen Sie durch die Beantwortung folgender Fragen, ob Sie ausreichend mit Magnesium versorgt sind.

	ja	nein
Meine Nacken- und Rücken-Muskeln sind zeitweise verspannt.	☐	☐
Manchmal wache ich nachts wegen sehr schmerzhafter Wadenkrämpfe auf.	☐	☐
Zeitweise habe ich unangenehmes Augenlidzucken oder Zucken der Gesichtsmuskeln.	☐	☐
Ich habe oft kalte Füße und Finger.	☐	☐
Ich bin oft nervös und innerlich unruhig.	☐	☐
Häufig kann ich meine Beine nicht stillhalten.	☐	☐
Ich fühle mich häufig gestresst.	☐	☐
Sehr oft bin ich müde und abgespannt.	☐	☐
Zeitweise bin ich sehr niedergeschlagen.	☐	☐
Ich leide unter Angstattacken.	☐	☐
Häufig leide ich unter Kopfschmerzen oder Migräne.	☐	☐
Manchmal habe ich Herzrasen oder unregelmäßige Herzschläge, obwohl ich keine Herzerkrankung habe.	☐	☐
Ich bin manchmal hektisch, hyperaktiv und kann mich nicht konzentrieren.	☐	☐
Oft kann ich nicht schlafen, besonders nicht einschlafen.	☐	☐
Ich knirsche nachts mit den Zähnen.	☐	☐
Ich bin Diabetiker.	☐	☐
Ich nehme ab und zu Abführmittel ein.	☐	☐
Ich nehme regelmäßig Entwässerungsmittel ein.	☐	☐
Ich trinke mehr als zwei mal pro Woche Alkohol.	☐	☐
Ich esse oft Fast Food.	☐	☐

Wenn Sie drei Fragen mit Ja beantwortet haben, ist das bereits ein Hinweis darauf, dass Ihre Magnesiumversorgung nicht optimal sein könnte. Bei drei bis fünf mit Ja beantworteten Fragen besteht ein Risiko für Magnesiummangel. Mehr als fünf Ja-Antworten weisen auf ein hohes Risiko für Magnesiummangel hin.

Magnesium Dosierung und Ergänzung der Nahrung

Die empfohlene tägliche Magnesiumzufuhr liegt bei rund 300 bis 400 mg. Sie sollten diese Menge jedoch nicht auf einmal aufnehmen. Mehr als 300 mg eingenommen, kann zu einem leichten Durchfall führen. Eine Gabe von Magnesium am Abend kann den Schlaf fördern. Die Einnahme vor dem zu Bett gehen ist auch deswegen ratsam, weil ein zu hoher Blutdruck in der Nacht sinkt und Magnesium beim entsäuern hilft.

Folgende Lebensmittel enthalten relativ viel Magnesium: Vollkorngetreide, Weizenkeime, Sonnenblumenkerne, Linsen und Nüsse. Als Nahrungsergänzung gibt es verschiedene Magnesiumverbindungen: -citrat, -lactat, -carbonat usw. Bestimmte Kräuter können die Resorption fördern. Ebenso die Vitamine B_1 und B_6.

Sehr bewährt hat sich auch die Transdermale Aufnahme, denn unser Körper kann Magnesium sehr gut über die Haut aufnehmen. Besonders in Form von Magnesiumchlorid. Das ist jene Verbindung, die im Meerwasser enthalten ist. Das Besprühen der Haut und Fußbäder mit dem sogenannten Magnesiumöl haben sich bestens bewährt. Dabei entsprechen rund 100 ml Magnesiumchlorid in einem Liter Wasser als Fußbad einer idealen Dosierung. Wegen des Osmose-Effektes sollte das Wasser nicht viel wärmer sein als die Körpertemperatur. Am besten Sie machen das abends für circa 30 Minuten. Die Praxis zeigt, dass nach ungefähr einem Monat mit täglichen Magnesium-Chlorid-Fußbädern ein Magnesiummangel beseitigt werden kann. Zur Erhaltungsdosis genügt dann ein Fußbad pro Woche. Bei hohem Blutdruck, Herzrhythmusstörungen und Herzmuskelschwäche macht die zusätzliche orale Einnahme Sinn.

Beim Magnesiumchlorid gibt es große Qualitätsunterschiede. Manche Anbieter verkaufen Magnesiumchlorid als Pulver, das als Nebenprodukt bei der Salzgewinnung anfällt. Für die innerliche Anwendung ist dies jedoch nicht empfehlenswert. Eine sehr gute Quelle für Magnesiumchlorid ist das ehemalige Zechsteinmeer. Es erstreckte sich einst von Nordengland über Deutschland nach Russland. Durch tektonische Erdverschiebungen befindet sich das Magnesium-chlorid in 2000 Metern Tiefe und wird mittels Pumpen gefördert.

Zum Abschluss dieses Kapitels noch ein Zitat von Dr. Marc Sircus. Er lehrt am Northern Virginia College Gesundheitswissenschaften (Health Science): *„Es könnten Hunderte Milliarden Dollar gespart und Millionen Leben gerettet werden, wenn Magnesium endlich jenen Stellenwert erhielte, den es verdient hat. Insbesondere Magnesiumchlorid, das von jedem Einzelnen zu Hause über die Haut verabreicht werden kann, sollte in jedem Haushalt einen Ehrenplatz erhalten. Magnesiumchlorid behebt einen ernährungsbedingten Magnesiummangel, verbessert die Zellfunktion, stärkt unser Immunsystem und bewahrt die Zellen vor oxidativen Schäden. Es bringt neues Leben und starke Energie in die Zellen – wo auch immer es zur Anwendung kommt."*

Selen – senkt das Herzinfarktrisiko

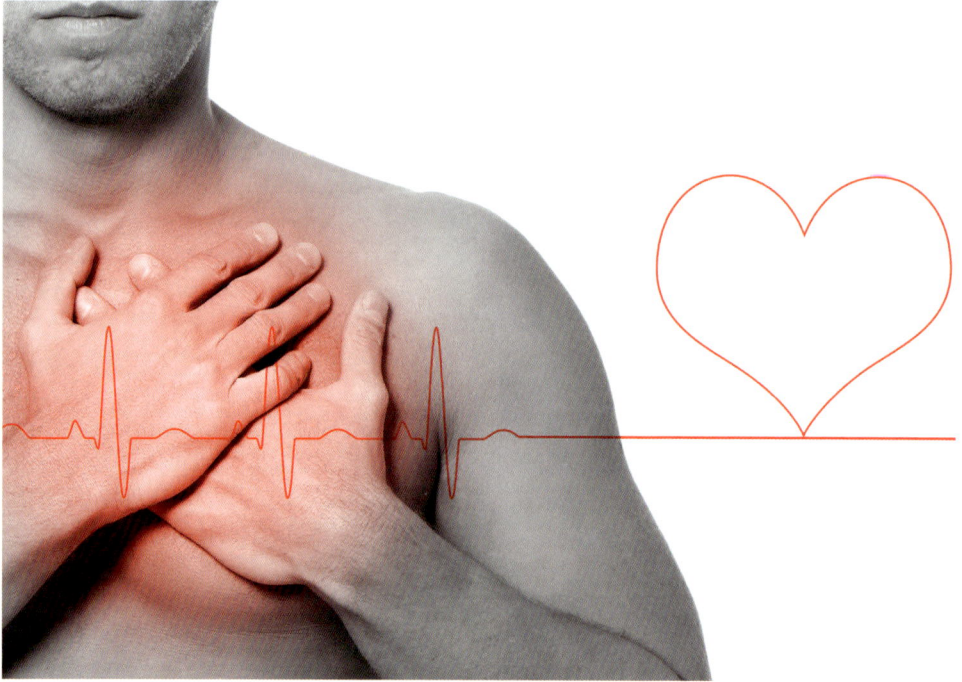

Selen ist ein äußerst wichtiges Spurenelement. Wir benötigen es nur im Mikrogrammbereich. Und doch hat es zahlreiche gesundheitliche Wirkungen wie:

- Der Schutz vor Freien Radikalen
- Immunregulation
- Schutz vor Schwermetallen und anderen Umweltgiften
- Krebsschutz
- Wichtig für die Funktion der Schilddrüse
- Schutz vor Herzinfarkt

Deutschland gilt als Selenmangelgebiet. Unser Land gehört zu den selenärmsten Ländern Mitteleuropas. Das essentielle Spurenelement ist unverzichtbarer Bestandteil des Enzyms Glutathionperoxidase. Letzteres gilt als das stärkste körpereigene Entgiftungsmittel. Zudem schützt es hervorragend vor Freien Radikalen. Interessanterweise kann man die Glutathionperoxidase in hoher Konzentration in bestimmten Blutbestandteilen finden: in den roten Blutkörperchen, Thrombozyten und Phagozyten. Hier haben wir wiederum den Effekt, den wir in diesem Bereich schon öfters erwähnt haben: Das LDL-Cholesterin muss vor Oxidation geschützt werden. Die selenabhängige Glutathionperoxidase kann diese Aufgabe hervorragend erfüllen. Auch unsere Mitochondrien brauchen diesen Schutz.

Eine Studie an 11.000 Finnen, die über sieben Jahre untersucht wurden, verdeutlicht dies. **Ein niedriger Selengehalt im Blut hängt mit dem gehäuften Auftreten von Herz-Kreislauf-Erkrankungen zusammen.**

Das abgelagerte Blutfett an den Arterienwänden stand in direkter Korrelation zur Höhe des Selenspiegels. Blut-Serumwerte unter 45 µg/l waren mit einem dreimal höheren Herzinfarktrisiko verbunden im Vergleich zu hohen Selenblutwerten. Die zusätzliche Gabe von 150 µg Selen konnte das Herzinfarktrisiko deutlich senken.

Auch in China gibt es Selenmangelgebiete. Dort kam es zu einem gehäuften Auftreten der sogenannten Keshan-Krankheit. Dieses Leiden äußert sich in ihrer chronischen Form als Herzschwäche bei gleichzeitiger Vergrößerung des Herzmuskels. Durch die tägliche Selenzufuhr von 60 µg/Tag konnte das Auftreten der Keshan-Krankheit vollständig verhindert werden.

Empfohlene Selen-Dosierung

Die DGE (Deutsche Gesellschaft für [Fehl-]Ernährung) empfiehlt lediglich 30 bis 70 µg Selen pro Tag. Laut Mikronährstoffexperten ist das zu wenig. Diese empfehlen aufgrund der guten Studienlage und Erfahrungen in der Praxis eher 100 bis 300 µg täglich. Das entspricht dem, was in Ländern mit selenhaltigen Böden von den dortigen Bewohnern aufgenommen wird. Diese tägliche Verzehrmenge beträgt in Venezuela 350 µg, in den USA 250 µg und in Thailand 225 µg. In Finnland, wo die Versorgungslage ähnlich schlecht ist wie bei uns, wurde per Gesetz vorgeschrieben, Düngemittel mit Selen anzureichern.

Bei der Ergänzung mit Selen ist zu beachten, in welcher Form es aufgenommen wird. Das organische Selenmethionin reichert sich im Körper an. Hier sollte man langfristig die Tagesdosis von 100 µg nicht überschreiten. Das anorganische Natriumselenit kann höher dosiert werden. Erst über 700 µg treten toxische Reaktionen auf. Paranüsse sind das selenreichste Lebensmittel. Theoretisch genügen vier Stück pro Tag, um den Bedarf an Selen zu decken. Auch Meeresfische weisen zum Teil relativ hohe Werte auf. Vor der Einnahme sollten Sie eine Vollblutanalyse machen lassen. Eisen, Zink, Magnesium, Kalium und andere wichtige Werte kann man ja gleich mitbestimmen lassen, wenn sie schon mal beim Blutabzapfen sind.

Finde das Schöne in deinem Herzen,
auf dass du es in jedem Herzen entdeckst.

Rumi

L-Carnitin – hält unser Herz gesund

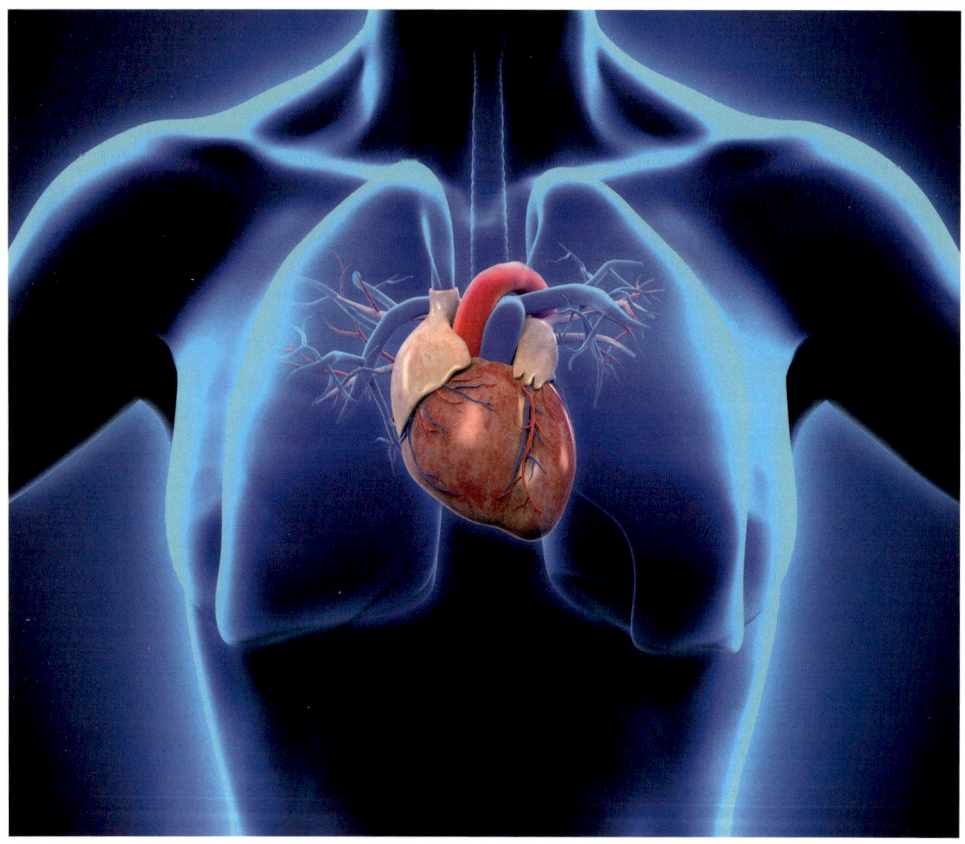

L-Carnitin, ist ein vitaminähnlicher, natürlich vorkommender Mikronährstoff, der in unserer täglichen Nahrung vorkommt, aber auch von unserem Körper selbst hergestellt werden kann. L-Carnitin ist chemisch gesehen eine Proteinverbindung. Sie besteht aus den Aminosäuren Lysin und Methionin. Es ist ein sehr kleines Molekül, das extrem gut wasserlöslich ist. Aus diesem Grund kommt es auch überall im menschlichen Körper, in allen Organen und allen Zellen vor.

Das Herz ist das L-Carnitin-reichste Körperorgan. Das allein sollte uns schon hellhörig machen. In der Herzmedizin in Deutschland spielt es bisher keine große Rolle. In der Wissenschaft schon. Seit seiner Entdeckung im Jahre 1905 sind insgesamt mehrere Tausend wissenschaftliche Studien zum Thema L-Carnitin veröffentlicht worden.

Über 5.000 Arbeiten beschäftigen sich mit dem Herzen und der Therapie von

Herzerkrankungen. Viele Herzprobleme gehen einher mit einer verringerten Konzentration an L-Carnitin. Grund genug, um sich ausführlicher mit diesem Vitalstoff zu beschäftigen.

Warum L-Carnitin für unser Herz so wichtig ist

Das Dipeptid spielt eine sehr wichtige Rolle im Energiestoffwechsel tierischer und menschlicher Zellen. L-Carnitin fungiert, bildlich gesprochen, als Taxi, welches Fettsäuren in die Kraftwerke unserer Zellen transportiert (Mitochondrien), wo sie im so genannten Zitronensäurezyklus in Energie umgewandelt werden. Damit unser Herz immer genügend Energie erzeugt, ist es in der Lage, verschiedene Nährstoffe zu verstoffwechseln: Kohlenhydrate, Milchsäure (Lactat), und vor allem Fett. Fett liefert dabei die meiste Energie, nämlich doppelt so viel wie Kohlenhydrate. Fettsäuren sind der bedeutendste Energielieferant für das Herz. Damit unser Fett verbrennen kann, brauchen wir das L-Carnitin.

Dieser Vitalstoff ist daher einer der wichtigsten, wenn nicht sogar der wichtigste herzaktive Nährstoff zur begleitenden Behandlung von kardiovaskulären Erkrankungen.

Es ist wirklich erstaunlich, dass L-Carnitin bisher noch nicht in einem größeren Umfang zur Therapie von Herzerkrankungen eingesetzt wird, da dieser Vitalstoff sehr zum Wohle der betroffenen Patienten beitragen könnte.

In Amerika ist dies völlig anders. Da ist man in dieser Beziehung schon viel weiter. In den USA gibt es Ärzte wie zum Beispiel Dr. Langsjoen. Herzpatienten bekommen bei ihm eine optimale Versorgung mit allen herzaktiven Mikronährstoffen. Dann wird geschaut, inwieweit sich die Herzgesundheit verbessert, bevor dann erst eine eventuelle medikamentöse Therapie begonnen wird. Diese Vorgehensweise führt dazu, dass diese Patienten viel weniger pharmazeutische Medikamente und geringere Dosierungen zur Behandlung von Herzerkrankungen benötigen.

Generell stehen die Amerikaner dem Thema Nahrungsergänzungsmittel wesentlich offener gegenüber. Es gibt dort, vor allem in den Großstädten, viele Healtfood Stores. Dort findet man unter anderem Magnesium, L-Carnitin, Q10/Ubiquinol, Omega-3-Fettsäuren wie zum Beispiel Krillöl, OPC und vieles andere mehr. Möglicherweise ist das der Grund, warum in den USA die Sterberate an Herzerkrankungen seit Jahren rückläufig ist. Und das, obwohl die Menschen dort durch Übergewicht und hohen Blutdruck ihr Herz stärker belasten. Eigentlich wäre dort eine viel höhere Sterberate zu erwarten. Man kann hier schon fast von einem amerikanischen Paradoxon sprechen.

Wirkung von L-Carnitin auf das Herz und bei Herzerkrankungen

Unserem Herzen wird täglich Höchstleistung abverlangt. Der Herzmuskel schlägt täglich ca. 100.000 Mal. Dabei pumpt das Herz eine Menge von bis zu 10.000 Litern

Blut durch unsere Adern. Bis zum 80. Lebensjahr eines Menschen, schlägt das Herz unaufhörlich bis zu 3,5 Milliarden Mal! Für diese sagenhafte Leistung brauchen die Mitochondrien des Herzmuskels selbstverständlich Nähr- und Vitalstoffe. L-Carnitin wird, wie bereits erwähnt, vom Herzen benötigt, um aus Fettsäuren Energie zu machen.

Der Vitalstoff hat auch einen positiven Einfluss auf unsere Blutgefäße. Durch die gefäßweitende Wirkung ergeben sich zahlreiche Vorteile aufgrund der damit gesteigerten Durchblutung. **Die Einnahme von einem Gramm L-Carnitin in einer Portion führt zu einer spontanen Gefäßerweiterung im gesamten Körper. Dies wiederum bewirkt eine Verbesserung der Herzdurchblutung, Senkung des Blutdrucks bei Hypertonikern und zu einer Reduktion der Herzfrequenz (Puls).**

Die Gabe von L-Carnitin zur Standard-Therapie für Herzinsuffizienz wurde in mehreren klinischen Studien untersucht. Eine randomisierte, Placebo kontrollierte Studie mit 70 Herzinsuffizienz-Patienten konnte feststellen, dass die Drei-Jahres-Überlebensrate signifikant höher in der L-Carnitin-Gruppe (2 g/Tag) war, im Vergleich zur Placebo-Gruppe. In einer weiteren Studie mit 30 Herzinsuffizienz-Patienten konnte bei oraler Gabe von 1,5 Gramm pro Tag L-Carnitin während eines Monats eine klare Verbesserung der Belastungstoleranz und ein leichter, aber spürbarer Rückgang in der Größe des linken Ventrikels im Vergleich zur Placebo-Gruppe festgestellt werden.

L-Carnitin kann bei jeder Art von Herz-Erkrankungen und jedem Schweregrad gegeben werden:

Angina Pectoris:
Die Belastungsfähigkeit des Herzens steigt. Schmerzfreie Zeiten werden verlängert.

Herzmuskelschwäche:
Steigerung der Leistungsfähigkeit des Herzmuskels durch die optimierte Fettverbrennung und eine allgemeine Stärkung des Herzens.

Erhöhte Blutfettwerte:
Senkung der Triglyceride, Senkung von Lipoprotein A. Dies wirkt der Arteriosklerose entgegen.

Herzrhythmusstörungen:
L-Carnitin wirkt Arrhythmien entgegen, indem es die Herzzellen vor langkettigen Acyl-CoA Verbindungen schützt, die Herzrhythmusstörungen fördern.

Myocardiopathie:
Besonders Leistungssportler und Profisportler sind für Herzmuskelleiden anfällig. L-Carnitin hat sich bestens bewährt, Herzerkrankungen zu vermeiden und bei akuten Problemen die Überlebenschance zu erhöhen.

Vorbeugung von Herzinfarkt und Nachbehandlung:
L-Carnitin kann bei einem Infarkt die Größe des nekrotischen Gebietes am Herzen reduzieren und damit die Schwere eines Herzinfarktes senken und die Überlebenschancen steigern.

Die Versorgung mit L-Carnitin

L-Carnitin befindet sich in großen Mengen in rotem Fleisch, insbesondere in Schaf- und Lammfleisch. Geflügelfleisch dagegen ist carnitinärmer, während vegetarische Lebensmittel wenig oder gar kein L-Carnitin enthalten. Bei einer gemischten Kost werden täglich zwischen 100 und 300 mg L-Carnitin über die Nahrung aufgenommen.

Im Gegensatz dazu nehmen Vegetarier nur rund 15 mg auf. Veganer noch weniger. Vegetarier und Veganer leiden daher sehr häufig an einem Carnitin-Mangel.

Der Carnitin-Bedarf wird nur durch die körpereigene Synthese gedeckt, wenn die essentiellen Vitalstoffe Lysin, Methionin, Vitamin C, Vitamin B_6, Niacin und Eisen in ausreichender Menge zur Verfügung stehen.

Ein Problem liegt darin, dass unser Körper die Aminosäuren Lysin und Methionin nur in proteingebundener Form verwenden kann. Das bedeutet: Unserer Körper baut bestehende Protein-Strukturen, zum Beispiel Muskelmasse ab, um daraus L-Carnitin herzustellen.

Um ein Gramm L-Carnitin herzustellen, muss unser Körper etwa 40 Gramm Muskelproteine abbauen. Noch etwas kommt hinzu: Mit zunehmendem Alter lässt wie vieles in unserem Körper auch die L-Carnitin Produktion nach. Deswegen macht es Sinn, ab einem mittleren Lebensalter diesen Eiweißstoff zu ergänzen.

Der Gesamtbestand an L-Carnitin im Körper beträgt etwa 20 bis 25 g, wobei der Anteil in Geweben mit einem gesteigerten Energieverbrauch besonders hoch ist.

In Herz- und Skelettmuskulatur sind 98 Prozent der Reserven gespeichert. Über die Nieren werden täglich etwa 20 mg in den Urin ausgeschieden, daher muss auf eine regelmäßige Zufuhr geachtet werden.

Wenn Sie L-Carnitin kaufen, sollte es das sogenannte Carnipure sein. Dieses enthält 68 Prozent L-Carnitin und 32 Prozent Weinsäure. Es ist damit die Salz-Form mit dem höchsten Gehalt an L-Carnitin, welche derzeit auf dem Markt erhältlich ist.

Carnipure wird mittels eines einzigartigen und patentierten mehrstufigen Prozesses natürlich biofermentativ gewonnen. Dieses Carnitin ist also besonders für Vegetarier, Veganer und für Menschen geeignet, die sich fleischarm ernähren.

Bei der Herstellung kommt auch keine Gentechnologie zum Einsatz. Es sollten auch keine Zusatzstoffe wie Magnesiumstearat, Titandioxyd oder Ähnliches enthalten sein. Darauf sollten Sie generell bei Nahrungsergänzungsmitteln achten. (Bezugsquelle für gute Qualität: www.natuerlich-quintessence.de)

Wichtige Fragen, die oft gestellt werden, wenn es um die Einnahme von Vitalstoffen geht, die der Körper unter anderem selbst herstellen kann, sind folgende: Stellt unser Organismus durch die Einnahme von semiessentiellen Vitalstoffen seine körpereigene Produktion ein? Verlernen wir, wichtige Vitalstoffe herzustellen? Sind wir dadurch auf eine ständige Zufuhr angewiesen? Diese Fragen lassen sich wie folgt beantworten:

Wenn unserem Körper Vitalstoffe mit der Ernährung zugeführt werden, so benutzt er zuerst die so zur Verfügung gestellten Mikronährstoffe. In der Tat schränkt er dann seine eigene Herstellung erst mal ein. Dies passiert allerdings auch bereits, wenn wir einen Stoff wie L-Carnitin mit normalen Lebensmitteln zu uns nehmen, wenn wir zum Beispiel ein Steak essen, welches besonders viel L-Carnitin enthält.

Allerdings verlernt unser Körper auf keinen Fall, wie er Vitalstoffe herstellen kann. Sobald wir mit der Einnahme aufhören, beginnt er wieder damit selbstständig semiessentielle Stoffe herzustellen. Vorausgesetzt, er hat alle notwendigen Bausteine und Enzyme dafür. Da liegt schon eher der Hase im Pfeffer, denn für L-Carnitin benötigen wir Lysin, Methionin, Vitamin C, Vitamin B_6, Niacin und Eisen in ausreichenden Mengen. Fehlt nur einer dieser Stoffe, ist die körpereigene Synthese nicht möglich.

Verträglichkeit und Sicherheit von L-Carnitin

Wie jeder Vitalstoff, der in der Nahrung vorkommt, ist die Eiweißverbindung extrem sicher. In der über 100-jährigen Geschichte des L-Carnitins und in über 40.000 publizierten Studien sind bisher keine schweren Nebenwirkungen und kein einziger Todesfall bekannt geworden. Auch nicht bei extremen Überdosierungen.

Das Dipeptid kann aufgrund seiner besonders guten Verträglichkeit und Sicherheit praktisch jedem Menschen in jedem Zustand gegeben werden.

Es gibt keine Kontraindikationen. Die einzige bekannte mögliche Nebenwirkung des L-Carnitins besteht darin, dass es bei höheren Mengen (oberhalb von einem Gramm pro Dosierung) zu leichtem Durchfall kommen kann.

L-Carnitin wird am besten von Ihrem Körper verwertet, wenn Sie kleine Portionen zu sich nehmen. Bei Portionen von bis zu 500 mg kann Ihr Darm immerhin noch rund 50 Prozent aufnehmen. Nehmen Sie dagegen zwei Gramm auf einmal ein, werden nur noch 5 bis 10 Prozent resorbiert. Verteilen Sie daher als Herzpatient Ihre L-Carnitin-Aufnahme auf bis zu drei Portionen am Tag.

Man sollte L-Carnitin und andere Vitalstoffe am besten zu den Mahlzeiten konsumieren. Die Einnahme am Abend, kann über eine verbesserte Hirndurchblutung zu einer verstärkten Wachheit und zu Einschlafproblemen führen.

Daher sollte man L-Carnitin am späten Abend eher nicht nehmen.

L-Arginin – senkt den Blutdruck ohne Nebenwirkungen

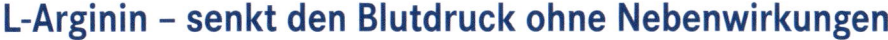

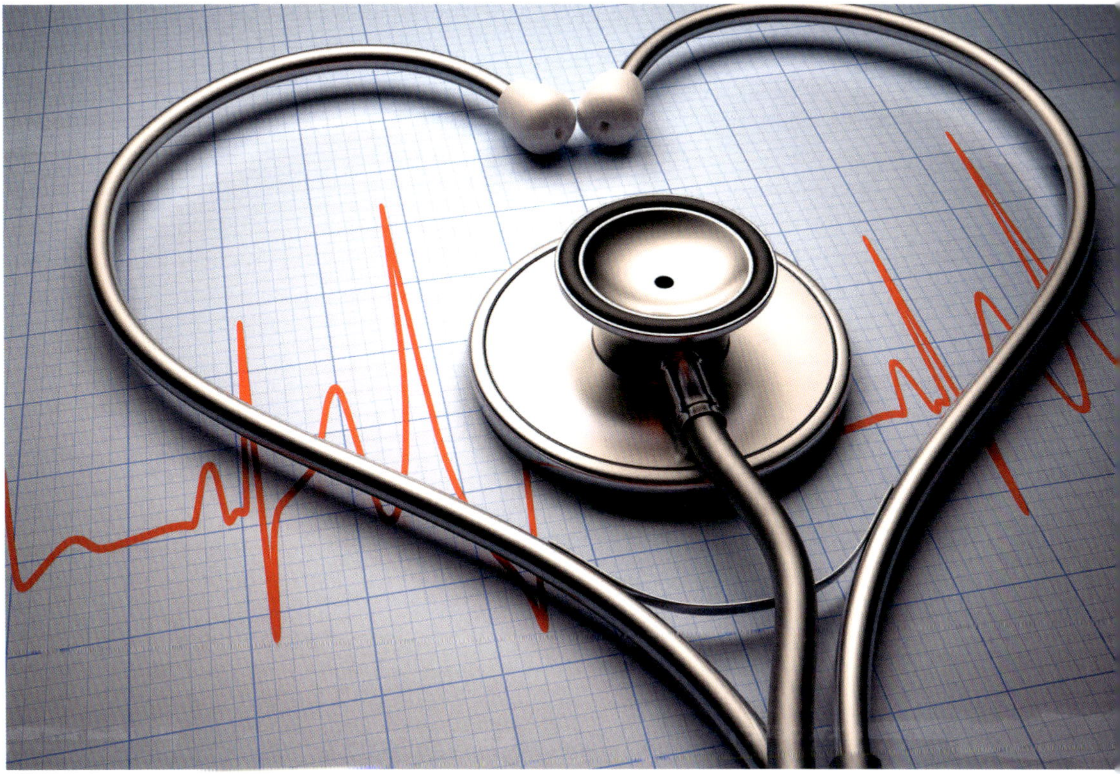

Im ersten Kapitel habe ich bereits ausführlich über die Nachteile von Bluthochdruck berichtet. Diesen mit Naturstoffen wie Magnesium und L-Arginin zu senken, macht bei Hypertonie-Patienten absolut Sinn.

Die natürliche Aminosäure L-Arginin enthält viel Stickstoff und kann mit Sauerstoff zu Stickstoffmonoxid (NO) reagieren. Zur Pathologie von Herz-Kreislauf-Erkrankungen gehört unter anderem eine Störung der Endothelfunktion, die zum Teil auf eine beeinträchtigte Produktion von Stickstoffmonoxid (NO) in den vaskulären Endothelzellen zurückzuführen ist. Durch NO entspannen sich sowohl der Herzmuskel als auch die glatte Muskulatur. Dies wiederum führt zu einer Erweiterung der Blutgefäße. Der Blutdruck kann so auf natürliche Weise sinken. Insgesamt werden durch L-Arginin die Durchblutung verbessert und die Sauerstoff-Versorgung optimiert. Erhöhte Homocysteinwerte können, laut einer neueren Forschung, eine hinreichende NO-Produktion verhindern und somit Bluthochdruck und Arteriosklerose fördern.

Die Aminosäure Arginin ist in Fleisch, Fisch, Eier, Milchprodukten, Getreide und Nüssen enthalten. Bei Bluthochdruck kann man L-Arginin als Nahrungsergänzungsmittel einnehmen. Risiken und Nebenwirkungen sind nicht bekannt.

Eine Meta-Analyse von 11 randomisierten, doppelblinden und placebokontrollierten Untersuchungen von 387 Patienten zeigte einen hochsignifikanten Effekt bei der Senkung des Blutdrucks. Gegenüber der Behandlung mit einem Schein-Medikament (Placebo) senkte die Gabe von L-Arginin den systolischen Blutdruck um durchschnittlich 5,39 mm Hg. Der diastolische Wert sank im Median um 2,66 mm Hg.

Der Arzt Dr. med. Michael Spitzbart schrieb im Oktober 2014 in seinem monatlichen Gesundheitsbrief:
„Die Aminosäure Arginin senkt den Blutdruck ebenso effektiv wie Betablocker. Für diese Erkenntnis gab es sogar den Nobelpreis. Leider kann man Arginin genau so wenig wie B-Vitamine patentieren. Was also verschreibt der Hausarzt auf Anraten seines Pharmareferenten seinen Patienten?" ...

Im *American Journal of Clinical Nutrition* wurde eine umfangreiche Studie bzw. Meta-Analyse über den Effekt einer Arginin-Gabe auf die gestörte Arterienfunktion publiziert.

Im Vorfeld wurden bereits 1.466 Untersuchungen mit der Aminosäure analysiert. Insbesondere kontrollierte klinische Untersuchungen wurden in die engere Auswertung einbezogen. Die Ergebnisse der Forscher waren eindeutig, denn schon nach einer drei- bis sechsmonatigen Arginin-Einnahme verbesserte sich bei den Probanden eine vorliegende Gefäßstörung durch Ablagerungen. Dabei konnten die Wissenschaftler bestätigen, dass bereits geringe Mengen an Arginin ausreichend waren, um einen Effekt auszuüben.

Erneut wurde mit dieser Analyse gezeigt, dass die Aminosäure ein wesentlicher Bestandteil bei der Behandlung von Herzkreislauf-Patienten mit Bluthochdruck, Durchblutungsstörungen oder Arteriosklerose ist.

Aufgrund der beeindruckenden Therapieerfolge und der guten Verträglichkeit wird die Behandlung von Bluthochdruck mit L-Arginin auch immer mehr von Ärzten und Heilpraktikern empfohlen. Unterschiedliche Studien konnten zeigen, dass bei Patienten mit Arteriosklerose oder Bluthochdruck oftmals ein L-Arginin-Mangel vorlag.

Nebenbei bemerkt hat L-Arginin auch wie fast alle Aminosäuren (AS) einen positiven Einfluss auf unser Hormonsystem. Zusammen mit dem Eiweißbaustein L-Ornithin wird die Produktion von Wachstumshormonen angekurbelt. Beim Erwachsenen fördern die Wachstumshormone die Regeneration, den Fettabbau sowie den Muskelaufbau. Deshalb verwenden Bodybuilder gerne L-Arginin. Auch als natürliches Potenzmittel ist der

Eiweißbaustein bekannt. Die verbesserte Durchblutung wirkt sich auch auf die Erektionsfähigkeit aus.

An dieser Stelle möchte ich mal einen kurzen Exkurs in Ihr Schlafzimmer machen. Wissen Sie, woran Männer schon drei Jahre vor einem Herzinfarkt erkennen, dass sie infarktgefährdet sind? An Erektionsstörungen! Erektionsprobleme gehören zu den wichtigsten Frühzeichen von Herzkreislaufleiden.

Wissenschaftliche Studien haben bereits gezeigt, dass der Penis eine Art Seismograph für Herz- und Gefäßkrankheiten darstellt. Zwei Studien aus China und Italien konnten das belegen. Denn häufig liegt das Problem nicht im besten Stück, sondern woanders: Schlecht durchblutete Gefäße im Penis, die schuld an Erektionsproblemen sind, können ein frühes Alarmsignal dafür sein, dass sich auch lebenswichtige Herzkrankgefäße verengen. Meist leiden Männer mehr als drei Jahre lang an Erektionsstörungen, bevor sie Symptome einer Herzkrankheit entwickeln.

„Der erste Schritt ist wahrscheinlich eine Dysfunktion der inneren Gefäßwände, durch die die Dehnbarkeit und Reaktionsfähigkeit der Blutgefäße verloren geht", sagt Peter Chun-Yip Tong, einer der Studienleiter von der Chinesischen Universität in Hongkong. *„Dieser Prozess forciert lokale Entzündungsherde an der Innenseite der Blutgefäße. Dann kommt es zu Ablagerungen."* Zunächst entstehen Verklumpungen und schließlich eine Arteriosklerose. Zuerst leiden die feinen Blutgefäße am Penis, später (vielleicht auch zeitgleich) verstopfen die Blutgefäße des Herzens und können so einen Herzinfarkt auslösen.

Also, liebe Frauen, drücken Sie Ihrem Mann dieses Buch in die Hand, wenn derartige Warnzeichen auftreten. Kochen Sie so, wie es Dr. Dean Ornish empfiehlt. Geben Sie ihm Magnesium, Q10, L-Arginin, L-Carnitin, Krillöl und Vitamin E. Sorgen Sie für mehr Entspannung und eine dem Leistungsniveau angepasste Bewegung.

L-Arginin hat wie alle Vitalstoffe Vorteile, die über die Herzgesundheit hinausgehen. So wird unter anderem die Insulinausschüttung durch Arginin gesteigert, was den Diabetikern sehr zugutekommt.

L-Arginin wird zu den halb- oder bedingt essentiellen Aminosäuren gezählt, weil die körpereigene Synthese den Bedarf nicht immer decken kann. Als Nahrungsergänzung wird eine tägliche Dosierung von ein bis zwei Gramm pro Tag empfohlen. Einen Teil nehmen wir ja noch über die Ernährung auf. Da durch L-Arginin die NO-Synthese im Körper gesteigert wird, ist die gleichzeitige Einnahme von Antioxidantien ratsam. So wird der Peroxinitrit-Bildung (nitrosativer Stress) vorgebeugt.

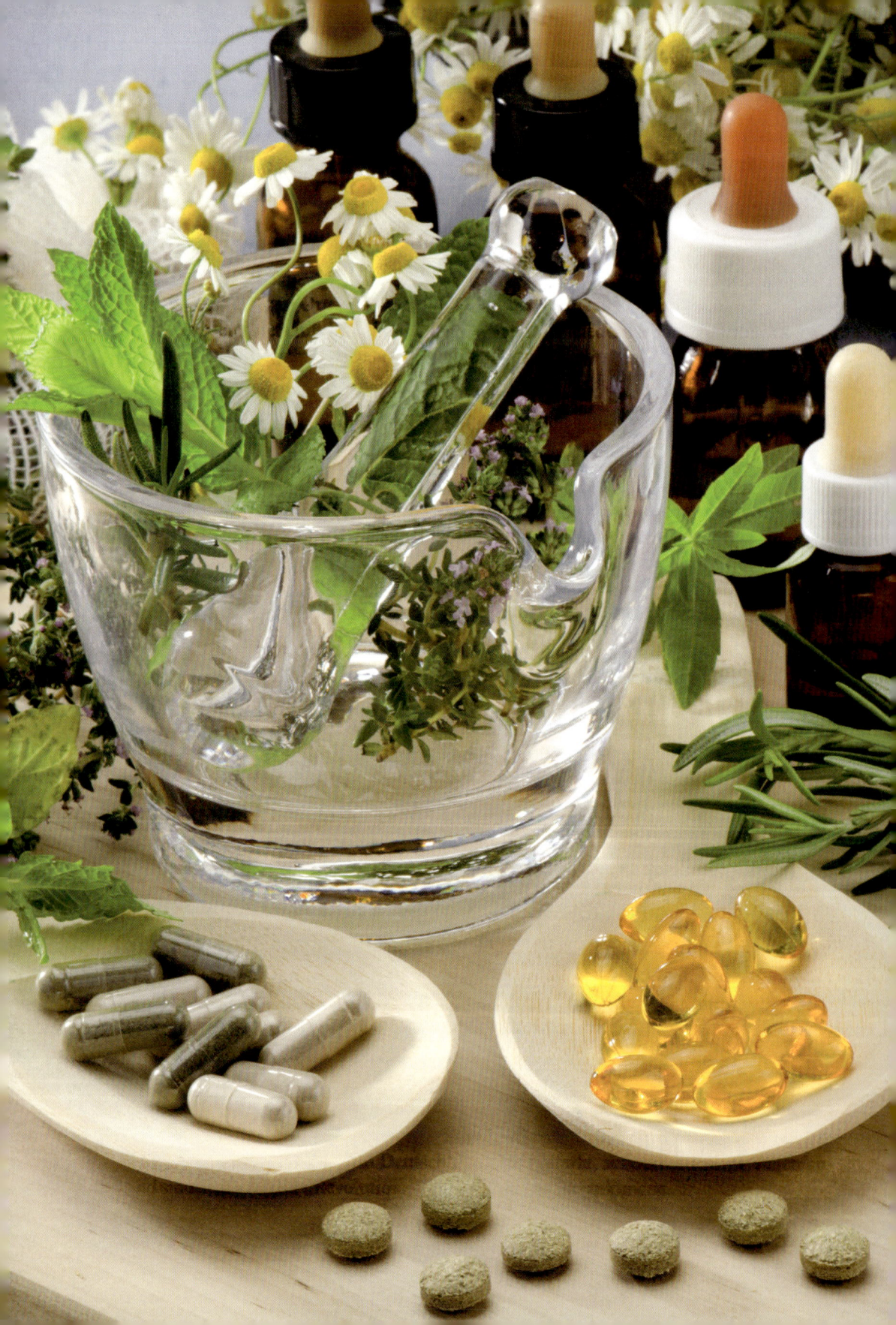

Heilpflanzen und Gewürze für das Herz

In diesem Kapitel lernen Sie die wichtigsten Heilpflanzen für das Herz kennen. Diese werden in Ihrer Wirkung oft unterschätzt. Viel Wissen geriet auch in Vergessenheit. Dank Wolf-Dieter Storl und anderen Kräuterexperten erlebt die Heilpflanzenkunde eine Renaissance.

Neben Weißdorn, Knoblauch, Meereskiefernrinde und Cayenne werden der Herzwein und Galgant aus der Hildegard-Medizin vorgestellt.

Bis vor rund 30 Jahren war Strophanthin das wichtigste Mittel bei nahezu allen Herzbeschwerden. Auch hierüber erfahren Sie spannende Fakten.

Heilpflanzen und Gewürze für das Herz

Es gibt viele Heilpflanzen, die herzwirksame Stoffe enthalten. Manche, wie der Fingerhut (Digitalis purpurea) oder das Adonisröschen, enthalten Herzglykoside.

Die Digitalisdrogen, wie sie auch genannt werden, können die Pumpleistung des Herzens erhöhen. Dadurch wird der Blutkreislauf verbessert und Wasserstauungen werden ausgeschwemmt.

Digitalispflanzen können auch einen unregelmäßigen Herzschlag korrigieren. Arzneimittel, die Fingerhut oder andere glycosidhaltige Pflanzen enthalten, sind verschreibungspflichtig. Wenn man solche Pharmazeutika nimmt, sollte man regelmäßig seinen Arzt aufsuchen. Das Wort Pharmakon kommt aus dem Griechischen und bedeutet sowohl Heilmittel als auch Gift.

Beim Fingerhut ist beides sehr eng beieinander. Stimmt die Dosierung nicht, kommt es bei einer Digitalisvergiftung zu Übelkeit, Erbrechen und Magen-Darm-Beschwerden, im nächsten Stadium dann zu Arrythmien in den Vorhöfen des Herzens. Sie sollten also keinesfalls die Pflanze selbst sammeln, auch wenn sie bezaubernd aussieht.

Standardisierte Medikamente, mit denen herzschwache Patienten „digitalisiert" werden, sind seit rund 90 Jahren erhältlich. Weitaus weniger toxisch, aber nicht minder wirksam ist die Heilpflanze Strophantus bzw. das Mittel Strophanthin.

Bis vor einigen Jahrzehnten war es „das Herzmittel". Dass Strophanthin durch Betablocker und andere Medikamente verdrängt wurde, ist schlicht und einfach ein Medizinskandal. Daher ist dieser wunderbaren Herz-Heilpflanze im weiteren Verlauf ein umfangreiches Kapitel gewidmet.

Es würde den Rahmen des Buches sprengen, wollte man alle herzwirksamen Pflanzen hier besprechen. Dem interessierten Leser sei an dieser Stelle das schöne Buch „Das Herz und seine heilenden Pflanzen" von Wolf Dieter Storl empfohlen. Schon dem Inhaltsverzeichnis kann man entnehmen, wie viele oft bekannte Pflanzen unserem Herzen guttun. Bei manchen kann man sogar sagen: Nomen est omen, wie zum Beispiel beim Herzgespann und Herzblatt.

Der Ethnobotaniker Storl beschreibt in seinem Kräuterbuch u.a. folgende Pflanzen als herzwirksam: Arnika, Baldrian, Borretsch, duftendes Veilchen, Dost (wilder Majoran), Ehrenpreis, Eisenkraut, Walderdbeere, Gänseblümchen, Himbeere, Johanniskraut, Kamille, Königskerze, Linde, Storchenschnabel, Rose, Rosmarin, Schlüsselblume, Melisse, Mistel, Strophantus, Knoblauch, und Weißdorn.

Die drei zuletzt Genannten werden am häufigsten von ganzheitlich arbeitenden Kardiologen empfohlen. Daher werden sie auf den folgenden Seiten etwas ausführlicher beschrieben.

Weißdorn

Weißdorn ist ein Herzmittel der besonderen Art. Das Rosengewächs gilt mittlerweile als eine der besten phytopharmakologisch untersuchten Pflanzen. Die Wirkung bei den verschiedensten Herz-Kreislauferkrankungen ist eindrucksvoll und überzeugend.

Im Vordergrund stehen die guten Erfolge beim Altersherz. Altersbedingt Degenerationserscheinungen am Herzmuskel, sklerotische Veränderungen der Herzkranzgefäße mit mangelnder Durchblutung lösen bei Senioren Beschwerden aus, die mit Weißdorn erheblich gebessert werden können.

Herzmuskelschwäche zeigt sich häufig bei oder nach schweren Infektionskrankheiten. In diesen Fällen sollte man immer an den Weißdorn denken, der in manchen Gegenden auch Hagedorn oder Mehlbeere genannt wird.

Bei einer bestehenden Herzschwäche oder bei Herzrhythmusstörungen ist wichtig, dass man auf hochdosierte Weißdornpräparate aus der Apotheke zurückgreift. Für die Dauertherapie eignet sich die Zufuhr von 900 Milligramm standardisiertem Wirkstoffkomplex pro Tag (z. B. *Crataegutt Nova 450*).

Bei nur leichten Herzbeschwerden hilft oft schon ein Tee, der aus den weißen Blüten gewonnen wird. Auch Tinkturen aus den roten Früchten sind im Handel erhältlich. Natürlich können Sie die Blüten und Früchte auch selbst sammeln. Bei uns

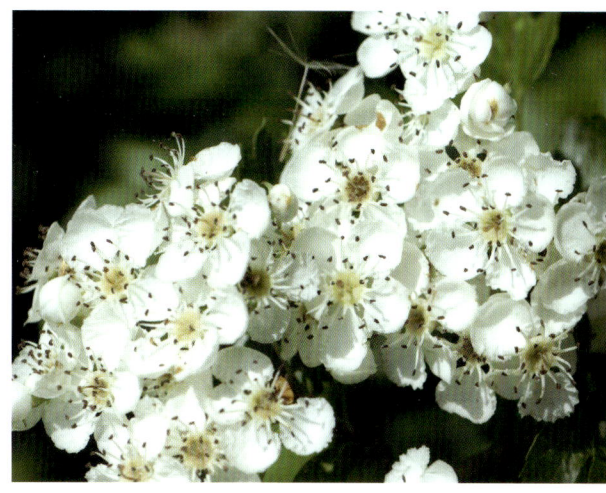

findet man Crataegus, so der lateinische Name, in Hecken, Gebüschen, Laub- und Föhrenwäldern. Es soll zwischen 200 und 1000 Unterarten vom Weißdorn geben. Sie wachsen vor allem in kühlgemäßigten Regionen des nördlichen Erdkreises.

Schon die Kelten verwendeten den mittelgroßen Strauch, der bis zu einem kleinen Baum von 3 Metern Höhe heranwachsen kann. Sie nahmen das harte Holz für Besenstiele, Dreschflegel, Kämme und Mühlräder. Die mehligen Früchte wurden als Mehlersatz mit ins Brot gebacken und als Schweinefutter verwendet. Aus den roten Früchten wurde auch ein bierähnliches Getränk gebraut und ein Branntwein gebrannt. Die Wurzel und Rinde dient den Tuchmachern zum Gelbfärben von Textilien. Für die Germanen bedeutete die Weißdornhecke um Hof und Feld Schutz und Geborgenheit. Sie gewährte einen guten Schlaf und gute Träume.

> **Hier kann Weißdorn helfen:**
>
> - Altersherz
> - nervöse Herzbeschwerden
> - krampfartiger Schmerz in der Herzgegend
> - leichte Formen von Herzrhythmusstörungen
> - Extrasystolen
> - Angina Pectoris
> - schlechte Durchblutung der Herzkranzgefäße
> - kreislaufbedingte Müdigkeit oder Erschöpfung

Der Apotheker M. Pahlow empfiehlt bei Herz-Kreislauf-Beschwerden eine Teemischung, die auch Bluthochdruckpatienten guttut. Zwar lässt sich der Blutdruck nur geringfügig damit senken, doch die Patienten fühlen sich subjektiv wohler.

Sie berichten von der Abnahme des Kopfdrucks, der Schwindelgefühle und der Reizbarkeit.

Zutaten:

Weißdornblüten	40,0
Mistel	20,0
Kamillenblüten	15,0
Baldrianwurzel	10,0
Melissenblätter	100,0

Zubereitung und Dosierung:
Zwei Teelöffel werden mit ¼ Liter Wasser heiß überbrüht. Erst nach 10 bis 12 Minuten wird abgesiebt. Zweimal täglich eine Tasse lauwarm trinken.

Knoblauch – die Gesundheitsknolle

Knoblauch gehört zu den ältesten Kulturpflanzen der Welt. Schon im alten Ägypten hat die Knolle eine bedeutende Rolle gespielt. In einer 5000 Jahre alten Keilschrift wurde ein Knoblauch-Rezept entdeckt. Sogar in den Grabanlagen der Pyramiden sind immer wieder Abbildungen des Knoblauchs zu finden. Der eingemeißelte Text in einer alten Keilschrift besagt, dass die Arbeiter, die beim Bau der Pyramiden mitwirkten, jeden Morgen eine Knoblauchzehe aßen, um sich ihre Gesundheit zu erhalten.

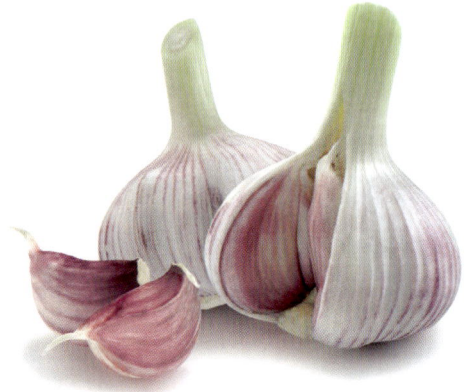

Die Israeliten lernten den Knoblauch von den Ägyptern kennen. Das ist sogar in der Bibel dokumentiert. Als Moses mit seinen Landsleuten durch die Wüste wieder in Richtung gelobtes Land auszog, war an manchen Tagen der Hunger groß: *„Wir gedenken der Fische, die wir in Ägypten umsonst aßen, der Gurken und Melonen, des Lauches, der Zwiebeln und des Knoblauchs"*, steht im 4. Buch Moses geschrieben.

Auch in uralten Sanskrit-Texten ist Knoblauch erwähnt. Ebenso im antiken Griechenland. Der Arzt Dioskurides schrieb seitenlang über die guten Eigenschaften der scharfen Knolle. Galenius nannte ihn den „Theriak der Bauern". Darunter verstand man in der alten Pharmazie ein Allheilmittel.

Knoblauch für Herz und Kreislauf

Die Wirkungen des Knoblauchs sind ganz besonders günstig für das Herz und das Blutgefäßsystem. Das hat mehrere Gründe:

Knoblauch
- erweitert die peripheren Blutgefäße
- schützt vor Arteriosklerose
- senkt den erhöhten Blutdruck
- senkt die Blutfettwerte
- verbessert die Cholesterinwerte
- senkt den Blutzuckerspiegel (was sich auf positiv auf das Herz auswirkt)
- wirkt auf das Herz leicht tonisierend

Teilweise ist die Wirkung des Knoblauchs sogar durch Studien belegt. Eine australische Forschergruppe fand heraus, dass ein Extrakt aus Knoblauchzehen den Blutdruck sogar bei Patienten senkt, die unter Medikamenten keinen ausreichenden Erfolg erzielten. Mit Knoblauch betrug der Unterschied im systolischen Blutdruck zur Kontrollgruppe immerhin 10 mmHg.

Knoblauch enthält 33 verschiedene Schwefelverbindungen. Der wohl bekannteste Inhaltsstoff ist das Allicin. Diese Sulfurverbindung verdankt dem Knoblauch seinen Geruch und vermutlich seine Hauptwirkung. Allicin liegt in der Knolle zunächst in seiner Vorstufe Alliin vor. Erst durch den Kontakt mit Sauerstoff und einem Enzym entsteht das hochwirksame Allicin. Es erhöht im Blut den Spiegel der beiden antioxidativ wirksamen Enzyme Katalase und Glutathionperoxidase. Dadurch können vermehrt freie Radikale abgefangen und Schäden an den Zellmembranen, der DNS und an den Mitochondrien vermieden werden. Das ist die wissenschaftliche Erklärung für die Anti-Aging-Wirkung von Knoblauch.

Allicin hat auch eine anti-fungiale, anti-bakterielle und anti-virale Wirkung. Viren und Bakterien können Entzündungen in den Blutgefäßen und am Herzen hervorrufen. Dazu genügen schon Parodontitis-Erreger, die man in den Plaques von Herzkranzgefäßen nachweisen konnte. Auch Chlamydien, Borrelien, Herpesviren und andere pathogene Keime können Entzündungen in Arterien und Venen verursachen.

Roberto Corrocher und seine Kollegen von der Universität Verona haben entdeckt, dass der Zytomegalie-Virus, der zur Gruppe der Herpes-Viren gehört, eine Autoimmunreaktion hervorrufen kann. Antikörper, die auf das Virus spezialisiert sind, docken auch an Endothelzellen an. Diese kleiden die Innenwände der Blutgefäße aus. Damit aktivieren sie bestimmte Gene, die dann zum Absterben der Zellen führen. Darüber hinaus aktivieren die Zytomegalie-Antikörper Gene, die eine Schlüsselrolle in der Entstehung von Arteriosklerose spielen, darunter solche, die Entzündungsprozesse auslösen.

Allicin kann sich noch weiter in andere Verbindungen umwandeln. Dadurch können sogenannte Ajoene entstehen. Dieser Wirkstoff hat eine anti-thrombotische Eigenschaft. Dadurch wird die Bildung von Blutgerinnseln gehemmt.

Wenn Knoblauch frisch geschnitten oder gepresst wird, bildet sich auch Schwefelwasserstoff. Laut einer Studie am *Cardiovascular Research Center und der University of Conneticut School of Medicine* entspannt dieser die Blutgefäße. Somit fließt mehr Blut durch sie hindurch und der gesamte Körper wird besser mit Sauerstoff versorgt.

Knoblauch senkt erfreulicherweise auch die Blutfettwerte. Das Verhältnis vom HDL- zu LDL-Cholesterin wird durch das Lauchgewächs signifikant verbessert. Auch das ist durch klinische Studien nach streng wissenschaftlichen Methoden belegt. So konnten die Gesamtcholesterinwerte um durchschnittlich 12 bis 15 Prozent gesenkt werden. Die „schlechten" LDL-Werte reduzierten sich im Mittelwert um 13 Prozent. Das „gute" HDL wurde um 14 Prozent gesteigert. Da Knoblauch sehr viele Radikalfänger enthält, wird die Oxidation des Cholesterins stark eingedämmt. Die Summe dieser positiven Eigenschaften bewirkt, dass Knoblauch in der Prävention und Therapie von Arteriosklerose das Mittel der Wahl ist.

Die Inhaltsstoffe des Knoblauchs

Wie bereits erwähnt enthält Allium sativum 33 verschiedene Sulfurverbindungen. Schwefel ist wichtig für zahlreiche Stoffwechsel- und Entgiftungsprozesse. Ferner wird Schwefel in die unterschiedlichsten körpereigenen Stoffe eingebaut. Beispielsweise in Antikörper, Enzyme, ins Bindegewebe und in den Gelenkknorpel. Ebenso spielt Sulfur eine wichtige Rolle beim Haar- und Nagelwachstum, für die Haut und bei der Wundheilung. Alle Lauch- und Kohlgewächse sind schwefelhaltig, daher der penetrante Geruch. Für Menschen, die die gesundheitlichen Vorteile des Schwefels nutzen möchten, aber mit dem Geruch große Schwierigkeiten haben, ist MSM ein hervorragendes Nahrungsergänzungsmittel.

Das steht für Methylsulfonylmethan. Das weiße Pulver ist nahezu geruchslos, lediglich etwas bitter, was man aber in der Kapsel gar nicht spürt. Viele Umweltmediziner setzen MSM bei Patienten zur Entgiftung ein. Auch bei Gelenkbeschwerden, Allergien, Muskelschmerzen und Hauterkrankungen ist die Schwefelverbindung hervorragend. Aber zurück zum Knoblauch und seinen Inhaltsstoffen. Man findet Vitamine, Enzyme, Flavonoide, Proteine sowie Mineralstoffe und Spurenelemente wie Kalzium, Phosphor, Kalium, Natrium, Magnesium, Eisen, Bor, Kupfer, Zink, Jod, Mangan, Molybdän, Lithium und Selen. Knoblauch hat sogar die höchste Selen-Konzentration, die je bei Nahrungspflanzen festgestellt wurde. Auch das ist gut für das Herz, wie Sie im entsprechenden Kapitel über Selen nochmal explizit nachlesen können.

Ebenso ist Knoblauch auch eine der besten Quellen für Germanium. Dieses seltene Spurenelement veranlasst die Produktion von Interferon und erhöht die NK-Aktivität. Das heißt, Germanium aktiviert spezielle Makrophagen – die Natural-Killer-Zellen. Deswegen mögen Krebszellen auch keinen Knoblauch!

Knoblauchfahne – nein danke!

Alles wunderbar! Macht man sich die Vorteile dieser Wunderknolle bewusst, möchte man diese am liebsten morgens, mittags und abends essen. Wenn da nicht die penetranten Ausdünstungen wären… Knoblauch macht einsam!

Es gibt jedoch ein paar überlieferte Lebensmittel, die den Geruch etwas eindämmen können. Dazu gehören stark chlorophyllhaltige Pflanzen wie Spirulina, Chlorella und Petersilie. Auch Kardamon, Milch und Zitrone werden als Gegenmittel gegen den Knoblauchgeruch empfohlen. Laut Sternekoch Alfons Schuhbeck ist Ingwer in der Lage, die Geruchsbelästigung von Allium sativum abzupuffern. In manchen Gegenden wird ein uraltes, traditionelles Rezept überliefert, das zwar fast 100 Prozent Wirkung, aber nur ungefähr 5 Prozent Geruchsbelästigung zur Folge hat. Damit kann man sehr lange leben.

Gefäß-Reinigungskur mit Knoblauch, Ingwer und Zitrone
(aus: „Es geht um Ihr Blut" von Jean-Claude Alix)
Zutaten:
40 geschälte Knoblauchzehen
20 dünne Ingwerscheiben
4 ungespritzte, ungeschälte Biozitronen
1 Eßlöffel Olivenöl

1. Alles klein schneiden und im Mixer mit ¼ l Wasser zu Brei pürieren
2. ¾ l Wasser dazu gießen
3. 1 Std. stehen lassen
4. Ganz kurz aufkochen
5. Abseihen, in ½ L.-Flaschen füllen, kühlen
6. 2-mal am Tag ein Schnapsglas auf leeren Magen trinken

mindestens 3 Wochen durchhalten!

Das Knoblauchgetränk reinigt die Gefäße von vielen Ablagerungen/Verkalkungen. Sie können besser sehen, besser hören, besser denken!

Wem dieser Aufwand der Zubereitung zu groß ist, der kann auf das Bio-Fertigprodukt *Knobivital* zurückgreifen.

Nach den vielen Fakten, Studien, Inhaltsstoffen und medizinischen Zusammenhängen tut zum Abschluss des Kapitels noch ein beeindruckender Erfahrungsbericht gut. Er stammt aus dem Buch „Kräutergold" von M. Lassel. Dort berichtet der Autor über folgenden interessanten Fall:

Vor einigen Jahren kam ich zufällig mit einer Bahnbeamtenfrau über den Knoblauch zu sprechen. Sie erzählte mir ihre wunderbare Erfahrung, die sie mit dem Knoblauch machen konnte, und sagte mir: *„Sehen Sie, ich hatte so dickes Blut, dass es kaum noch fließen konnte. Ich ließ den Arzt holen und er wandte bei mir alles an, was er an besonders gut wirkenden Mitteln hatte. Aber alles war vergebens. So sah ich mein Lebensende vor mir. Zu guter Letzt erinnerte ich mich, dass meine Mutter gegen dickes Blut Knoblauch gebrauchte. Ich griff auch zu diesem Mittel und aß den Knoblauch roh, so viel ich vertragen konnte. Auf den Knoblauchgenuss hin war ich in drei Tagen so gesund, dass ich mein Bett verlassen konnte. Seitdem bin ich wohlauf, als wäre ich nie krank gewesen. Deshalb verwende ich für mich und meine Familie Knoblauch. In meiner Küche fehlt er nie. Über meine Erfahrung wunderte sich mein Hausarzt sehr und gebrauchte nun auch den Knoblauch stets für sich."*

Mein Rat: Übertreiben Sie es nicht mit der schwefelhaltigen Knolle. Beim Verzehr großer Mengen sind Magen- und Darmverstimmungen möglich. Wenn massiv durch die antibiotische Wirkung Bakterien und Viren abgetötet werden, geben diese ihre Stoffwechseltoxine frei. Das kann unter Umständen sehr unangenehm sein. In der Medizin ist das als „Herxheimer Reaktion" bekannt. Heilerde, medizinische Kohle und Chlorella können diese Giftstoffe gut binden und ausleiten.

Wenn Sie unter zu niedrigem Blutdruck leiden, sollen Sie Knoblauch auch sehr sparsam dosieren. Wenn Sie blutdrucksenkende oder blutgerinnungshemmende Medikamente nehmen, sollten Sie beim Arzt öfters ihre Werte überprüfen lassen. Möglicherweise können Sie die Pharmazeutika nach Absprache mit ihm langsam ausschleichen.

Meereskiefernrindenextrakt (Pycnogenol®) für ein gesundes Herz-Kreislaufsystem

Rindenextrakte wurden bereits von Hippokrates (400 vor Christus), dem Begründer der abendländischen Medizin, und ebenfalls von Hildegard von Bingen (1098 – 1179) in der medizinischen Behandlung von Entzündungen eingesetzt. Medizinisch genutzt wird vor allem die Rinde der Meereskiefer in Form eines Extrakts wegen seiner äußerst hohen Schutzwirkung gegenüber Freien Radikalen. Die heilende Eigenschaft der Meereskiefer wird durch eine überlieferte Geschichte aus dem Jahre 1534 bestätigt: Der französische Entdecker und Seefahrer Jacques Cartier führte eine Expedition auf dem Sankt-Lorenz-Strom in Kanada. Dabei wurde sein Schiff vom Eis eingeschlossen. Cartier und seine Mannschaft waren gezwungen sich nur von gesalzenem Fleisch und Keksen zu ernähren. Die Cartier-Mannschaft begann, aus heutiger Sicht, Anzeichen und Symptome von Skorbut zu entwickeln und wurde krank.

Damals war die Ursache für Skorbut noch unbekannt. Heute wissen wir, dass bei dieser Mangelerkrankung Schutzstoffe, hauptsächlich Vitamin C und sekundäre Pflanzenstoffe wie OPC, fehlen. Diese stabilisieren die kollagenen Fasern von Blutgefäßen. Bei einem Mangel dieser Stoffe kommt es zuerst zu Zahnfleischbluten und später zu inneren Blutungen. Cartier und die Mitglieder seiner Mannschaft hatten Glück. Sie trafen auf einen Indianer, der ihnen zeigte, wie man einen Tee aus der Rinde und Nadeln der Kiefern herstellt. Mit diesem Tee überlebten Cartier und seine Mannschaft. Es lag wohl weniger am hitzeempfindlichen Vitamin C, sondern an den gefäßschützenden oligomeren Procyanidinen (OPC). Diese kommen auch in roten Trauben sowohl in den Kernen, als auch in den Schalen vor. Allerdings ist die Wirkung des Kiefernrindenextraktes um ein Vielfaches stärker.

Seit einigen Jahren gibt es in Europa einen standardisierten, hochwirksamen Extrakt aus der Meereskiefer, der Pycnogenol genannt wird. Er wird aus der Rinde von 30 bis 50 Jahre alten Pinien extrahiert, die

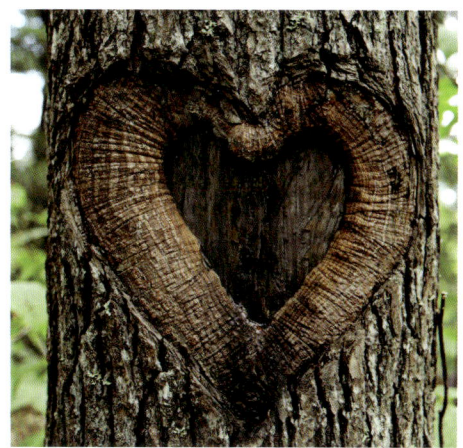

angepflanzt, kultiviert und zur Holzproduktion gefällt wurden. Die Rinde wird dabei mit einem Gemisch aus Wasser und Alkohol extrahiert, wie dies auch für alle anderen Pflanzenextrakte üblich ist. Aus 1.000 kg (1 Tonne) Kiefernrinde wird dann 1 kg Pycnogenol extrahiert. Der Extrakt ist ein 100 Prozent wasserlösliches, dunkel-rötliches Pulver mit einem stark herben Geschmack, und es wirkt adstringierend, ähnlich wie die Polyphenole und Tannine in trockenen Rotweinen.

Bisher wurden bereits 350 wissenschaftliche Artikel über Pycnogenol veröffentlicht, davon sind 290 der aufgeführten Artikel in der größten medizinischen Datenbank der Welt (PubMed) gelistet und abrufbar.

Der Extrakt aus der Meereskiefer wurde in mehr als 130 klinischen Studien mit mehr als 10.000 Patienten weltweit untersucht. 95 Prozent der Forschung und aller wissenschaftlichen Studien rund um Kiefernrindenextrakte wurden mit dem

Qualitätsprodukt Pycnogenol durchgeführt. Viele dieser Studien haben gezeigt, dass der Rindenextrakt dazu beitragen kann, bestimmte Risikofaktoren für die Entwicklung von Herz-Kreislauf-Erkrankungen zu reduzieren.

Der Wirkstoff kann den Blutdruck normalisieren, die Aktivität der Blutplättchen verbessern, die Blutfettwerte senken und die Blutzucker-Werte positiv beeinflussen. Eine stetig steigende Zahl klinischer Studien zeigt, wie wirksam der Kiefernrindenextrakt Gefäßerkrankungen in Schach zu halten vermag. Damit kann man mit diesem Naturstoff die wesentlichen Ursachen von Herz-Kreislauferkrankungen eliminieren.

Pycnogenol senkt Bluthochdruck

In den meisten Fällen geht ein erhöhter Blutdruck auch mit einer Beeinträchtigung der Endothelfunktion der Blutgefäße einher. Die Folge ist, dass sich unsere Blutgefäße nicht mehr ausreichend weiten können und daher zu eng sind, wodurch der Druck in den Gefäßen steigt.

Der Rindenextrakt kann diese eingeschränkte Endothelfunktion bei Bluthochdruck-Patienten wieder verbessern, so dass sich die Gefäße wieder besser weiten können und so der erhöhte Blutdruck sinkt. Dabei müssen Menschen, die einen normalen Blutdruck haben, allerdings keine Angst haben, dass ihr Blutdruck durch die Einnahme des Extraktes unter das normale Maß fällt. Denn, ist die Fähigkeit der Gefäße sich zu weiten und

sich zu verengen, normal, so kommt es durch Pycnogenol nicht zu einer weiteren Gefäßerweiterung, damit auch nicht zu einer Blutdrucksenkung bei Menschen mit einem normalen Blutdruck.

Die Wirkung der Meereskiefer wurde auch untersucht in einer doppelblinden, placebo-kontrollierten, Crossover-Studie mit Patienten mit moderat erhöhtem Blutdruck von 140 zu 90 mmHG, die noch keine blutdrucksenkenden Medikamente einnahmen. Die Einnahme von Pycnogenol allein über einen Zeitraum von acht Wochen zeigte eine deutliche Senkung des systolischen Blutdrucks auf 132 mmHg. Auch der diastolische Wert ging leicht zurück.

Pycnogenol reduziert Entzündungen

In diesem Buch war schon des Öfteren von der Gefahr die Rede, welche von chronischen Entzündungen ausgeht. Blutgefäße und auch das Herz selbst können geschädigt werden. Im Blut kann man verschiedene Entzündungsparameter messen. Ein häufig bestimmter Wert ist das C-reaktive Protein (CRP). Es ist ein Protein des Immunsystems, welches in der Leber gebildet und ins Blut abgegeben wird. CRP gehört zu den Akut-Phasen-Proteinen, deren Blutkonzentrationen im Rahmen entzündlicher (infektiöser und nichtinfektiöser) Erkrankungen vor allem bei bakteriellen Infektionen ansteigen. CRP ist aber auch ein unspezifischer Entzündungsparameter, der unter anderem zur Beurteilung des Schweregrades entzündlicher Erkrankungen verwendet wird. CRP kann auch bei Rauchern oder Ausdauersportlern erhöht sein und eine chronische „stille" Entzündung anzeigen.

Im Jahr 2003 wurden die CRP-Blutplasmawerte vom US-amerikanischen CDC als ein zusätzlicher Marker für die Beurteilung des Risikos für Herz-Kreislauf-Erkrankung bei ansonsten gesunden Patienten empfohlen. Als normal gelten bei gesunden Erwachsenen Werte bis 1 mg/dl.

Bereiche für CRP-Werte im Blut:
- 1 - 5 mg/dl: leichte oder lokale oder chronische Entzündungen.
- > 5 mg/dl: schwere Entzündungen
- > 10 mg/dl: schwere Entzündungen und Erkrankungen.

Leicht erhöhte CRP-Werte kommen auch häufig bei Bluthochdruckpatienten vor und zeigen an, dass die Blutgefäße dauerhaft einer chronischen Entzündung ausgesetzt sind. Durch die Gabe von Pycnogenol konnte dieser kardiovaskuläre Risikofaktor (CRP) deutlich reduziert werden. Der CRP-Wert sank in der Gruppe, die den Extrakt aus der Kiefernrinde bekamen, vom Anfangswert 2,2 auf 1,1 mg/dl nach sechs Monaten. Sowohl die Arterien als auch die Venen sind in einer besseren Verfassung, wenn Sie regelmäßig Pycnogenol nehmen.

Insgesamt gesehen ist es wohl der umfassendste Schutzstoff für das Herz, da der Extrakt auf mehreren Ebenen wirkt, wie die nachfolgende Tabelle zeigt.

Pycnogenol bietet einen ernährungsphysiologischen Ansatz zum gleichzeitigen Schutz des Herz-Kreislauf-Systems vor den Hauptrisikofaktoren.

1. **Blutdruck**
   Verbesserung der endothel vermittelten Gefäßerweiterung

2. **Entzündungen**
   Reduktion von Entzündungsparametern wie wie CRP, COX-1, COX-2, 5-LOX, Nf-Kappa B

3. **Blutfettwerte**
   Senkung von LDL- und Gesamtcholesterin

   Steigerung des guten HDL-Cholesterins

   Schutz des LDL-Cholesterins vor der Oxidation

4. **Blutfluss**
   Verbesserung des Blutflusses

   Reduktion der Blutplättchenaktivität (Hemmung der Thrombozytenaggregation)

   Reduktion des Thromboserisikos

5. **Blutzuckerwerte**
   Senkung der Blutzuckerwerte (Hemmung der alpha-Glucosidase)

Das beste Gewürz für Ihr Herz: Cayenne

„Wenn ich nur ein Kräutermittel auf eine einsame Insel mitnehmen könnte, wäre es Cayenne!"

Uwe Karstädt, Heilpraktiker

Jeder kennt Cayenne als scharfes Gewürz. Die wenigsten Menschen ahnen, dass es ein hervorragendes Mittel für das Herz ist. Herzpatienten sollten Cayenne am besten immer bei sich haben. In der medizinischen Nationalbibliothek der USA sind dazu mehr als 3000 wissenschaftliche Studien gelistet, die den Gebrauch von Cayenne als Prävention und zum Kurieren von Beschwerden beschreiben. Führende Heilkundige in den USA halten Cayenne für das wirkungsvollste Herzmittel des gesamten Pflanzenreiches. Es wirkt als Beschleuniger und Verbesserer biochemischer Funktionen und unterstützt bei gleichzeitiger Einnahme die Wirkung anderer Kräuter und Heilpflanzen.

Cayenne kann den Stoffwechsel fördern und die Peristaltik des Darmes unterstützen, vor allem in Kombination mit Ballaststoffen. Es hilft sowohl bei der Resorption der Nahrung als auch bei der Ausscheidung. Dieser Umstand ist umso wichtiger, als unser Verdauungssystem die wichtigste Rolle bei der Aufrechterhaltung der mentalen, seelischen und körperlichen Gesundheit spielt - denn über den Stoffwechsel werden Gehirn, Drüsen, Muskeln und jeder andere Körperteil mit Nährstoffen versorgt. Man weiß von Cayenne, dass es Fehlleistungen des Herzens schnell und wirksam harmonisiert. Das scharfe Gewürz gleicht den Blutdruck aus und verbessert die Blutfunktionen.

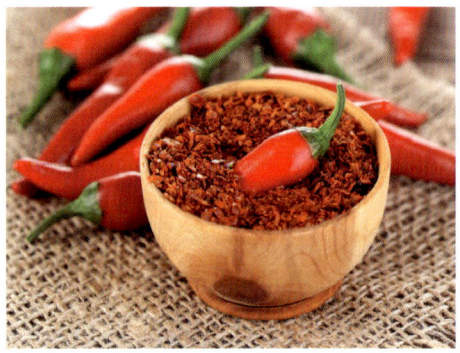

Cayenne ist der natürliche Blutverdünner

Menschen, die schon einmal einen Herzinfarkt oder Schlaganfall hatten, müssen meist Antikoagulantien einnehmen. Dabei handelt es sich um Medikamente zur Hemmung der Blutgerinnung. Umgangssprachlich nennt man diese Arzneimittel auch Blutverdünner. Das ist natürlich nicht richtig, denn das Blut wird nicht verdünnt, sondern es wird in erster Linie fließfähiger. Mittel wie das bekannte Marcumar sollen Thrombosen und damit einen neuen Infarkt verhindern. Auch bei manchen Herzrhythmusstörungen oder nach Operationen und bei Bettlägerigkeit werden diese Medikamente häufig eingesetzt. Viele Herzpatienten nehmen Aspirin. Es reizt bekanntermaßen die Magenschleimhaut, so dass Magen-Darm-Beschwerden die Folge einer regelmäßigen Einnahme von Aspirin sein können. Die schulmedizinischen Lösungen zur Blutverdünnung wie Marcumar oder Aspirin sind wegen der Nebenwirkungen nicht wirklich zufriedenstellend. Eine naturheilkundliche Alternative bzw. Begleittherapie, die wenigstens eine geringere Arzneimitteldosis nach sich ziehen könnte, bietet Cayenne mit seinem Hauptwirkstoff Capsaicin. Schon im Jahre 1985 untersuchten Wissenschaftler vom Taiwaner China Medical College in Zusammenarbeit mit der National Taiwan University die antithrombotischen („blutverdünnenden") Fähigkeiten von Capsaicin an Mäusen. In ihrer Studie verglichen sie die blutverdünnende Wirkung des Capsaicins mit derjenigen von Aspirin bzw. Indometacin (einem Entzündungshemmer, der häufig bei Arthritis verabreicht wird). Das Ergebnis war äußerst positiv. Thrombosen konnten verhindert werden. Die Blutgerinnung wurde im Gegensatz zu herkömmlichen Mitteln (Cumarinderivate) nicht negativ beeinflusst.

Wirkungen von Cayenne

- harmonisiert niederen sowie hohen Blutdruck
- verbessert die Durchblutung aller Organe
- wirkt äußerlich angewendet schmerzstillend
- kann bei Herzrhythmusstörungen helfen
- gute Erfahrungen bei Angina Pectoris
- hilft bei inneren und äußeren Blutungen
- kann bei einem akuten Herzinfarkt lebensrettend sein
- hat auch schon bei Tinnitus geholfen

Im deutschsprachigen Raum wurde Cayenne durch das Buch „Die 7 Revolutionen der Medizin" von Uwe Karstädt bekannt. Er schreibt darin: *„Cayenne bewegt Ihr Blut, und zwar sofort! Nehmen Sie ein paar Tropfen einer guten Tinktur auf die Zunge! Sie spüren die Wirkung augenblicklich, in Sekunden, nicht erst nach ein paar Stunden oder Tagen. Deshalb ist Cayenne das Notfallmittel für Kreislaufkollaps, Angina Pectoris, Herzinfarkt und Schlaganfall. Cayenne reguliert den Herzrhythmus, ganz gleich, ob er zu schnell, zu langsam oder unregelmäßig ist. Um das zu verstehen, muss man wissen, was ein Herz dazu bringt, schneller zu schlagen als die normalen 60 bis 70 Schläge pro Minute beim Erwachsenen. Wenn das Blut zu dickflüssig ist, muss das Herz sich mehr anstrengen. Das ist, als wenn Sie Honig anstelle von Wasser durch einen Gartenschlauch pumpen wollen. Die Pumpe braucht mehr Kraft und eine höhere Umdrehungszahl. Das Gleiche gilt fürs Herz… Sie können Ihr Herz unterstützen, indem Sie die Blutgefäße erweitern und das Blut verdünnen. Cayenne bewirkt beides. Darüber hinaus müssen Sie das Herz mit guten Nährstoffen und Sauerstoff versorgen. So stärken Sie diesen immerfort arbeitenden Muskel. Wie schaffen Sie das? Verbessern Sie Ihre Blutzufuhr! Für diesen Zweck ist Cayenne das stärkste Mittel, das uns die Natur gegeben hat."*

Nicht nur das Herz – jedes Organ arbeitet besser, wenn es besser durchblutet wird: Leber, Nieren, Gehirn, Verdauungsorgane etc. Ohne ausreichenden Blutfluss leidet jede Zelle unter Mangel. Menschen, die schon mal einen Herzinfarkt oder Schlaganfall hatten, sollten täglich einige Tropfen Cayenne-Extrakt (Sandocayenne) nehmen. Am besten zwei bis fünf Tropfen an herzhafte Speisen geben. Für Menschen, die scharfes Essen überhaupt nicht mögen, gibt es auch Cayenne-Kapseln.

Hildegard-Medizin

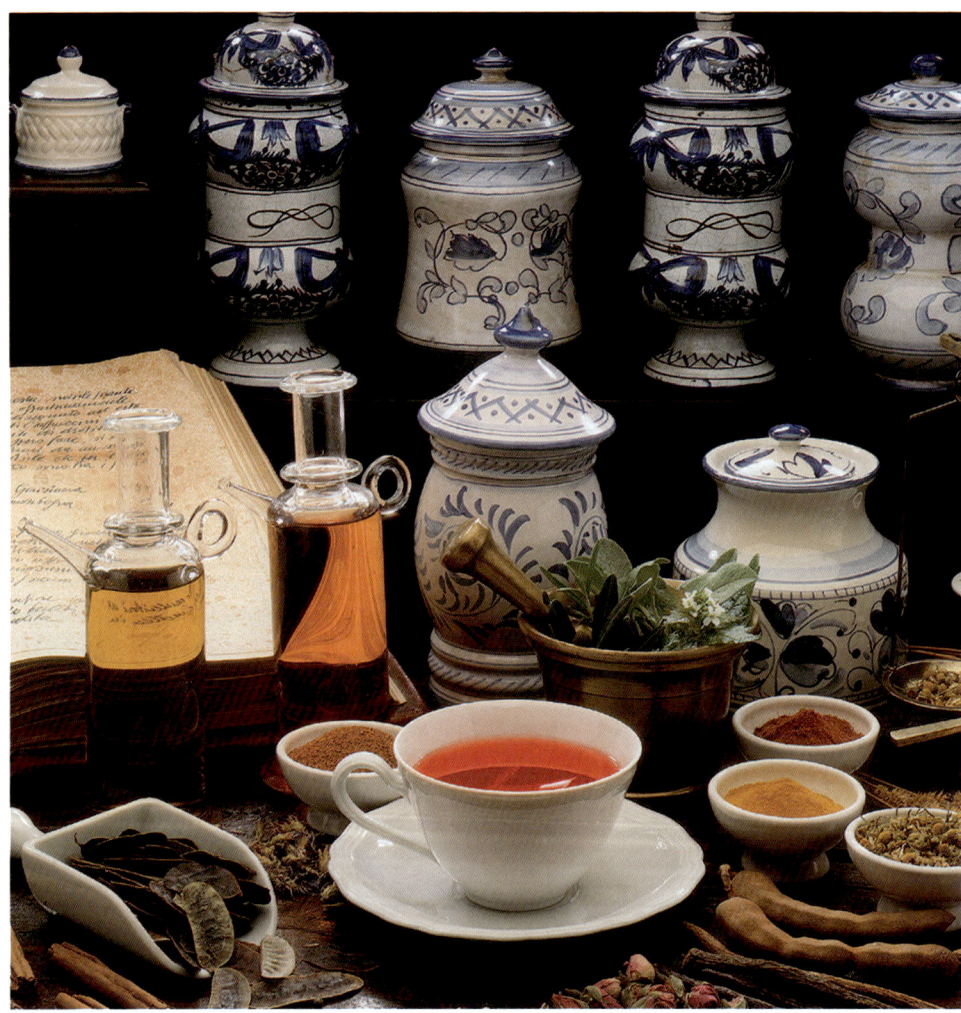

Hildegard-Medizin wurde als Begriff von den Ärzten Gottfried Hertzka und Wighard Strehlow geprägt, die auf der Grundlage der Heilverfahren der Äbtissin eine Sammlung von Arzneimitteln zusammenstellten. Unter den vielen Rezepturen sind zwei, die für Herzpatienten besonders Interessant sind: Herzwein und Galgant.

Hildegard von Bingen wurde 1098 geboren und hatte bis zu ihrem Tode im Jahre 1179 nicht nur Klöster gegründet und geleitet, sondern auch ein umfangreiches literarisches Werk verfasst. Dieses enthielt auch einige Bücher zur Natur- und Heilkunde, nämlich die *Physica*, in der sie die Heilkräfte von Pflanzen, Elementen, Flüssen, Mineralien und Tieren beschreibt, sowie die *Causae et curae*, die man als eine Pathologie und Physiologie des Menschen bezeichnen könnte.

Allen Schriften der Hildegard von Bingen gemeinsam ist ihr ganzheitliches Bild der Welt. Schon vor über 800 Jahren kannte sie die psychosomatischen Zusammenhänge zwischen seelischem und körperlichem Befinden. Ihrer Ansicht nach entstehen Krankheiten dann, wenn der Mensch nicht mit Gott und der Welt im Einklang ist. Eine Meinung, die sie in dieser oder ähnlicher Form mit vielen heute wieder aktuellen Heilverfahren teilt.

GALGANT

Galgant *(Alpinia officinarum)* ist, botanisch gesehen, eng mit dem Ingwer verwandt, der dieser Pflanzenfamilie auch ihren Namen Ingwergewächse gegeben hat.

Ursprünglich in Thailand und Südkorea heimisch, wird der Galgant heute im gesamten indonesischen Raum, in Japan, in Ostindien und sogar in Mittelamerika auf den Antillen kultiviert. Der ausdauernde, dicke, kriechende Wurzelstock treibt aufrechte, bis zu zwei Meter hohe Stengel mit weißen, duftenden Blüten. Der Wurzelstock enthält ätherisches Öl und Harze (Galangol, Alpinol), die den scharfbitteren Geschmack bewirken. Außerdem ist Galgant reich an Bioflavonoiden.

In mindestens zehn Rezepturen von Hildegard befindet sich der Galgant als herzwirksamer Bestandteil. Am bekanntesten sind der Galganthonig und der Galgantwein. Galgant kann man als Pulver oder in Form von gepressten Pillen kaufen. Sie gehören in jede Hausapotheke. Man kann natürlich auch seine Speisen damit würzen. Die Schärfe erinnert an Ingwer, Cayenne oder scharfen Pfeffer.

Die Benediktiner-Äbtissin Hildegard von Bingen schreibt über das heilkräftige Gewürz: *„Wer im Herzen Schmerzen leidet und wem von Seiten des Herzens ein Schwächeanfall droht, der esse sogleich eine hinreichende Menge Galgant, und es wird ihm besser gehen. Galgant ist durchaus warm. In ihm ist keine Kälte, sondern Kraft."*

Der österreichische Naturheilkundler und Hildegard-Freund Helmut Posch stellt dazu fest: *„Das Erstaunliche ist, dass die offizielle Medizin überhaupt keine Ahnung hat, welche Heilkraft gegen Herzbeschwerden im Galgant steckt."*

Er verrät seinen Gedächtnistrick, wo der Galgant am besten einsetzbar ist: Schwindel, Schwäche, Schmerz. Und zwar immer dann, wenn diese Symptome mit dem Herzen zusammenhängen.

In seinem Büchlein „Was ist Hildegard-Medizin?" beschreibt der Österreicher die wundersamen Kräfte des Galgant so: *„Nicht nur die eigentlichen Herzschmerzen lassen sich mit Galgant glänzend beheben, sondern die noch häufigeren gastrokardialen Koliken: Man hat sich den Magen verdorben. Es tut sich etwas in der Magengrube. Nun kann eine Gallenkolik daraus* *werden oder ein Herzanfall. In beiden Fällen beseitigt Galgant, wenn man ihn gleich isst, den Zustand."*

Galgant ist ein preiswertes Mittel, das bei jeder Art von Herzschmerzen prompt helfen kann. Man lässt dabei eine Galganttablette langsam auf der Zunge zergehen. Das nimmt den Schmerz, lindert Angina Pectoris-Anfälle und behebt herzbedingte Schwächezustände. Betroffene sollten die Galganttabletten immer griffbereit haben. Wenn sich allerdings bei einem Herzschmerz nach fünf Minuten keine Besserung zeigt, sollte man das nicht auf die leichte Schulter nehmen. Hier sollte ein Arzt unbedingt die Ursache abklären.

Herzwein

Der Herzwein ist das zweite einfache und doch wirkungsvolle Mittel, um das Herz zu stärken. Hildegard schreibt darüber: *„Wer im Herzen oder in der Milz oder in der Seite Schmerzen leidet- der koche Petersilie in Wein, unter Zugabe von etwas Weinessig und reichlich Honig und seihe durch ein Tuch ab. Den so zubereiteten Herzwein trinke er oft, und es heilt ihn."*

Der Herzwein ist inzwischen recht bekannt und ein tausendfach bewährtes Basisherzmittel. Er wirkt herzstärkend und entwässernd. Rechtzeitig angewandt soll er vorzeitige Herzleiden verhindern und beginnende Herzbeschwerden völlig ausheilen. Sie können dieses wunderbare Hilfsmittel selbst herstellen. Alles, was Sie dazu brauchen, ist:

> 1 Liter Weißwein
> 1-2 Esslöffel Weinessig
> 250 g echten Bienenhonig
> 7 Stängel Petersilie, noch besser die Wurzeln von der krausen Petersilie
>
> Die Zubereitung ist einfach:
> Weißwein mit Essig und Petersilie in einem Topf bei geschlossenem Deckel zehn Minuten leicht köcheln lassen. Den Honig beifügen und nochmals fünf Minuten köcheln lassen. Dieser Absud wird abgeseiht, und dann gibt man den in Flaschen abgefüllten Herzwein in den Kühlschrank. Davon trinkt man 1-2 Schnapsgläser pro Tag.

Dr. Hertzka, der in seiner Praxis über Jahrzehnte Erfahrungen mit der Klostermedizin nach Hildegard gesammelt hat, gibt noch einige zusätzliche Tipps: *„Welchen Wein Du nimmst, ob roten oder weißen, bleibt sich gleich. Du musst nur die Reihenfolge einhalten: Der Honig kommt erst nach der ersten Abkochung dazu und muss auch mitgekocht werden. Habe keine Angst vor dem Kochen des Honigs! Wenn Du einmal Dein Herz spürst, nimm einen, zwei oder auch drei und mehr Esslöffel voll am Tag, und alles Herzstechen (durch Wetterumschwung oder nach Aufregungen) ist wie weggeblasen. Du brauchst keinesfalls kleinlich oder ängstlich zu sein, weil Du damit nie schaden kannst. Aber nicht nur bei leichten Initialschmerzen des Herzens, sondern auch bei richtigen Herzschwächen und sogar bei echten Herzleiden wirst Du Dir oft große Hilfe bringen mit diesem Petersilien-Honig-Herzwein, vielleicht sogar einmal Heilung."*

Strophanthin – ein wirkungsvolles Herzmittel droht in Vergessenheit zu geraten

Unter den vielen Heilpflanzen für das Herz hat Strophanthin, das aus einer afrikanischen Schlingpflanze isoliert wird, eine herausragende Bedeutung.

Über ein halbes Jahrhundert war es bis in die 1970er Jahre führend unter den Medikamenten für das Herz. Strophanthin reguliert den Blutdruck, hilft bei Herzrhythmusstörungen und Angina Pectoris. Die Heilpflanze ist optimal zur Vorbeugung und zur Akutbehandlung von Herzinfarkt. Die physiologischen Wirkungen sind sehr weitreichend:

Strophanthin

- aktiviert den Parasympathikus (wirkt entspannend)
- vermindert die Bildung von Stresshormonen
- fördert die Durchblutung des Herzmuskels
- verbessert die Fließfähigkeit des Blutes
- verbessert die Nutzung des Sauerstoffs im Gewebe
- beseitigt Übersäuerung des Herzmuskels
- wirkt leistungssteigernd
- verbessert das EKG
- verhindert Kaliumverlust
- verbessert die Oxidation von Fettsäuren und Milchsäure
- verhindert die Herzhypertrophie

So wie das Adonisröschen und Digitalis (Fingerhut) gehört auch Strophanthin zu den Herzglykosiden.

Wie Strophanthin entdeckt wurde

In der Geschichte der Medizin gibt es viele Errungenschaften, die einem „Zufall" zu verdanken sind. Penicillin und die Entdeckung der Röntgenstrahlen sind prominente Beispiele.

Der Botaniker Dr. Kirk nahm vor rund 150 Jahren an der Livingstone-Expedition in Afrika teil. In seinem Reisebeutel hatte er Samen der Schlingpflanze *Strophantus gratus* gesammelt. Die Eingeborenen im Sambesi-Gebiet stellten daraus ein Pfeilgift her. Dazu kochten sie die Pflanze auf, bis ein dickflüssiges Konzentrat entstand. Dr. Kirk hatte die Samen im gleichen Beutel aufbewahrt, indem sich auch seine Zahnbürste befand. Als er sich am Abend die Zähne putzte, bemerkte er, dass Spuren der Strophantuspflanze an seiner Zahnbürste hängen geblieben waren. Gleichzeitig stellte er fest, dass sich die wohltuende Veränderung auch in seiner Brust vollzog. Seine Herzschmerzen, die ihn aufgrund einer Malaria plagten, waren wie weggeblasen. Das verblüffte ihn derart, dass er die Samen mit nach England nahm.

Dort übergab er sie seinem Freund Dr. Fraser, einem berühmten Arzt und Phar-

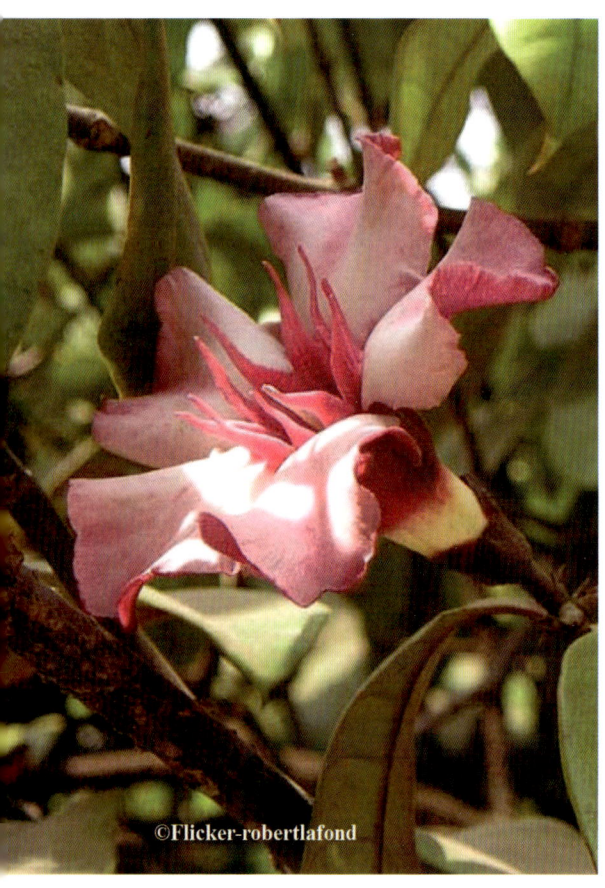
©Flicker-robertlafond

makologen. Dieser isolierte aus der Pflanze das Hauptalkaloid, das Strophanthin, genannt nach der Schlingpflanze mit dem Gattungsnahmen Strophantus gratus.

Dr. Fraser experimentierte über zehn Jahre mit Strophanthin, bevor er seine überzeugenden Ergebnisse veröffentlichte. Über Frankreich gelangte das wirkungsvolle Herzmittel dann nach Deutschland. Im Jahr 1896 wurde Strophanthin in das deutsche Arzneimittelbuch aufgenommen und von vielen Ärzten in Tropfenform angewendet.

Der Arzt Prof. Alfred Fraenkel begann 1904 damit, seinen Patienten das Heilmittel direkt in das Blut zu spritzen. Er bemerkte, dass er damit eine noch bessere Wirkung erzielte. Die intravenöse Applikation verhalf Strophanthin zu einem Siegeszug. Folglich wurde es in vielen deutschen Kliniken mit bestem Erfolg angewendet. **Über ein halbes Jahrhundert war es dann das führende Herzmittel in deutschen Kliniken**.

Prof. Dohrmann hatte im Zeitraum zwischen 1975 und 1987 im Westberliner Krankenhaus bei 98,5 Prozent seiner Patienten mit instabiler Angina Pectoris durch orales g-Strophanthin eine komplette Anfallsfreiheit erreicht. Mit oralem und intravenösem Strophanthin hatte er damals auch mit Abstand die weltweit beste Herzinfarkt-Überlebensrate erreicht.

Jetzt stellt man sich natürlich die Frage, warum Patienten heute kaum noch damit behandelt werden.

Warum Strophanthin in der Versenkung verschwand

Der Naturarzt Dr. von Rosen ist einer von rund 1.000 Ärzten, die das Wundermittel heute noch täglich in der Praxis anwenden. Er ist Leiter der Schlosspark-Klinik in Gersfeld. Mit seinen 76 Jahren ist er fast noch täglich in der Kurklinik. Dr. von Rosen ist im wahrsten Sinne des Wortes noch „fit wie ein Turnschuh". Er joggt regelmäßig und läuft einmal im Jahr einen Marathon. Mit 73 Jahren nahm er noch an einem Ultramarathon teil – dem 100 km-Lauf in Biel (Schweiz).

Im Juni 2013 veröffentlichte er einen Artikel über Strophanthin in der Zeitschrift Reform-Rundschau. Darin schreibt er über die Hintergründe des verschwundenen Herzmittels:

„Über viele Jahrzehnte wurde ein Medikament bei Millionen Patienten mit großem Erfolg eingesetzt, nicht nur in Deutschland, sondern weltweit. Ich selbst habe als junger Arzt in der Klinik fast jeden zweiten meiner Patienten damit behandelt. Es gab mit diesem Medikament Erfolgsgeschichten ohne Ende. Und dann dies. Man hört nichts mehr davon. Ärzte lächeln überlegen oder rümpfen die Nase, manche werden sogar aggressiv, wenn man sie vorsichtig auf dieses Medikament anspricht.

Man möchte es eliminieren. Es ist zu wirksam für die heutige Medizin- Gesundheits- und Krankheitsindustrie. Es schadet dem Geschäft. Denn der einzige echte Fehler dieses Medikaments ist: es ist zu billig. Es lässt sich nicht patentieren. Man kann damit kein Geld verdienen. Was zählt schon die Heilung von Patienten, wenn der Verdienst damit minimal ist.

Nun wollen Sie endlich wissen, worum es sich bei diesem Medikament handelt. Es ist Strophanthin, das wichtigste Herzmedikament des 20. Jahrhunderts bis ca. 1970. Dann wurde es verdrängt von einer mächtigen Pharmaindustrie und von willfährigen Ärzten, die sich vor den Karren der mächtigen Pharma-Riesen spannen ließen und später mit Vehemenz Strophanthin bekämpften und die teuren Ersatzmedikamente „in den Markt drückten".

Strophanthin ist sehr billig. Es lässt sich nicht patentieren, denn es wird aus einer Pflanze hergestellt. Es ist sehr wirksam. Aber wirksam und billig darf bei unserer heutigen „Geld ist alles"-Mentalität nicht sein. Also muss es eliminiert werden. Und das ist zu 99,9 % gelungen. Denn die heutigen Ärzte kennen es nicht mehr. Sie verachten es als Überbleibsel einer vergangenen, fast mittelalterlichen Zeit, und sie bekämpfen es als Relikt einer längst überholten Medizin.

Aber Ärzte sind uneinsichtig. Das haben sie tausendfach bewiesen. Denken wir an Semmelweiß, denken wir an die kriminelle Krebstherapie in der heutigen Zeit, denken wir an die rasante Zunahme der schweren chronischen Krankheiten in den letzten Jahrzehnten. Und eine Besserung ist nicht in Sicht. Es wird nur von Jahr zu Jahr schlimmer. Einsicht wächst häufig nur langsam und bei vielen Menschen wächst sie gar nicht.

Aber nun zum Wichtigen – der Wirkung von Strophanthin. Das Medikament wird aus dem Samen der afrikanischen Pflanze „Strophantus", aus der Familie der „Hundsgiftgewächse", gewonnen. Ein ähnlicher Stoff ist auch in der europäischen Pflanze „Adonisröschen" enthalten, das früher viele Ärzte als pflanzliches Herzmedikament eingesetzt haben, bis es von den synthetischen modernen Herzmedikamenten verdrängt wurde.

Die sogenannten wissenschaftlichen Studien zu Strophanthin sind alt und genügen nicht mehr den derzeitigen Anforderungen. Die hervorragenden Erfahrungen mehrerer Ärztegenerationen an vielen Millionen Patienten zählen heute nicht mehr viel. Die Statistik triumphiert und die heutigen Ärzte in ihrer Einfalt glauben der Statistik und den häufig manipulierten Pharmastudien mehr als der jahrzehntelangen Erfahrung. Strophanthin stärkt den Herzmuskel.

Häufig kann damit eine Herzschwäche, können Herzrhythmusstörungen und teilweise auch ein Bluthochdruck gebessert werden.

Die Wirkung ist teilweise grandios, wie ich es anhand einiger Beispiele demonstrieren möchte:

1) Meine 99-jährige Patientin wurde plötzlich verwirrt. Es war Hochsommer mit entsprechenden Temperaturen, und sie hatte vielleicht auch zu wenig getrunken. Beim Hausbesuch fand ich zudem starke Herzrhythmusstörungen. Ich injizierte Strophanthin viermal innerhalb einer Woche. Dann ging es ihr wieder gut. Zwei Wochen vor ihrem 100. Geburtstag traten die Herzrhythmusstörungen wieder auf, vielleicht als psychische Reaktion vor dem großen Ereignis. Diesmal genügten zwei Strophanthin-Injektionen, um den Herzschlag wieder zu normalisieren. Den 100. Geburtstag feierte die alte Dame souverän im Kreise ihrer großen Familie. Mit 101 Jahren ist sie friedlich ohne Herzschwäche und ohne weitere Herzrhythmusstörungen eingeschlafen.

2) Frau S. war 74 Jahre alt, als sie in unsere Behandlung kam. Sie hatte nur noch eine Herzleistung von 25 Prozent, blaue Lippen und Fingerspitzen und hatte große Mühe, Treppen zu steigen. In der Klinik hatte man ihr wenig Hoffnung auf eine Besserung gemacht. Wir begannen mit einer Serie von Strophanthin-Injektionen, verbunden mit einer intensiven Sauerstofftherapie.

Damit steigerte sich ihre Herzleistung bereits auf 35 Prozent, also schon eine gewaltige Verbesserung gegenüber dem Erstbefund. Wir gaben danach Herzmedikamente aus der Zelltherapiereihe, ähnlich der früheren Frischzellentherapie, die nur noch selten durchgeführt wird. Jetzt lag sie bei einer Herzleistung von 70 Prozent, die von Kardiologen natürlich auf die Einnahme von Betablockern, Kalziumantagonisten und ähnlichen modernen Medikamenten zurückgeführt wurde, die die Patientin aber von sich aus unter meiner Überwachung abgesetzt hatte.

Zusätzlich wurde ihr ein Herzschrittmacher eingesetzt, der ihre Situation nochmals leicht verbesserte und stabilisierte. Die Behandlung wurde vor drei Jahren durchgeführt. Der Patientin geht es gut. Sie kann ihre täglichen Arbeiten in Haushalt und Garten problemlos durchführen. Sportliche Hochleistungen will sie nicht mehr absolvieren. Sie ist mit dem derzeitigen Zustand sehr zufrieden. Hier war das Strophanthin sicherlich der Schlüssel zu einem guten Ergebnis der gesamten Herztherapie.

3) Ähnlich verhält es sich mit der dritten Patientin. Sie war allerdings schon über 90 Jahre alt und litt an einer unbeeinflussbaren Herzschwäche. Sie kam nur einen Tag zur Untersuchung und ließ sich das Medikament verschreiben.

Zu Hause fand sie eine vernünftige Ärztin, die sich mit meiner telefonischen Unterweisung an die harmlosen Strophanthin-Injektionen wagte, obwohl sie anfangs aus lauter Unkenntnis große Bedenken wegen dieser „ungewöhnlichen" Therapie hatte.

Der alten Dame geht es gut. Circa alle sechs Monate bekommt sie eine Serie dieser wertvollen Injektionen.

Damit hat sie eine hohe Lebensqualität und ist im Rahmen ihrer altersgemäßen Bedürfnisse voll leistungsfähig. So hat sie inzwischen mit dieser „unwirksamen und überholten" Therapie zwei weitere Lebensjahre gut überstanden.

Diese Liste an hervorragenden Wirkungen unseres „Wundermedikamentes" ließe sich beliebig fortsetzen. Denn wir benutzen Strophanthin täglich und raten vielen unserer herzkranken Patienten zu einer derartigen Behandlung. Nach einer Injektionsserie steigen wir auf Strophanthin-Tropfen um, die häufig auch ausreichend wirken. Gelegentlich hilft sogar die homöopathische Zubereitung in der Potenz D4. Dann kann es von dem Patienten direkt ohne Rezept in der Apotheke bezogen werden. Denn die Injektionen und die normalen Strophanthin-Tropfen sind rezeptpflichtig und werden deswegen sogar von den Krankenkassen bezahlt.

Es steckt schon eine gewaltige Schizophrenie in unserem gesamten Medizinsystem. Ob es Strophanthin in absehbarer Zeit schafft, wieder in die Verordnung der Ärzteschaft zu kommen, ist fraglich. Denn es ist viel zu billig und hat viel zu viele Gegner.

Das „Establishment" und der „Mainstream" sind gegen Strophanthin. Aber auch große Teile unserer Bevölkerung trauen eher einem teuren Medikament und glauben, dass ein billiges nicht viel taugen kann. Mit Vernunft ist es schwer, dagegen anzugehen. Oft zwingt uns erst die Not zum Nachdenken und zur Veränderung. So lange werden wir vermutlich auch auf Strophanthin warten müssen.

Dr. med. von Rosen

Wie Sie als Herzpatient zu Strophanthin kommen

Ihr Hausarzt oder Kardiologe hat in der Regel weder Wissen über noch Erfahrung mit Strophanthin. Nachdem, was er an der Uni gelernt hat, hält er das Mittel für „Dinosaurier-Medizin". Wenn Sie ihn danach fragen, wird er mit großer Wahrscheinlichkeit davon abraten oder Strophanthin sogar als gefährlich darstellen.

Wie Dr. von Rosen dargelegt hat, ist es in der Tat gefährlich – für die Pharma-Industrie. Herz-Kreislauf-Leiden verursachen in Deutschland jährlich Kosten von über 37 Milliarden Euro. Wo kämen wir denn hin, wenn man mit Ernährungsumstellung, Gewichtsabnahme, Bewegung, Vitalstoffen und nicht patentierbaren Heilpflanzen die Kosten drastisch senken würde?

Wenn Sie als Herzpatient eine Strophanthin-Therapie machen möchten, gibt es zwei Möglichkeiten:

1) Sie besorgen sich in der Apotheke ein frei verkäufliches homöopathisches Mittel.
2) Wenn Sie lieber ein verschreibungspflichtiges, allopathisches Mittel oder Injektionen möchten, dann suchen Sie sich einen Arzt, der mit Strophanthin Erfahrung hat.

Zu 1)
Zur Vorbeugung und für leichte Herzerkrankungen reicht erfahrungsgemäß die homöopathische Form aus. Sämtliche homöopathische Strophanthin-Präparate sind apothekenpflichtig, aber frei verkäuflich. Die meisten Hersteller verwenden die Potenz D_4. Das ist eine Verdünnung von 1:10.000. Zu dem Mittel *Strophactiv* des Herstellers Magnet Acitv gibt es sogar eine Studie, wo die Wirkung per EKG nachgewiesen wurde.

Weitere homöopathische Mittel:
- *Strophantus* (Fa. Hevert)
- *Aurum Strophantus* (Fa. Wala)
- *Habstal-Cor N*
  (Fa. Steierl-Pharma GmbH)

Letzteres ist ein Kombipräparat, das unter anderem auch noch Crataegus (Weißdorn) und Digitalis purpurea D_2 enthält. Ärzte und Heilpraktiker, die mit Strophanthin Erfahrung haben, sagen, dass die homöopathische Aufbereitung für ca. 70 Prozent der Herzpatienten ausreichend ist.

Der Arzt Markus Peters, Autor des Buches „Gesundmacher Herz" setzt homöopathisches Strophanthin auch mit Erfolg bei Nebennierenschwäche, chronischer Erschöpfung und Burnout ein. Bei diesen und bei Herzerkrankungen macht natürlich immer die Kombination mit Vitalstoffen wie Q10, L-Carnitin, Vitamin D_3 und so weiter Sinn.

Zu 2)
Hier ist die große Herausforderung, einen Arzt zu finden, der damit Erfahrung hat. Auf der Webseite: www.strophantus.de finden Sie einen kundigen Arzt. Wenn er Ihnen ein Rezept verschreibt, senden Sie dieses dann an eine Apotheke, die Tropfen oder magensaftresistente Kapseln herstellen (Adressen siehe Anhang).

Da Strophanthin im Deutschen sowie auch im Europäischen Arzneibuch zur Behandlung von Herzinsuffizienz eingetragen ist, sind alle verschreibungspflichtigen Präparate voll kassenerstattungspflichtig - zumindest wenn sie bei der zugelassenen Indikation verschrieben werden.

Das sagen Experten und Ärzte über Strophanthin

„Strophanthin ist der ideale Berührungspunkt zwischen reiner Schulmedizin und sogenannter Alternativmedizin. Die therapeutischen Ergebnisse des oralen, aber auch des intravenös gegebenen Strophanthins lassen die Ergebnisse aller herkömmlichen Medikamente regelrecht verblassen .Mittlerweile deuten eine ganze Reihe von Studien darauf hin, dass sich mit oral einzunehmenden Strophanthin die Zahl der insbesondere tödlichen Herzinfarkte und der Angina pectoris-Anfälle tatsächlich auf nahezu null reduzieren ließe, und dies so gut wie nebenwirkungsfrei. Das vermag kein anderes Mittel auch annähernd zu leisten!"

Rolf Jürgen Petry / Buchautor: Strophanthin - Die Lösung des Herzinfarkt- Problems

„Strophanthin wirkt herzspezifisch. Es stützt die Herzfunktion in ihren verschiedenen Qualitäten optimal und wird in dieser präventiv und therapeutisch positiven Wirkung von keiner erprobten Arznei erreicht."

Hans Kaegelmann Arzt / Buchautor: Strophanthin - Ein Segen der Menschheit

„Es kommt die Zeit, in der die Unterlassung der rechtzeitigen Strophanthinbehandlung als Kunstfehler verurteilt wird."

Dr. Ernst Edens

„Ich habe nach einem Herzinfarkt Strophanthin natürlich an mir selbst ausprobiert. Dabei habe ich festgestellt, dass dieser Wirkstoff mir eine Kraft und Lebendigkeit schenkte, die ich sogar vor meinem Herzinfarkt nicht hatte! Ich war durch Strophanthin, aber auch durch Sport, Ernährung und Stressmanagement vitaler und leistungsfähiger als vorher. Ich konnte sehr bald die vielen Medikamente, die jeder Herzinfarktpatient bekommt, langsam weglassen. Selbst den Blutverdünner habe ich nach aufgetretenen inneren Blutungen mit Zustimmung des Arztes nicht mehr eingenommen."

Wieland Debusmann, Zahnarzt, Betreiber der Webseite: www.strophanthus.de

„Ich selber setze Strophanthin seit langem bei Herzpatienten ein. Ich gebe Strophanthin-Kapseln, oder Tropfen bei Patienten mit Herzanfällen(Angina pectoris) sowie zur Vorbeugung eines Herzinfarktes und bei Herzschwäche. Und dies mit bestem Erfolg. Von den meisten Patienten wird bereits nach wenigen Tagen gesagt, dass sie sich „besser" fühlen, freier in der Brust, weniger beklemmt und spürbar leistungsfähiger. Strophanthin senkt erhöhte Blutdruckwerte und hat nach meiner Erfahrung auch deutliche psychische Effekte. Es beruhigt, macht lebendiger und wirkt häufig auch stimmungsaufhellend."

Dr.med. Knut Sroka
www.herzinfarkt-alternativen.de

„Bei Herzschwäche habe ich die besten Erfahrungen mit zwei Mitteln gemacht: Strophanthus und Scilla. In der Arzneimittellehre von Julius Metzger finden Sie sehr ausführliche Darstellungen der Wirkungen beider Mittel auf Herzmuskel, Herzgefäße und das gesamte Kreislaufsystem, wobei dem Strophantus ganz offensichtlich die höchste Wertschätzung gezollt wird."

Dr. med. Veronica Carstens

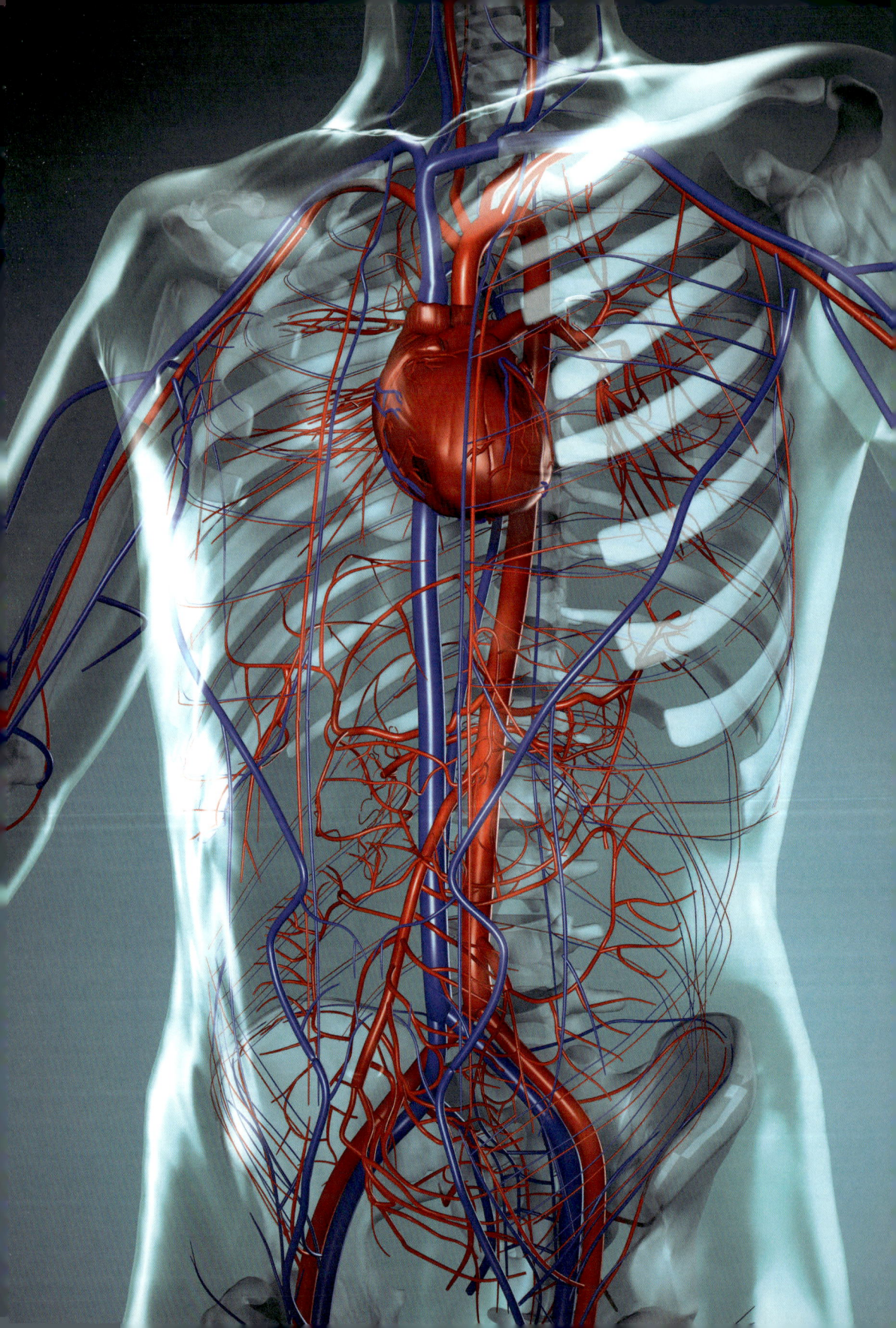

Das schadet Ihrem Herz-Kreislauf-System

In den vorangegangenen Kapiteln haben Sie viel über die Risikofaktoren erfahren, die Ihrem Herzen und Ihren Gefäßen schaden. Auf den folgenden Seiten sind die Gefahren noch einmal übersichtlich und stichpunktartig zusammengefasst.

Eine sehr wichtige Thematik wurde bisher noch nicht erwähnt: chronische Entzündungen im Körper, speziell im Kieferbereich. Auch von toten Zähnen im Mund geht eine Gefahr aus, die sowohl von Medizinern als auch von Zahnärzten unterschätzt wird. Daher gehe ich auf diesen Risikofaktor ausführlicher ein.

Ernährungsfehler / Mangelernährung

Zuviel Fleisch

- führt zu Eiweißablagerungen in den Blutgefäßen. Dies hat Prof. Wendt über viele Jahre in Forschungen bewiesen.
- Fleisch enthält viel Eisen, welches Entzündungen fördert (Arteriosklerose).
- Fleisch enthält kaum essentielle Omega-3-Fette, dafür aber viele Omega-6-Fette, welche Entzündungen fördern (Arteriosklerose).

Vergleichen wir die Todesraten an koronaren Herzkrankheiten in verschiedenen Ländern, finden wir sie umso höher, je größer der Anteil an tierischen Produkten in der Ernährung ist.

Dr. Dean Ornish und Dr. Caldwell B. Esselstyn konnten mit Hilfe der Angiographie, einer röntgenologischen Darstellung der Gefäße, zeigen, wie sich unter einer vegetarischen Lebensweise Ablagerungen in den Arterien wieder zurückbilden.

Mangel an Omega-3-Fettsäuren

Die Fließeigenschaften des Blutes werden durch Omega-3-Fette verbessert. Die Durchblutung aller Gefäße, auch der Herzkranzgefäße wird optimiert. Mit einem hohen Omega-3-Index lässt sich das Risiko für einen plötzlichen Herztod um bis zu 90 % reduzieren.

Omega-3-Fettsäuren
- senken den Blutdruck
- senken Triglyceride
- verringern Herz-Rhythmusstörungen
- sind entzündungshemmend (Schutz vor Arteriosklerose)
- können Kammerflimmern reduzieren
- verhindern die Verklumpung von Blutplättchen. Die Gefahr von Thrombosen und Embolien sinkt somit erheblich.

Zu wenig Obst und Gemüse

Die China Study von Prof. Colin Campbell, die Framingham-Studie mit über 15.000 Teilnehmern und viele weitere zum Teil sehr groß angelegte Studien konnten eindeutig den Vorteil einer Ernährung mit viel Obst und Gemüse unter Beweis stellen.

Kein Wunder, denn diese enthalten viele Schutzstoffe wie Vitamin C, Vitamin E, Magnesium, Saponine, Polyphenole und weitere Antioxidantien, die verhindern, dass Blutfette oxidieren.

Zu viele Transfettsäuren (in Fertignahrung, Frittiertem und in Margarine)

Transfette
- lagern sich u. a. in den Arterien ab
- fördern Entzündungen (Arteriosklerose)
- erhöhen den Triglyceridspiegel
- erhöhen das Lipoprotein A, ein Risikofaktor für Arteriosklerose, Herzinfarkt und Schlaganfall
- bewirken dass die Thromozyten (Blutplättchen) klebrig, weniger flexibel und weniger fließfähig werden
- verschlechtern das Verhältnis von LDL- zu HDL-Cholesterin

Nur zwei Prozent mehr Transfette pro Tag in der Ernährung erhöhen nach 14 Jahren das Risiko für Herz-Kreislauf-Erkrankungen um 93 Prozent! (Nurses-Health-Study)

Zu viel Zucker/ zu viele Kohlenhydrate

- steigern den Blutzuckerspiegel und fördern dadurch Entzündungsprozesse
- schaden den Blutgefäßen
- fördern die nicht alkoholische Fettleber, welche wiederum die Entstehung von Herzinfarkt und Schlaganfall begünstigt
- fördern durch die Umwandlung von Zucker in Fett Übergewicht (ein wesentlicher Faktor für Bluthochdruck mit all seinen negativen Folgeerscheinungen).

Mangel an Coenzym Q10

Q10 wird auch das Herzvitamin genannt. In Lebensmitteln kommt er nur in sehr geringen Mengen vor (Nüsse und Samen, Sojabohnen, Fleisch und Fisch). Die beste Quelle sind Sardinen. Man müsste aber täglich 2 Kilogramm verzehren, um 100 mg Q10 (Mindestmenge für eine therapeutische Dosis) zu erhalten.

Coenzym Q10
- wird in den Mitochondrien für die Produktion von ATP (unsere Energiewährung) benötigt
- ist bei allen Herzerkrankungen wirksam, einschließlich Herzinsuffizienz, Angina Pectoris und Herzrhythmusstörungen
- wirkt als Antioxidans, d.h., es kann vor Arteriosklerose schützen
- senkt den Blutdruck

- verbessert die Herzfunktion
- verbessert die Sauerstoffnutzung im Herzmuskel.

Mangel an Vitamin D_3

Ein niedriger Vitamin-D3-Spiegel im Blut erhöht das Risiko für Herz-Kreislauf-Erkrankungen um 220 Prozent.

Vitamin D_3
- senkt den Blutdruck
- verbessert die Elastizität der Blutgefäße
- kann Arteriosklerose verhindern
- mindert Entzündungen
- hemmt das Hormon Angiotensin, welches gefäßverengend wirkt.

Mangel an Vitamin E

Vitamin E
- schützt das LDL-Cholesterin vor Oxidation
- schützt Omega-3-Fette vor Oxidation
- hemmt die Thrombozyten-Aggregation (Verklumpung der Blutplättchen)
- verbessert die Funktion der roten Blutkörperchen
- hat eine antithrombotische Wirkung
- wirkt über die Regulation bestimmter Enzyme entzündungshemmend
- 400 – 800 i.E./Tag über einen Zeitraum von 1,5 Jahren senken das Herzinfarktrisiko um 77 Prozent (Studie, die in Lancet publiziert wurde).

Mangel an Vitamin K_2

- Vitamin K2 aktiviert das Matrix-GLA-Protein. Dieses sorgt dafür, dass sich Kalzium nicht in den Arterien ablagert.

Mangel an Vitamin B$_3$ (Niacin)

B$_3$ (Niacin)
- senkt die Triglyceride von 30 bis 50 Prozent
- senkt das „schlechte" LDL-Cholesterin um bis zu 23 Prozent
- erhöht das „gute" HDL um bis zu 33 Prozent
- senkt Lipoprotein A (Hauptrisikofaktor für Herzinfarkt)
- hilft zusammen mit Chrom den Blutzuckerspiegel zu regulieren (Glucosetoleranzfaktor)
- kann helfen, den Blutdruck zu senken

Achtung: Niacin sollten Sie nicht hochdosiert nehmen, wenn Sie unter Herzmuskelschwäche leiden.

Mangel an Vitaminen B$_6$, B$_9$ (Folsäure) und B$_{12}$

- Das Trio ist in der Lage, den Homocystein-Spiegel im Blut zu senken.
- Hyperhomocysteinämie ist einer der Hauptrisikofaktoren für Herz-Kreislauf-Erkrankungen und vieler weiterer Erkrankungen wie Depression, Burnout, Parkinson und Demenz.
- Folsäure (in grünem Blattgemüse enthalten) schützt zusätzlich vor Bluthochdruck.

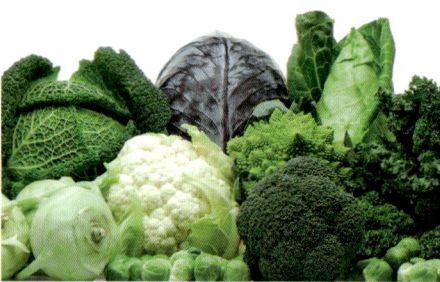

Mangel an Magnesium

Magnesium
- senkt den Bluthochdruck
- ist essentiell für die Bildung von ATP in den Mitochondrien
- wirkt als Kalzium-Antagonist
- stabilisiert das Ruhepotential der Herzmuskelzellen
- ist wichtig bei der Prävention und bei der Behandlung von Herzrhythmusstörungen
- wird in der orthomolekularen Medizin bei chronischen Herzerkrankungen empfohlen
- Das Herz weist unter allen Organen den höchsten Gehalt an Magnesium auf

Mangel an Selen

Das Spurenelement Selen schützt vor freien Radikalen, damit vor oxidativen Prozessen, vor Arteriosklerose, vor Herzinfarkt und Schlaganfall.

- Ein niedriger Selengehalt im Blut hängt mit einem gehäuften Auftreten von Herz-Kreislauf-Erkrankungen zusammen.
- Eine angemessene Selenzufuhr bewirkte bei Herzinfarktpatienten eine signifikante Reduktion von Zweitinfarkten und Todesfällen.
- Eine Selensupplementierung kann das Verhältnis von Gesamtcholesterole zum HDL-Cholesterol reduzieren und damit das Blutfettprofil verbessern.
- Selen ist der zentrale Bestandteil des wichtigen antioxidativen Enzyms Glutathion-Peroxidase.

Mangel der Aminosäure L-Arginin

L-Arginin
- senkt den Blutdruck
- hilft bei Durchblutungsstörungen
- steigert die Synthese von Stickstoffmonoxid (NO).

NO wirkt stark gefäßerweiternd. Eine ungenügende Produktion von Stickstoffmonoxid fördert Arteriosklerose.

Wichtig: zu L-Arginin immer Antioxidantien nehmen, um Peroxinitrit-Bildung vorzubeugen (Nitrosativer Stress).

Mangel der Aminosäure L-Carnitin

L-Carnitin
- erweitert die Gefäße
- steigert die Leistungsfähigkeit des Herzmuskels
- wirkt Arrhythmien entgegen
- optimiert die Fettverbrennung in den Herzmuskelzellen
- verbessert die Herzdurchblutung
- senkt den Blutdruck
- reduziert die Pulsfrequenz

Mangel an Bewegung

Bewegung bedeutet nicht, dass Sie eine anstrengende Sportart praktizieren müssen. Auch Treppensteigen, Gartenarbeit, Wandern, Tanzen oder Radfahren, Nordic-Walking oder das Springen auf einem Mini-Trampolin tun dem Herzen gut.

- Der Blutdruck wird reguliert.
- Das Herz kann ökonomischer arbeiten.
- Die Zahl der roten Blutkörperchen, die für den Sauerstoff-Transport verantwortlich sind, nimmt zu.
- Die Durchblutung verbessert sich.
- Die Elastizität der Gefäße verbessert sich.
- Der Blutzuckerspiegel sinkt.
- Der Herzmuskel wird leistungsfähiger.
- Der Ruhepuls (gemessen nach dem Aufwachen) sinkt. Das entlastet das Herz und erhöht die Lebensdauer.

Rauchen

Rauchen erhöht die Gefahr für:
- Bluthochdruck
- Arteriosklerose
- Schlaganfälle
- Herzrhythmusstörungen
- Durchblutungsstörungen
- Herzinfarkte
- Periphere arterielle Verschlusskrankheit

Schlafmangel

Schlafstörungen erhöhen das Risiko für:
- Bluthochdruck
- Herzinfarkt
- Schlaganfall

Schlaf dient auch dazu, Stresshormone abzubauen.

Einsamkeit

Einsamkeit schadet Ihrem Herz ebenso wie Sorgen, Kummer und Stress. Alles, was sie unter Menschen bringt ist hilfreich: Vereine, Sportgruppen, Spieletreffs, Reisen, Familie, Freunde und Bekannte treffen, Vorträge oder Seminare besuchen, Schachclub, Kurse an der Volkshochschule und so weiter.

Medikamente

Einige Arzneimittel wie Diuretika, Antidepressiva und Rheumamittel können das Risiko für Herz-Kreislauf-Erkrankungen erhöhen.

Diabetes

Hohe Blutzuckerwerte zerstören Gefäße. Betroffen sind zuerst die kleinsten (Mikro) Arterien. Auch in den größeren Blutgefäßen entstehen Entzündungen, Fettablagerungen und Thrombosen. Letztere können die Herzkranzgefäße verstopfen oder einen Schlaganfall verursachen.

Die Ursachen für eine Insulinresistenz sind auch allesamt Faktoren, die Ihrem Herzen schaden: Übergewicht, Bewegungsmangel, Transfettsäuren, Stress und ein Mangel an Vitalstoffen, die für den Zuckerstoffwechsel benötigt werden, z. B. Chrom, Zink und B-Vitamine.

Übergewicht

Übergewicht erhöht das Risiko für:
- Bluthochdruck
- Fettstoffwechselstörungen
- Arteriosklerose
- Diabetes
- Herz-Kreislauf-Erkrankungen aller Art

Metabolisches Syndrom

Das metabolische Syndrom wird auch das „tödliche Quartett" genannt. Es ist keine eigene Erkrankung, sondern bündelt vier verschiedene Risikofaktoren für Herz-Kreislauf-Erkrankungen:
- Fettleibigkeit (vor allem im Bauchbereich)
- zu hohe Blutfette
- Insulinresistenz
- hoher Blutdruck

Übersäuerung

In der Schulmedizin geht man davon aus, dass es eine Übersäuerung nicht gibt, da der Körper über Regulationsmechanismen verfügt. Durch sehr säurelastige Ernährung (Fleisch, Wurst, Käse, Zucker, Auszugsmehlprodukte, Alkohol) kann das System in Schieflage kommen.

Die Bicarbonat- oder Phosphat-Puffer sind dann überfordert, vor allem, wenn dann noch linksdrehende Milchsäure (Laktat) durch Sport im anaeroben Bereich dazukommt. Der Herzinfarkt bei Marathonläufern ist ja durchaus keine Seltenheit. Gerade Sportler müssen auf eine ausreichende Zufuhr von basischen Mineralstoffen, vor allem Magnesium, achten.

Der Arzt Dr. med. Michael Worlitschek misst bei seinen Patienten häufig reduzierte Pufferkapazitäten im Blut, sprich Übersäuerungszustände. Mit Baseninfusionen, Ernährungsumstellung und Stressabbau normalisieren sich die Blutwerte und das Allgemeinbefinden bessert sich.

Den Einfluss der Psyche auf den Säure-Basen-Haushalt erklärt der Arzt wie folgt: *„Reaktionen auf Emotionen laufen über das vegetative Nervensystem, den Sympatikus und den Parasympatikus. Wird im Stress der Sympatikus aktiviert, verbrauchen biochemische Vorgänge im Nervensystem Mineralstoffe. In der Erholungsphase hat der Gegenspieler, der Parasympatikus,* *die Aufgabe, die verbrauchte Zellenergie wieder aufzubauen. Wenn genug Vorräte an basischen Mineralstoffen da sind, ist das kein Problem. Sind die Vorräte aber erschöpft, dauern die Erholungsphasen immer länger und kleinste Belastungen können wieder zum Zusammenbruch führen."*

Säure lässt die roten Blutkörperchen erstarren

Die roten Blutkörperchen, auch Erythrozyten genannt, transportieren den für die Organe unabdingbar notwendigen Sauerstoff. Erythrozyten haben einen Durchmesser von 7,5 my. Unsere feinsten Blutgefäße, die Kapillaren haben lediglich einen Durchmesser von 3 bis 4 my. Das bedeutet: die roten Blutkörperchen müssen sich umformen können. Das funktioniert allerdings nur in einem basischen Milieu. Eine zu starke Säurebelastung nimmt den roten Blutkörperchen die Elastizität. Sie vermögen dann auch nicht mehr Sauerstoff in ausreichenden Mengen aufzunehmen. Es kommt zu einer anaeroben Gärung in den Zellen, die wiederum linksdrehende Milchsäure produziert und dadurch zu einer lokalen Acidose (auch Azidose geschrieben). Interessanterweise ereignen sich die meisten Herzinfarkte am frühen Morgen zwischen 4 und 5 Uhr.

Der bekannte Heilpraktiker Jean-Claude Alix erklärt das recht einleuchtend:

„Die lokale Übersäuerung ist die Ursache des Herzinfarktes. Der Hauptbeweis ist darin zu finden, dass morgens um etwa 4 Uhr der Säurepegel im Körper am höchsten ist. Dies hat wiederum drei Gründe. Zu diesem Zeitpunkt sind sowohl unser Puls als auch unser Blutdruck am niedrigsten, also zirkuliert das Blut langsamer. Unsere Atmung ist am flachsten und am langsamsten. Daher wird das Blut nicht mehr so stark oxigeniert, führt also mehr Kohlensäure. Obendrein haben wir bereits seit acht Stunden nichts mehr gegessen, also keine Basen zu uns genommen.

Menschen, die grundsätzlich stark übersäuert sind, können an dieser Stelle unter den „Alarm-Pegel" rutschen. Sie bekommen einen Blut-pH im Herzen nahe dem Wert Sechs. Genau wie Milch gerinnt, wenn Zitronensaft hinzugefügt wird, gerinnt unser Blut wegen der Übersäuerung innerhalb unserer Gefäße. Der Schaden ist groß und quasi irreparabel – dabei wäre es einfach gewesen, dies zu vermeiden."

Als Hauptgrund für die Übersäuerung sieht auch Jean-Claude Alix den übermäßigen Konsum an tierischem Eiweiß: „70 Gramm tierisches Eiweiß erzeugen im Magen-Darm-Trakt ca. 80 mmol H^+-Ionen, also Säure pur. Zusätzlich wird mit dem Eiweißüberschuss das Blut dickflüssiger. Der Hämatokrit steigt. Entgegen der heutigen Meinung halten wir einen Hämatokrit von 40 für ideal. 42 sollte eine Höchstgrenze sein. Der Körper reagiert mit einem höheren Blutdruck, um diese dicke Masse durch die Arterien zu pressen. Beta-Blocker und Co. sind hier völlig fehl am Platz. Das Blut muss wieder dünnflüssig gemacht werden, dann sinkt auch der Blutdruck."

Neben der basischen Ernährung mit viel Gemüse verwendet der versierte Heilpraktiker das Sanum-Mittel Mukokehl (als Kapsel oder Injektion), um die Blutviskosität zu verbessern.

In der Notfallmedizin werden bei einem Herzinfarkt Basen-Infusionen als Erste Hilfe angewandt. Im Falle eines Herzinfarktes können Sie sich zuhause bis zum Eintreffen des Notarztes mit einem basischen Getränk helfen. Einfach einen halben Teelöffel Natron in ein Glas Wasser rühren und zügig trinken. Der Entsäuerungs-Spezialist Peter Jentschura empfiehlt im Notfall noch basische Wickel:
„Wir haben noch eine weitere Schüssel mit einer basischen Lauge zubereitet, indem wir zwei Liter körperwarmes Wasser genommen und einen ganzen Eßlöffel Natron oder basisches Salz hineingegeben haben. Mit dieser Lauge bereiten wir jetzt einen großen Wickel, indem wir in diese Lauge beispielsweise ein großes Handtuch geben, dieses dann auswringen und damit den ganzen Thorax vorne abdecken. Anschließend wird warm zugedeckt. Aus eigenem Erleben können wir berichten, dass diese Methode bei Herzanfällen und Herzinfarkten bereits innerhalb weniger Minuten einen durchschlagenden Erfolgt bringen kann."

(zitiert aus Peter Jentschura Bestseller „Gesundheit durch Entschlackung". Das Buch ist mittlerweile in zehn Sprachen übersetzt.)

Natürlich ist es sinnvoll, schon vorbeugend zu entsäuern. Das geht durch basenüberschüssige Ernährung und basische Bäder sehr gut. Wenn Sie zuhause keine Badewanne, sondern nur eine Dusche haben, sind auch basische Fußbäder mit „Meine Base" oder „Kristallbase" geeignet. Wenn Sie Basen-Mittel wie Osiba Basenkonzentrat oder Kristallbase (Intra & Extra) einnehmen, dann sollten Sie zum Essen mindestens eine Stunde Zeitabstand haben. Ansonsten wird die Magensäure zu sehr abgepuffert. Die Nahrung wird dann nicht mehr richtig verdaut und pathogene Fremdkeime aus rohen Salaten und Gemüsen können in den Darm gelangen. Am besten nehmen Sie Basenmittel kurz vor dem Schlafengehen ein.

Ein Grund, warum das pflanzliche Mittel Strophanthin so gut bei einem akuten Herzinfarkt helfen kann, liegt darin begründet, dass die lokale Übersäuerung im Herzmuskel schnell und effektiv beseitigt wird. Risikopatienten sollten am besten immer zwei Zerbeißkapseln bei sich tragen.

Das Herz eines Menschen ist nie so beugsam wie sein Geist.

Alphonse de Lamartine

Chronische Entzündungen sind heimliche Killer

Die Überschrift klingt erst mal sehr reißerisch. Und doch ist es eine Tatsache. Chronische Entzündungsherde lassen uns schneller sterben. Das haben Studien in den letzten Jahren eindeutig belegt. Selbst auflagenstarke Zeitschriften wie Spiegel, Stern oder Focus haben darüber berichtet.

Das englischsprachige „Time Magazin" vom Februar 2004 veröffentlichte die Titelstory *„The Secret Killer - The surprising link between Inflammation and Heart attacs, Cancer, Alzheimers and other diseases."* Zu Deutsch: Die heimlichen Killer - die überraschende Verbindung zwischen Entzündungen und Herzinfarkt, Krebs, Alzheimer und anderen Erkrankungen.

Die Apothekerin Prof. Dr. Michaela Döll hat zu diesem wichtigen Thema ein Buch geschrieben, das genau diesen Titel trägt: „Entzündungen - die heimlichen Killer."

Zunächst sind Entzündungen Teil eines Heilungsprozesses. Wenn uns unerwünschte Bakterien oder Viren angreifen, wird das Entzündungssystem gestartet. Die Eindringlinge werden so erfolgreich bekämpft. Auch wenn wir uns mit einem Messer schneiden, hilft eine kurzzeitige Entzündung den Wundheilungsprozess einzuleiten. Problematisch wird es erst, wenn eine Entzündung chronisch wird. Dauerhafte Entzündungen können unserer Gesundheit massiv schaden. Die meisten entzündlichen Erkrankungen erkennen sie an der Endung - „itis". Eine Arthritis ist eine Gelenkentzündung, eine Hepatitis steht für eine Entzündung der Leber, bei einer Pankreatitis ist die Bauchspeicheldrüse betroffen.

Recht weit verbreitet ist die Parodontitis, eine Entzündung des Zahnhalteapparates. Sie zeigt sich durch Zahnfleischbluten beim Zähneputzen. Man sollte das nicht auf die leichte Schulter nehmen, denn dauerhafte Entzündungen haben erhebliche Spätfolgen. Weitere Entzündungen, die recht häufig vorkommen sind: Bronchitis, Gastritis (Magenschleimhaut) und Dermatitis (Haut).

Die bekanntesten Entzündungen im Bereich des Darms sind Colitis Ulcerosa und Morbus Chron.
Egal, wo sich die Entzündung befindet - über den Blutweg kann Ihr Herz immer mit betroffen sein! Was macht chronische Entzündungen so gefährlich? Genau betrachtet hängt das mit oxidativen Prozessen zusammen, die immer bei einer Entzündung auftreten.

„Entzündung ist der böse Zwilling der Oxidation" sagt der Neurowissenschaftler James Joseph von der Tufts-Universität. Die Liste der Erkrankungen, die in Ihrer Entstehung durch chronische Entzündungen begünstigt werden, ist lang: Herzkrankheiten, Schlaganfall, Krebs, Diabetes, Alzheimer, Parkinson, Asthma, rheumatische Arthritis und mehr. Bei den Herzkrankheiten bin ich bereits

mehrfach auf die Kausalität eingegangen. Wenn die Innenwand der Arterien von Entzündungen betroffen ist, kommt es zur Ablagerung von Fetten und später zur Einlagerung von Kalzium. Der Entstehung von Arteriosklerose ist dann Tür und Tor geöffnet.

Bei einer chronischen Entzündung haben Sie in den meisten Fällen erst einmal keine Beschwerden. Eigentlich schade, denn hätte man immer gleich Schmerzen, würde das sofort auffallen. Eine chronische Entzündung gleicht einem Schwelbrand. Erst merken Sie nichts, plötzlich steht das ganze Haus in Flammen. Natürlich gibt es Laborwerte, an denen Ihr Arzt sehen kann, ob eine Entzündung im Körper vorhanden ist. Am bekanntesten ist der CRP- Wert. Die Abkürzung steht für *C-reaktives Protein*. Es macht Sinn, diesen Wert immer wieder mal untersuchen zu lassen, vor allem, wenn Sie Herzpatient sind.

Die Schulmedizin hat auch etliche entzündungshemmende Medikamente zu bieten. Die bekanntesten sind: Aspirin, Diclofenac und Ibuprofen. Die Langzeiteinnahme ist jedoch nicht zu empfehlen. Magengeschwüre, Blutungen, Nierenfunktionsstörungen, Kopfschmerzen, Schlaf- und Sehstörungen und eine Erhöhung des Blutdrucks können mögliche Nebenwirkungen sein.

Wenn Ihnen Ihr Arzt eine „-itis-" Krankheit diagnostiziert, sind Sie gut beraten, wenn Sie pflanzliche Stoffe kennen, die Entzündungen eindämmen. Zum Beispiel Weihrauch - auch „das Cortison der Natur" genannt. In Asien und im Mittelmeerraum wird das spezielle Harz seit über 2000 Jahren erfolgreich bei Entzündungen eingesetzt. An der Universität Tübingen wurde Weihrauch auch sehr gut erforscht.

Bei starken Entzündungen ist es ratsam, mehrere Naturstoffe zu kombinieren. Bei chronischen Gelenksentzündungen hat sich zusätzlich die schwefelhaltige Verbindung MSM bewährt.

MSM bekommen Sie in Kapseln und es ist ebenso wie Weihrauchextrakt relativ preiswert. Da ein enger Zusammenhang zwischen Entzündung und Oxidation besteht, sind Radikalfänger auch gleichzeitig entzündungshemmend.

Krillöl ist auch diesbezüglich ein sehr gutes Nahrungsergänzungsmittel. Zum einen wirken die langkettigen Omega-3-Fettsäuren Entzündungen entgegen, zum anderen hat sich der natürliche Inhaltsstoff Astaxanthin bei inflamatiorischen Prozessen bestens bewährt. Obst und Gemüse enthalten von Natur aus viele entzündungshemmende Stoffe. Das mag mit ein Grund sein, warum die vegetarische Diät nach Dean Ornish so gut für die Gesundheit unseres Herzens ist.

Sehr häufig und unbemerkt kommen Entzündungen im Zahn- und Kieferbereich vor.

Auf den folgenden Seiten erfahren Sie einige spannende Fakten dazu.

Schlechte Zähne sind schlecht fürs Herz

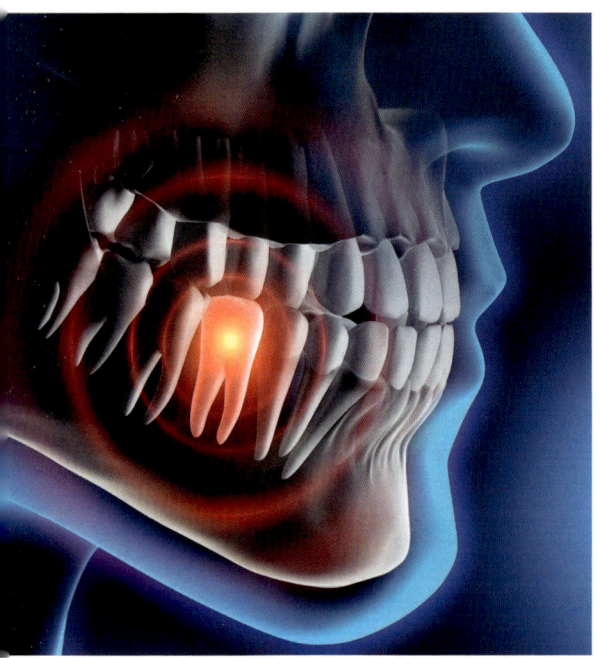

Zahnärzte und auch die deutsche Herzstiftung weisen seit Jahren auf den Einfluss von Parodontitis auf die Entstehung von Herz-Kreislauf-Erkrankungen hin.

Eine Parodontitis ist eine Entzündung des Zahnhalteapparates. Durch mangelnde Mundhygiene bildet sich auf den Zähnen ein Belag. Dieser ist ein idealer Nährboden für pathogene (krankmachende) Keime.

Ab einer gewissen Bakterienmenge reagiert das Zahnfleisch mit einer Entzündung. Sie merken das zuerst an Zahnfleischbluten. Dabei bleibt es leider nicht. Die Zahnfleischtaschen sind Brutstätten für die Bakterien. Von dort aus bewirken sie einen langsamen, aber stetigen Abbau des Knochens. Dieser Knochenabbau ist irreversibel, also nicht mehr rückgängig zu machen.

Besonders Menschen mit Zahnimplantaten müssen auf eine gute Mundhygiene achten. Ähnlich wie die Darmflora spielt auch die Bakterienflora im Mund eine wichtige Rolle. Die Art der Keime in der Mundflora entscheidet, ob Zähne und Zahnfleisch gesund bleiben.

Inzwischen gibt es auch Probiotika / Mikrobiotika speziell für die Mundflora (Lutschtabletten). In den Internetsuchmaschinen finden Sie diese unter dem Begriff „Super 5". Für Menschen, die ihr Zahnfleisch gesund erhalten möchten, macht eine Kur mit diesen gesundheitsfördernden Keimen durchaus Sinn. Professionelle Zahnreinigung beim Zahnarzt, inklusive Reinigung der tiefen Zahntaschen ist natürlich ebenfalls angesagt.

Doch was haben die Zähne und das Zahnfleisch mit dem Herzen zu tun? Aus den entzündeten Zahnfleischtaschen dringen nicht nur Bakterien, sondern auch entzündungsfördernde Botenstoffe in die Blutbahn. Das schadet den Gefäßen, sie werden weniger elastisch und können sich nicht mehr so gut erweitern.

Das Risiko für Herzinfarkt und Schlaganfall steigt, sagt der Kardiologe Prof. Helmut Gohlke von der Deutschen Herzstiftung. Etliche Studien zeigen ganz klar, dass Menschen mit Parodontitis deutlich häufiger an Herzerkrankungen leiden als solche ohne Zahnprobleme. Genau genommen haben Patienten mit Parodontitis ein fast doppelt so hohes Risiko eines Herzinfarktes.

Die gute Nachricht ist: *„Wird die Parodontitis behandelt und verbessert sich die Mundhygiene, bessert sich auch innerhalb von sechs Monaten wieder der Zustand der Gefäße. Auch das belegen verschiedene Studien"*, erklärt Prof. Gohlke.

Zirka 50 Prozent der erwachsenen Bevölkerung leidet unter einer behandlungsbedürftigen Parodontitis. Doch das ist leider nicht der einzige Feind in unserem Mund. Eine Studie an der schwedischen Universität Uppsala deckte folgenden Zusammenhang auf: Menschen, die nur noch wenige Zähne besitzen, sterben besonders häufig an Herzkrankheiten. Darüber hat die Süddeutsche Zeitung im April 2010 berichtet. Die genauen Zahlen der schwedischen Wissenschaftler sind erschreckend.

Ein Mensch, der weniger als zehn eigene Zähne im Mund hat, ist demnach einem siebenmal höherem Risiko ausgesetzt, an einer Herz-Kreislauf-Krankheit zu sterben, als ein gleichalter Mensch mit mindestens 25 Zähnen. Die Erklärung ist einfach. Wenn Betroffene mehr Zahnlücken haben, können bei Infektionen im Mundraum die Erreger leicht in den Blutkreislauf gelangen. Das kann zu einer chronischen Entzündung in den Arterien oder an den Herzklappen führen. Menschen mit künstlichen Herzklappen sollten übrigens besonders auf eine sorgfältige Mundhygiene achten.

Die schwedische Studie lief über zwölf Jahre. Es nahmen insgesamt 7674 Männer und Frauen teil. Der Studienleiter Gunnar Holm bemerkte allerdings selbstkritisch, dass die Studie sozio-ökonomische Faktoren sowie andere Risikofaktoren für Herzerkrankungen weitgehend unberücksichtigt ließ.

Sie, liebe Leser, sollten Entzündungen im Mundraum nicht auf die leichte Schulter nehmen. Der ganzheitlich arbeitende Zahnarzt Dr. med. dent. Johann Lechner veröffentlicht auf seiner Webseite folgende Zahlen, die das Ganze noch einmal verdeutlichen:

- Durch chronische Zahnfleischentzündungen steigt das Risiko für einen Herzinfarkt um bis zu 200 Prozent.

- Laut Forschungen an der Universität Heidelberg steigt bei entzündetem Zahnfleisch das Risiko für einen Schlaganfall sogar um bis zu 400 Prozent.

Bedauerlicherweise sind das nicht die Probleme, die unsere Gesundheit belasten. Ganzheitlich arbeitende Zahnärzte erkennen in den sogenannten Zahnherden oder Zahnstörfeldern eine wesentliche Ursache für systemische Erkrankungen wie Rheuma, Krebs, Alzheimer, MS, chronische Müdigkeit oder eben auch Herzerkrankungen.

Die hauptsächlichen Herde aus dem Zahn- und Kieferbereich sind:

- Amalgamfüllungen
- tote und wurzelgefüllte Zähne
- verlagerte Weisheitszähne
- chronische Entzündungen des Zahnnervs
- degenerative Kieferveränderungen nach eine Zahnextraktion (Restostitis)

Nun werden Sie sicherlich davon ausgehen, dass man eine Entzündung immer auf einem Röntgenbild sehen kann. Irrtum!

Der Arzt und Zahnarzt Dr. Dirk Schreckenbach weiß Folgendes zu berichten: *„Untersuchungen zeigen, dass ein Defekt der zahnumgebenden Knochenstruktur erst dann auf dem Röntgenbild sichtbar ist, wenn ca. 40 Prozent des Knochengewebes bereits zerstört sind."*

Oft dauert es viele Jahre, bis 40 Prozent der Knochenstruktur zerstört sind. Das ganze Desaster eines Zahnherdes bzw. einer chronischen Entzündung macht sich aber schon viel früher bemerkbar. Wenn sie unter einer schweren, chronischen Erkrankung leiden und kein Arzt bisher eine Ursache oder Erklärung dafür finden konnte, macht es Sinn, dieser Spur nachzugehen. Der bekannte Krebsarzt Dr. Issels sagte mal: *„Ich hatte bisher keinen Krebspatienten, der nicht mindestens zwei tote Zähne im Mund hatte"*.

Warum sind tote und wurzelgefüllte Zähne ein Problem?

Die meisten Zahnärzte belassen diese im Mund. Die Argumente dafür sind ja auch erst mal logisch: Auch wenn der Zahn tot ist, ist es immer noch ein eigener Zahn und kein Fremdkörper. Muss der Nachbarzahn gezogen werden, kann ein toter Zahn als Pfeiler für eine Brücke dienen, da er noch viele Jahrzehnte fest im Kiefer sitzen kann.

Die Argumente für das Entfernen eines toten oder wurzelgefüllten Zahnes sind nach Ansicht von ganzheitlich arbeitenden Zahnärzten noch einleuchtender: Stirbt ein Zahn durch eine Entzündung oder durch einen kariösen Defekt, bleiben in dem toten Nervengewebe auch Bakte-

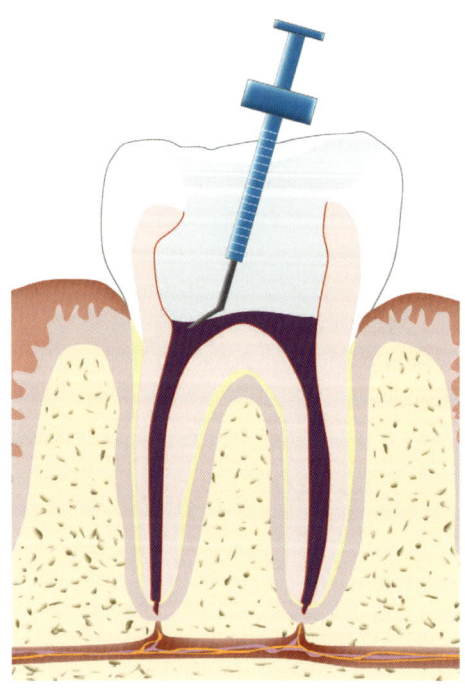

rien zurück. Diese Bakterien produzieren ständig - 24 Stunden am Tag - hochgiftige Substanzen wie Methylmercaptan, Propionsäure, Polyamine und Cadaverine / Thioäther (Leichengifte).

Selbst die beste Wurzelbehandlung kann nur einen gewissen Teil dieser giftigen Substanzen aus dem weit verzweigten Kanalsystem entfernen. Da der Zahn mit dem umliegenden Gewebe, der Wurzelhaut und dem Kieferknochen in ständigem aktiven Austausch steht, werden den ganzen Tag und die ganze Nacht Bakterien und Toxine in den Körper geschwemmt.

Noch gravierender sind die Auswirkungen an den Zähnen, die unbemerkt abgestorben sind, aber nie wurzelbehandelt wurden. Da hier noch das gesamte abgestorbene und infizierte Nervengewebe im Zahn vorliegt, ist hier die Belastung mit Bakterien und den Toxinen, die diese produzieren, meist noch wesentlich gravierender.

Warum werden abgestorbene Körperteile wie Finger und Zehen sofort amputiert? Weil die Leichengifte der Bakterien das Leben der betroffenen Person massiv gefährden. Tote Zähne, welche die gleichen Gifte in geringer Dosierung abgeben, belässt man im Mund. Die meisten Zahnärzte sind sich der Gefahr, die mit dieser chronischen Belastung einhergeht, nicht bewusst. Man geht davon aus, dass unser Immunsystem die Bakterien und die Leber die Gifte in Schach halten. Das mag ja auch über viele Jahre gutgehen. Doch was ist, wenn man älter wird und die Vitalfunktionen etwas nachlassen? Was ist, wenn weitere belastende Faktoren hinzukommen? Was ist, wenn die Fähigkeit zur Kompensation erschöpft ist? Der Arzt Dr. Voll hat gemeinsam mit dem Zahnarzt Dr. Kramer die Wechselbeziehungen zwischen Zähnen und Organen erforscht. Für einen Therapeuten, der diese Zusammenhänge kennt, ist es möglich, anhand der Störfelder den Organbezug herzustellen.

Störfelder

- sind nicht unbedingt an das Vorhandensein von Bakterien gebunden,
- sind in der Regel nicht am Ort des Schmerzes zu finden, d. h., für Rückenschmerzen kann ein toter Zahn verantwortlich sein,
- sind nicht durch Laboruntersuchungen oder bildgebende Verfahren der üblichen Art aufzudecken,
- werden am zuverlässigsten durch komplementär-medizinische Methoden wie Kinesiologie, Armlängenreflextest oder Elektroakupunktur nach Dr. Voll (EAV) gefunden.

Die Gifte aus den toten Zähnen, wie Methylmercaptan und Thioäther, schädigen ebenso wie Schwermetalle (Amalgam) die ATP-Produktion in den Mitochondrien. Dies geschieht durch Blockierung beziehungsweise Einschränkung der Enzymkaskade innerhalb der Mitochondrien. Die Aktivitätsminderung der Enzymsysteme bewegt sich zwischen 50 und 65 Prozent. Für den Herzmuskel bedeutet dies eine erhebliche Leistungsminderung.

„Die ganzheitliche Herzheilkunde umfasst mehrere Schritte"

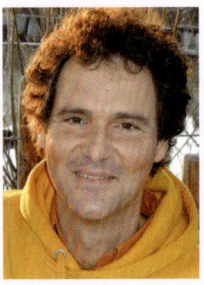

Rainer Wyslich hat in Tübingen Medizin studiert und anschließend acht Jahre lang bis auf die Pflichtpraktika in alternativen Kliniken als Arzt gearbeitet.

Der 51-Jährige betreibt seit zehn Jahren eine privatärztliche Praxis für ganzheitliche Therapie, wobei sein Schwerpunkt auf Herzheilkunde und biologischer Krebstherapie liegt. Auch Ayurveda und verschiedene Naturheilverfahren fließen in sein Therapiespektrum mit ein. www.ganzheitliche-heilung-rv.de

Arzt Rainer Wyslich erklärt, wie sich mit sanfter Medizin Bluthochdruck und ein krankes Herz erfolgreich therapieren lassen. Herz-Kreislauf-Erkrankungen sind mit Abstand die häufigste Todesursache in den Industriestaaten – mit steigender Tendenz. Mittlerweile sind längst nicht nur Männer, sondern auch immer mehr Frauen davon betroffen. Rainer Wyslich erläutert im Interview wie Stress und andere Faktoren den Blutdruck in die Höhe treiben und das Herz krank machen. Zugleich gibt er Tipps für eine sanfte Therapie.

Herz-Kreislauferkrankungen sind auf dem Vormarsch. Und immer mehr Menschen sterben an den Folgen. Worin sehen Sie die Ursache dafür?

Gründe dafür gibt es mehrere: An erster Stelle steht der vermehrte Stress durch die Schnelllebigkeit unserer Zeit. Hinzu kommen äußere Einflüsse wie Elektrosmog insbesondere durch die Strahlung von Handys, WLAN und DECT-Telefonen, aber auch alle sonstigen Umweltgifte in Wohnräumen, Landwirtschaft, Kosmetik und Nahrungsmitteln. Darüber hinaus essen die Menschen in den Industrieländern statt Frischkost vermehrt Fertiggerichte, die viel Salz und chemische Zusatzstoffe enthalten. Und sie essen zu viel tierisches Eiweiß. All dies schädigt den Energiehaushalt der Zellen, bis hin zur Krebsentartung.

Wie wirkt sich denn ein zu viel an Stress auf den Körper aus?

Durch den Stress wird der Sympathikus angeregt, jener Teil vom vegetativen Nervensystem, der für Aktivität zuständig ist und nachts eigentlich ruhen sollte. Der Körper kann deshalb immer weniger entspannen und der Blutdruck steigt. Problematisch ist das fürs Herz vor allem in der Nacht. Denn das Blutvolumen kann im Liegen nicht wie tagsüber in Beine, Becken und Bauch absacken, sondern strömt wegen des erhöhten hydrostatischen Drucks zum Herzen. Wenn nun das Herz durch den Stress angespannt ist und/oder wenn das Blutvolumen erhöht ist, wie bei Frauen in der Menopause oder bei sehr aktiven Menschen, kann es nicht ausreichend weitergepumpt werden. Dadurch entsteht vor dem Herz ein Rückstau und zugleich nimmt der Druck im Herz zu. Deshalb wird der Sympathikus aktiviert, der dem Herz sagt: schneller und stärker pumpen, damit das Zuviel an Blutvolumen doch noch geschafft wird.

Woran merkt man, dass das vegetative Nervensystem nicht mehr im Gleichgewicht ist?

Wenn der Sympathikus immer wieder auch in der Nacht aktiviert werden muss, kommt das Herz immer weniger zur Ruhe. Es wird dadurch noch angespannter, noch enger und damit noch volumenempfindlicher. Menschen, die davon betroffen sind, wachen nachts oft auf oder sind längere Zeit wach und unruhig, eventuell spüren sie auch ihr Herz stärker und schneller schlagen. Der Nachtschlaf ist für sie also nicht mehr erholsam. Folglich sind sie tagsüber mit der Zeit nicht mehr so leistungsfähig wie zuvor. Deshalb brauchen sie noch mehr Antrieb durch den Sympathikus, um ihr Tagespensum trotzdem zu schaffen.

Durch das verkrampfte, zu enge Herz werden die Nieren nicht mehr so gut durchblutet und scheiden weniger Flüssigkeit aus. Das zurückgehaltene Wasser erhöht wiederum das Blutvolumen und der Blutdruck steigt weiter an, und damit auch die Volumenbelastung in der Nacht. Ein erhöhter Blutdruck verursacht auf Dauer aber nicht nur Schäden an Herz und Nieren, sondern auch an den Gefäßen im Körper, etwa im Gehirn.

Das heißt, das Ganze ist ein Teufelskreislauf. Wie therapieren Sie als Arzt für ganzheitliche Herzheilkunde solche Patienten?

Die ganzheitliche Herzheilkunde umfasst mehrere Schritte. Der erste, initial wichtigste in der Therapie ist der sogenannte kleine Aderlass – er gehört aber in die Hände eines Fachmanns. Dabei werden anfangs einmal pro Monat zwischen 80 und 120 Milliliter Blut dem Körper entnommen. Später werden die Abstände für den Aderlass immer größer, je nach Blutdicke, Blutdruck und Nachtschlaf. Der zweite Schritt ist Entwässerung, um den Effekt der Volumenverringerung länger aufrecht zu erhalten. Das geschieht in der Regel mit Tabletten aus der Schulmedizin, allerdings solche, die nicht so stark Elektrolyte wie Kalium und Magnesium ausschwemmen – und oft sogar nur mit ¼ Tablette. Beide Maßnahmen reduzieren das Blutvolumen, senken den Blutdruck und sorgen für eine Entlastung des Herzens bei Nacht. Beim Blutspenden dagegen wird zu viel Blut auf einmal dem Körper entzogen. Um das auszugleichen, wird wiederum der Sympathikus aktiviert und die Blutneubildung verstärkt, was beides nicht erwünscht ist. Werden jedoch kleine Mengen Blut entnommen, arbeitet der Körper nicht dagegen.

Schulmediziner behaupten, dass der kleine Aderlass nicht wirklich den Blutdruck senken würde. Was sagen Sie dazu?

Meine Erfahrungen sind seit 16 Jahren erstaunlich gut damit. Momentan läuft sogar eine Studie an der Charité in Berlin, bei der sich die positiven Wirkungen zu bestätigen scheinen. Allerdings muss man auch betonen, dass Entwässern und Aderlass allein auf Dauer nicht immer ausreichen, um den Blutdruck zu senken und das Herz zu entlasten.

Was sollten Menschen, die Schwierigkeiten mit Herz und Blutdruck haben, noch tun? Haben Sie vielleicht auch Tipps für Kassenpatienten, die sich eine private Behandlung nicht leisten können?

Erstens sollte man abends nach 19 Uhr möglichst wenig trinken, um das nächtliche Blutvolumen zu reduzieren. Stattdessen lieber tagsüber mehr trinken, wobei 1,5 Liter Flüssigkeit pro Tag bei Menschen mit Herzbeschwerden ausreichend sind. Zweitens empfiehlt sich vor dem Schlafengehen hoch dosiertes Magnesium und Weißdorn einzunehmen – am besten in Form von Tabletten. Beides entspannt die Blutgefäße, so dass mehr Blut nachts in der Peripherie bleibt und nicht mehr so gen Herz drückt. Auch entspannen sie das Herz, es kann somit die anflutende Blutmenge leichter und besser weiterpumpen. Drittens sollte man den Oberkörper im Schlaf leicht erhöhen – entweder indem man die Matratze höher stellt oder kleine Holzklötze von fünf bis acht Zentimetern am Kopfende unters Bett legt. Auch das entlastet das Herz.

Und wer nachts aufwacht, setzt sich am besten kurz an die Bettkante, damit das Blut nach unten sackt und nicht mehr auf das Herz drückt.

In der Schulmedizin werden bei Bluthochdruck in der Regel Blutdrucksenker verordnet. Wie stehen Sie dazu?

Manchmal lässt sich das therapeutisch nicht verhindern. Allerdings sollten diese gefäßerweiternden Mittel am besten abends und nicht morgens eingenommen werden. Denn sonst sackt das Blutvolumen tagsüber ab – mit der Folge, dass der Sympathikus wieder aktiviert werden und das Herz mehr pumpen muss, damit die Kopfdurchblutung gewährleistet bleibt. Bei der Einnahme zur Nacht bleibt hingegen mehr Blut vom Herzen weg.

Was halten Sie von Betablockern?

Betablocker sind eine Bremse fürs Herz. Das heißt, der Körper muss bei morgendlicher Einnahme aufs Gas treten, damit er am Tag sein Pensum schafft. Wenn dann zur Nacht die Bremse nachlässt, überwiegt das Gas (der Sympathikus) und der Körper findet keine Ruhe mehr. Betablocker sind tagsüber also kontraproduktiv. Wenn überhaupt, dann müsste man sie vor dem Schlafengehen zu sich nehmen, damit nachts das Herz entspannter ist.

Wie stehen Sie zu Cholesterinsenkern wie Statine?

Von Statinen halte ich gar nichts, denn sie sind starke Coenzym Q10-Räuber. In Japan zum Beispiel darf kein Arzt Statine verordnen, ohne gleichzeitig Coenzym Q10 zu geben. Bei uns sieht das bislang anders aus. Dabei gibt es eine tolle Alternative: rotes fermentiertes Reismehl. Es enthält Monacolin als Wirkstoff, das auf sanfte Weise den Cholesterinwert senkt. Im Handel gibt es entsprechende Kapseln.

Apropos Q10. Welche Nahrungsergänzungsmittel sind aus ihrer Sicht wichtig für die Herzgesundheit?

Coenzym Q10 ist sehr wichtig fürs Herz, denn es senkt den Blutdruck. Am besten führt man es regelmäßig in Form von Ubiquinol zu – zumal mit zunehmendem Alter der Körper selbst immer weniger Q10 herstellen kann. Die Aminosäure Arginin entspannt und schützt die Blutgefäße – sprich, sie kann den Blutdruck senken und Arteriosklerose verhindern. Ähnlich wirkt auch Selen. Wichtig sind darüber hinaus die B-Vitamine, wobei diese oft in zu hohen Dosen eingenommen werden. Magnesium habe ich ja bereits erwähnt, Kalium ist vor allem bei Herzrhythmusstörungen wichtig.

Hinter einem hohen Blutdruck steht manchmal auch eine Schilddrüse mit Überfunktion oder eine zu hohe Gabe von Schilddrüsenhormonen. Was sagen Sie zu diesen Zusammenhängen?

Oft sind die synthetischen Hormone zu hoch dosiert, was am Herz genauso wie eine Aktivierung des Sympathikus wirkt und damit auf Dauer zu mehr Anspannung führt. Gerade im Alter nimmt der Bedarf an Schilddrüsenhormonen ab. Man sollte die Dosis aber nur unter ärztlicher Aufsicht langsam reduzieren und parallel dazu die Werte kontrollieren.

Mancher merkt erst beim Herzinfarkt, dass sein Herz-Kreislaufsystem aus dem Ruder gelaufen ist. Gibt es Warnsignale, die einen hellhörig machen sollten?

Der Verschluss eines Herzkranzgefäßes findet fast ausschließlich dann statt, wenn eine durch Arteriosklerose eingeengte Arterie durch einen hohen Sympathikus zusätzlich muskulär verkrampft. Für solche stressbedingte Minderdurchblutungen gibt es im Grunde drei Indikatoren: Ein wichtiger ist das empfindliche Gleichgewichtsorgan, das sich in Form von Schwindelanfällen bemerkbar macht. Auch Ohrgeräusche im Innenohr bis zum Hörsturz sind ein Warnsignal, genauso wie Augenflimmern oder gelegentliches unscharfes Sehen. Wer solche Anzeichen bei sich wahrnimmt, sollte sich umgehend um seine Blutgefäße kümmern, Stress abbauen und sich in die Hände eines Fachmanns begeben.

Sie betreuen seit rund zehn Jahren Herzpatienten in Ihrer Praxis. Wie hoch ist Ihre Erfolgsquote mit den von Ihnen im Interview erläuterten sanften Methoden?

Bei den meisten Menschen, die zu mir kommen, ist eine große Bereitschaft vorhanden, selbst etwas zu ihrer Gesundung beizutragen. Unter dieser Vorraussetzung erreiche ich bei fast allen Patienten eine sehr schnelle Besserung ihrer Beschwerden, eine schrittweise Normalisierung erhöhter Blutdruckwerte und meist auch eine deutliche Verringerung schulmedizinischer Medikamente.

Das motiviert dann erst recht, auch an der Ernährung etwas zu ändern, mehr körperliche Aktivität wie auch bewusste Entspannung in den Alltag zu integrieren und letztlich auch das zu vermehren, wofür das Herz symbolisch steht: Die Liebe zu sich selbst und zwischen den Menschen.

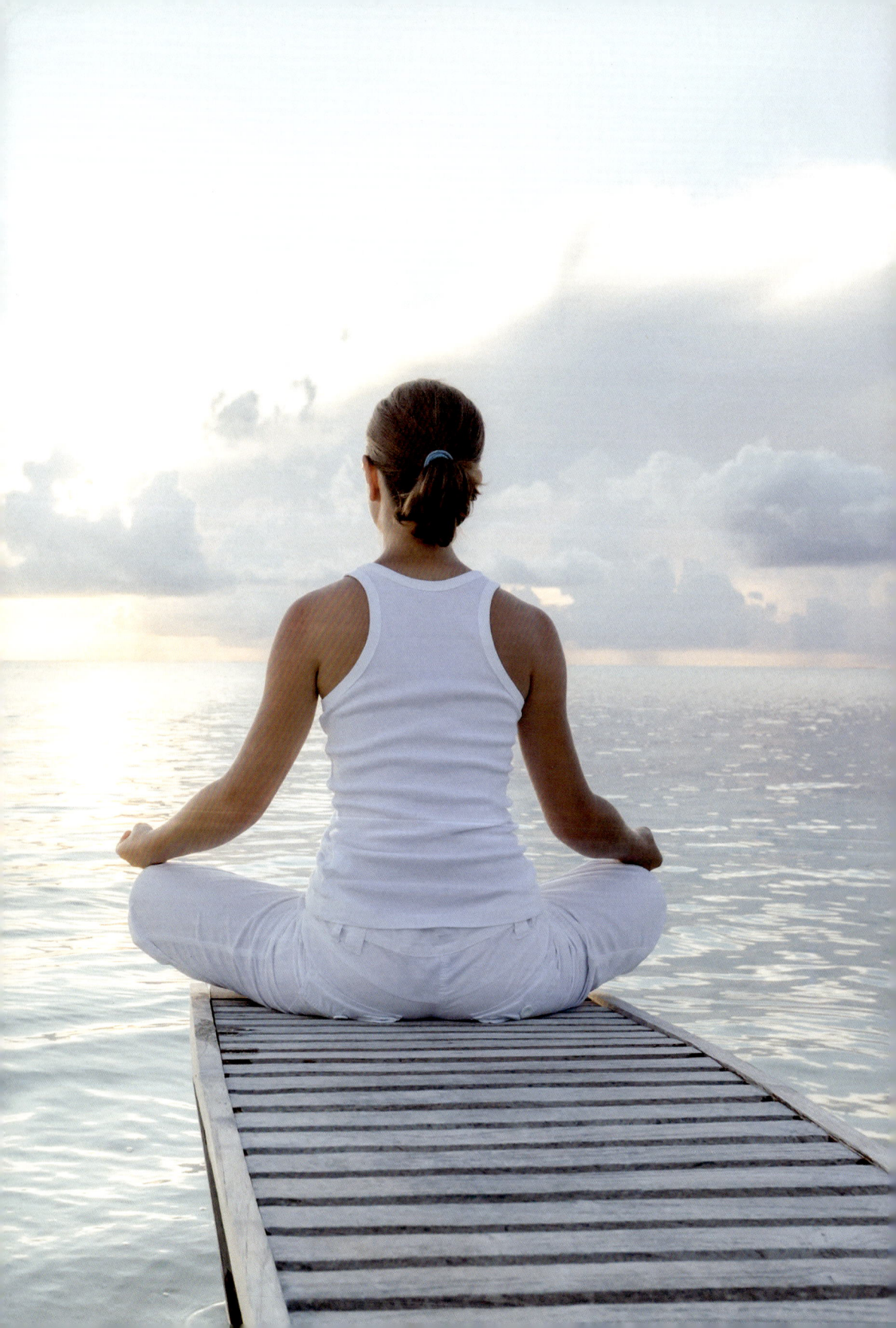

Stress lass nach!

Der Begriff „Stress" wurde 1936 von dem Physiologen Hans Seyle geprägt. In den 1980er Jahren setzte sich dann die Theorie durch, dass Stress eine wesentliche Rolle bei der Entstehung von Herzkrankheiten einnimmt. Entspannungsmethoden sind daher für unsere Herzgesundheit enorm wichtig.

In diesem Kapitel lernen Sie die bewährtesten Systeme kennen. Dazu zählen:

- Autogenes Training
- Progressive Muskelentspannung
- Achtsamkeitsmeditation
- Yoga
- Tai Chi & Qi Gong

Entspannung tut Ihrem Herzen gut

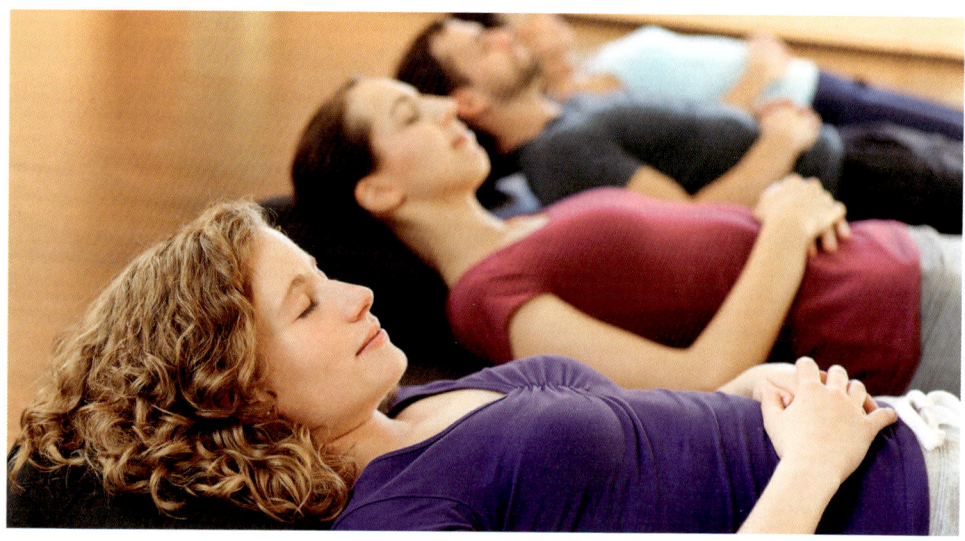

Welche Methode Sie praktizieren, ist im Prinzip egal. Tun Sie das, was Sie persönlich anspricht, was Ihnen auch Spaß macht. Anfangs ist es gut, einen Kurs zu besuchen. Krankenkassen, Volkshochschulen, Institute und freie Kursleiter bieten mittlerweile ein reiches Programm.

Wichtig ist, dass Sie möglichst täglich trainieren. Am besten früh morgens oder direkt nach der Arbeit.

Unser vegetatives (autonomes) Nervensystem besteht aus einem sympathischen und einem parasympathischen Anteil. Sind wir in ständiger Anspannung, dann ist der Sympathikus dominant. Stresshormone halten den Körper dann ständig bereit für Kampf oder Flucht. Die Muskeln sind verspannt, die Arterien verengen sich, der Blutdruck steigt und der Herzschlag beschleunigt sich.

Wenn Sie eine Entspannungsmethode praktizieren, wird der Parasympathikus aktiv. Die Stresshormone werden reduziert, der Blutdruck sinkt, das Herz schlägt ruhiger. Gesundheit hat auch etwas mit Rhythmen zu tun: ein- und ausatmen, nachts tief und fest schlafen. Selbst im Schlaf durchlaufen wir verschiedene Phasen.

Ist der sympathikotone Anteil Ihres Nervensystems überaktiv, haben Sie Mühe ein- oder durchzuschlafen. Wenn Ihr Arzt oder Heilpraktiker ein HRV-Gerät (Heart Rate Variabylity Test) hat, kann er messen, wie dominant Sympathikus oder Parasympathikus sind. Kräuter, die eine beruhigende Wirkung haben wie zum Beispiel Baldrian, Passionsblume, Melisse oder Hopfen aktivieren den Parasympathikus. Das Gleiche bewirken alle Entspannungsmethoden.

Autogenes Training

Diese recht bekannte Entspannungsmethode beruht auf Autosuggestion. Der Berliner Psychiater Johannes Heinrich Schulz hat sie aus der Hypnose weiterentwickelt. Sein Buch „Das autogene Training" wurde 1932 erstmals veröffentlicht. Autogenes Training setzt formelhafte Redewendungen ein.

Voraussetzung ist eine Körperhaltung, in der die Muskeln völlig entspannen können. Dann sagt man sich mehrmals im Geiste Sätze wie:
„Ich bin ganz ruhig, nichts kann mich stören."
„Die Arme und Beine sind ganz schwer."
„Die Arme und Beine sind ganz warm."
„Mein Atem fließt ruhig und gleichmäßig."
„Mein Herz schlägt ruhig und gleichmäßig."
„Mein Leib wird strömend warm."
„Der Kopf ist klar, die Stirn ist kühl."

Anfangs lohnt es sich, einen Kurs zu besuchen. Sie bekommen wertvolle Tipps, können Fragen stellen, reflektieren und Fortschritte bemerken. Später können Sie mit einer Hör-CD zu Hause weiterüben und irgendwann brauchen Sie auch dies nicht mehr. Regelmäßiges Üben sorgt dafür, dass Sie quasi auf Abruf entspannen können. Das ist in stressigen Alltagssituationen sehr vorteilhaft. Ihr Umfeld bekommt das gar nicht mit, wenn Sie nur an die Sätze denken, die Sie entspannen lassen. Es bedarf aber vorher der regelmäßigen Übung, um einen deutlichen Effekt zu erzielen. Und das gilt für alle Techniken.

Progressive Muskelentspannung (PME)

Diese Methode ist sehr einfach zu erlernen und ist daher die am häufigsten praktizierte Entspannungstechnik. Entwickelt wurde sie von dem amerikanischen Arzt Edmund Jacobsen. Sein erstes Buch veröffentlichte er im Jahr 1929. In den Jahren davor hat er die progressive Muskelentspannung intensiv an Patienten erforscht.

Der Charme der PME liegt in der Einfachheit. Sie legen sich auf den Rücken oder Sie sitzen bequem auf einem Stuhl. Mit dem Einatmen werden verschiedene Muskelpartien angespannt und mit dem Ausatmen wieder entspannt. Dabei spüren Sie in den Körper hinein. Wie fühlt es sich an, wenn Sie den Atem anhalten und die Muskeln anspannen? Wie fühlt sich im Gegensatz dazu Ausatmen und Entspannen an?

Diese sehr körperorientierte Methode können Sie gut mit einer CD lernen. Krankenkassen, Volkshochschulen und Reha-Zentren bieten regelmäßig Kurse an für jene, die das gerne in einer Gruppe erlernen.

Der Sinn des Trainings besteht darin, ein besseres Körpergefühl zu bekommen. Sie spüren dann im Alltag sofort, wenn sie unbewusst Muskeln anspannen oder wenn der Atem nicht frei fließt. Wenn Sie die Muskelrelaxation nach Jacobsen regelmäßig geübt haben, fällt es Ihnen viel leichter zu entspannen. Es ist auch eine super Methode für alle, die aufgrund ständig kreisender Gedanken abends nicht in den Schlaf finden.

CD-Tipp

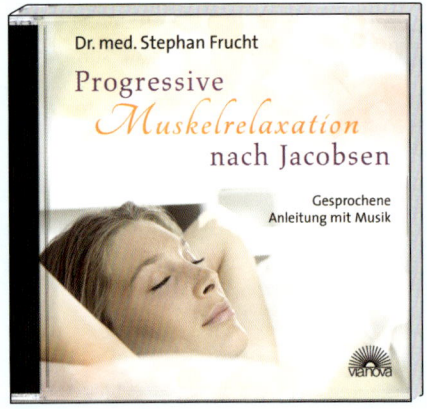

Gesamtlaufzeit: 60 Minuten, € 14,95
Bestelltelefon 07529 - 973 730

Mit dieser CD können Sie die progressive Muskelrelaxation nach Jacobsen leicht erlernen. Die CD enthält eine Einführung, eine längere Version der Entspannung von rund 35 Minuten und eine Kurzform von rund 16 Minuten.

Die Stimme von Dr. med. Stephan Frucht ist sehr angenehm. Auch die Hintergrundmusik hilft, leicht in einen Zustand der vollkommenen Entspannung zu kommen.

Ideal für Menschen, die an Unruhe, Nervosität, Schlaflosigkeit, Kopfschmerzen, Herzproblemen und anderen Stress-Symptomen leiden.

Achtsamkeitsmeditation

Auch bei diesen Übungen geht es darum, die Wahrnehmung zu schulen. Jon Kabat-Zinn hat diese Techniken bekannt gemacht, nicht erfunden oder entwickelt, denn die Übungen aus dem Yoga, der Zen- und der buddhistischen Tradition sind seit Jahrtausenden bekannt.

Der Verdienst des Professors von der *University of Massachusetts* ist die medizinische Aufarbeitung der Thematik Entspannung. Kabat-Zinn hat es geschafft, die Juwelen aus den östlichen Traditionen für unsere stressgeplagte Zivilisation einfach zugänglich zu machen. Ohne religiöse Dogmen, ohne Guru-Gehabe.

Kabat-Zinn's Methode ist auch unter dem Begriff „Mindful Based Stress Reduction" oder kurz „MBSR" bekannt. Die Selbsthilfe-Methode hat sich bei beruflichem wie auch zwischenmenschlichem Stress, bei Krankheiten oder auch als Ergänzung zu einer psychotherapeutischen Behandlung bewährt. MBSR verhilft dazu, mit Belastungen aller Art besser umzugehen. Mit einem klaren Kopf treffen wir auch klare Entscheidungen. Nichts bringt uns so schnell aus unserer Mitte.

Die Meditationen helfen, im Alltag wach und bewusst zu werden und jedem Moment Aufmerksamkeit zu schenken.

Wenn wir uns ganz auf das Hier und Jetzt konzentrieren, dann haben negative Gedanken keine Chance, uns zu belasten.

> **Auf dem Weg zur Achtsamkeit im Alltag müssen die Spielregeln immer wieder beachtet und geübt werden:**
>
> 1. Nicht beurteilen
>   (vermutlich die schwerste Übung)
> 2. Geduld
> 3. Den Geist des Anfängers bewahren
> 4. Vertrauen
> 5. Nicht festhalten
>   (an Gedanken, Gewohnheiten...)
> 6. Akzeptanz
>   (der Dinge u. Situationen, die man nicht ändern kann)
> 7. Loslassen

Ziel ist es, sich nicht nur in den 45 Minuten der täglichen Übung gutzufühlen. Es geht um viel mehr, wie Professor Kabat-Zinn erklärt: *„Die wirkliche Meditationspraxis besteht darin, wie wir in jeder Minute unseres Daseins leben. In diesem Sinne würde ich zustimmen, dass jeder Mensch durch mehr Achtsamkeit und Mitgefühl in jedem Moment des täglichen Lebens sehr stark profitieren kann. Das ist natürlich leichter gesagt als getan, denn es geht hier nicht einfach um ein Konzept. Es ist eine Disziplin, eine Praxis, deren Basis die Liebe ist. Wir wurden nie in Achtsamkeit und Gewahrsein trainiert, sondern nur im normalen Denken. Deshalb haben wir keinen einfachen Zugang zur Achtsamkeit."* Dabei sind die Übungen sehr simpel. Sie setzen sich einfach aufrecht auf einen Stuhl und beobachten ihren Atem. Wie strömt er durch die Nasenlöcher ein und wieder aus? Ist es an den Nasenlöchern eher kühl oder warm? Hebt und senkt sich der Brustkorb? Hebt und senkt sich die Bauchdecke? Der Fokus liegt nur auf dem Beobachten, Wahrnehmen, ohne etwas zu verändern. Eine weitere leichte Übung ist, nach und nach den ganzen Körper zu beobachten.

> **Der Body-Scan – eine Achtsamkeitsübung**
>
> Diese Übung kann im Liegen, Sitzen oder auch Stehen durchgeführt werden. Machen Sie es mindestens eine Woche lang, möglichst zur gleichen Zeit, um damit vertraut zu werden und um sie dann jederzeit abrufen zu können. Ideale Übung, wenn sie nervös, unruhig, ängstlich oder gestresst sind!
>
> - Gehen Sie bewusst mit Ihrer Aufmerksamkeit in Ihren Körper.
> - Beginnen Sie mit dem Kopf und wandern Sie dann Stück für Stück mit Ihrer Wahrnehmung durch den Körper bis hinunter zu den Füßen.
> - Nehmen Sie möglichst genau wahr, wie sich die einzelnen Körperteile anfühlen.
> - Atmen Sie tief in die entsprechenden Körperregionen hinein.
> - Beurteilen Sie nichts, sondern nehmen Sie einfach nur wahr, was ist!
> - Wenn Sie wollen, können Sie Ihre Wahrnehmungen nach der Übung notieren, zum Beispiel in einem speziellen Scan-Tagebuch.

Die Stressbewältigung durch die Praxis der Achtsamkeit vermitteln Kabat-Zinn und sein Team seit 1979 sehr erfolgreich in der *Stress Reduction Clinic in Massachusetts*. Auch hierzulande gibt es inzwischen etliche Kliniken, Psychotherapeuten, Ärzte und Heilpraktiker, die Kurse anbieten. Nähere Informationen finden Sie im Internet unter: www.mbsr-verband.de

CD-Tipp:

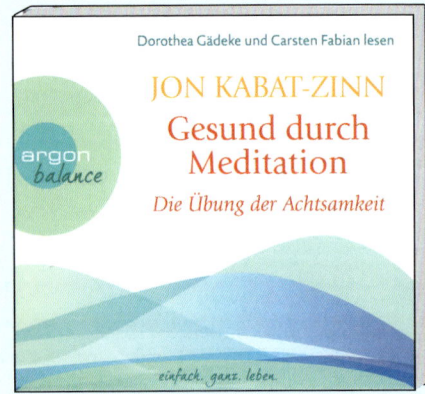

Gesamtlaufzeit:
3 Stunden, 54 Minuten, € 12,99
Bestelltelefon 07529 - 973 730

Sehr empfehlenswert ist die Hör-CD des Buches „Gesund durch Meditation". Auf der CD bekommen Sie Hintergrundinformationen, Tipps, Einsichten und alle wichtigen Übungen.

Von Profi-Sprechern aufgenommen. Unter den Hunderten Meditations-CD's, die es inzwischen gibt, ein echtes Highlight.

Die drei CD's enthalten einen detaillierten Acht-Wochen-Übungsplan, anhand dessen Sie dem MBSR-Programm folgen können.

Zu einem vollkommenen Menschen gehört die Kraft des Denkens, die Kraft des Willens, die Kraft des Herzens.

Ludwig Feuerbach

Yoga

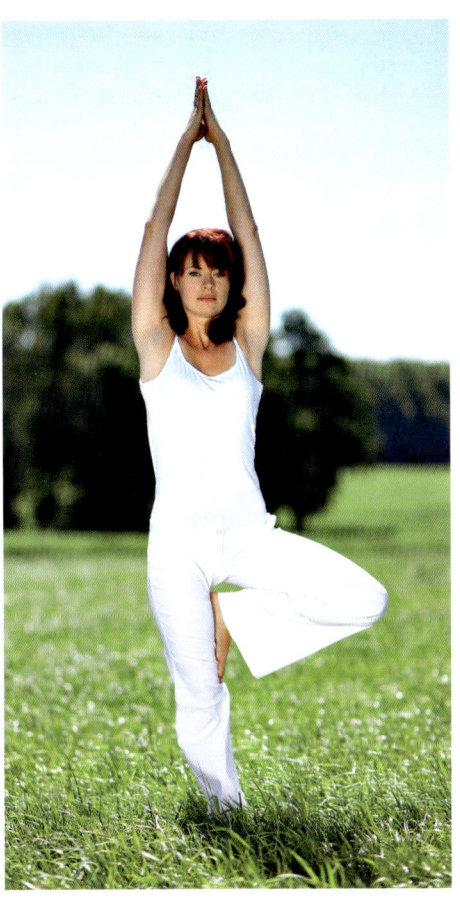

Yoga ist eine Tradition, die viele Tausende Jahre alt ist. Körper, Seele und Geist profitieren davon. Hier ist es gerade der Wechsel von An- und Entspannung, der für uns so gut ist. Der Körper wird gekräftigt und gedehnt. Der Geist beruhigt. Yoga-Übungen gehören auch mit zum Programm von Jon Kabat-Zinn.

Der Vorteil: Heutzutage gibt es fast in jeder kleineren Ortschaft Yoga-Kurse. Vor 25 Jahren war man in Deutschland ein Exot, wenn man Yoga praktizierte. Heute sind die Übungen salonfähig.

Viele Stars aus der Film- und Musikbranche schwören auf die Wirkung von Yoga. Man kann in jedem Alter damit beginnen. Es gibt Kurse für Kinder, Jugendliche, Erwachsene und Senioren. Mittlerweile haben sich auch verschiedene Stilrichtungen etabliert. In Fitness-Studios wird meist das „Power-Yoga" angeboten. Das ist nicht für Sie, wenn sie bereits Herzprobleme haben.

Machen sie bei verschiedenen Anbietern eine Probe-Yoga-Stunde. So finden Sie heraus, wo Sie sich wohlfühlen und was Ihnen Spaß macht. Darum geht es. Yoga wird nie langweilig. Es gibt Hunderte von Übungen und nach einer guten Stunde fühlt man sich pudelwohl. Man wird gelenkiger, ausgeglichener, präsenter, gelassener, wacher, vitaler und gesunder in vielerlei Hinsicht.

Zwar gibt es unzählige Bücher und DVD's mit Yoga-Übungen. Für die ersten ein bis drei Jahre würde ich jedoch immer einen Kurs empfehlen. Der (die) Kursleiter(-in) korrigiert Sie, wenn Sie die Übung nicht korrekt durchführen.

Das kann ein Buch oder eine DVD einfach nicht leisten. Eine Yoga-Stunde endet meist mit einer kurzen Meditation. Der Blutdruck sinkt, der Puls fährt runter, das Herz wird entlastet. Die vielfachen medizinischen Effekte von Yoga sind inzwischen durch etliche Studien belegt.

Tai Chi & Qi Gong

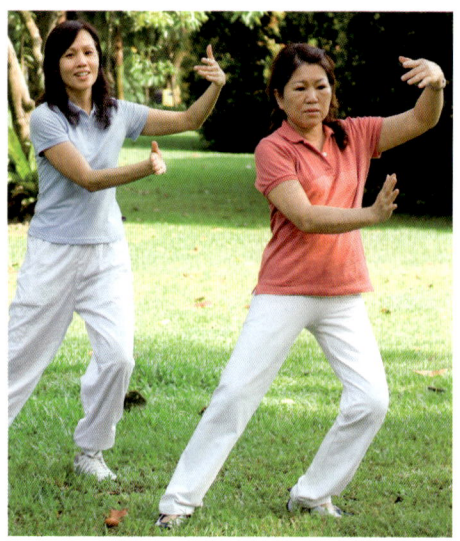

Diese Übungen haben ihren Ursprung in der asiatischen Kampfkunst. Im Zeitlupentempo werden sanft fließende Bewegungen im Stehen ausgeführt. Die Einzelbewegungen müssen genau geübt und dann in ihren Übergängen gut zusammengesetzt werden. Auch hier geht es um Achtsamkeit und Bewusstheit. Die Koordination wird ebenfalls geschult.

Tai Chi ist bei uns längst nicht so populär wie Qi Gong oder Yoga. Es ist also auch schwieriger, einen guten Lehrer zu finden. Qi Gong kann ebenfalls auf eine Jahrtausende alte Tradition zurückblicken. Wie beim Tai Chi oder Yoga gibt es verschiedene Stilrichtungen zum Beispiel Guolin Qi Gong, das begleitend in der Krebs-Therapie eingesetzt wird. Bekannt ist auch die Übungsreihe der acht Brokate, das Meridian Qi Gong oder das Eisenhemd Qi Gong nach Mantak Chia.

Atmung, langsame fließende Bewegungen und die Kraft der Vorstellung spielen beim Qi Gong eine große Rolle. Geübt wird meist im Stehen, wenn möglich im Freien. Sicherlich kennen Sie Bilder aus Asien, wo Kinder, Arbeiter und Pensionäre zusammen im Park üben.

Der Begriff „Qi" steht für Energie. Letztendlich geht es darum, durch die Übungen die Körperenergie wieder ins Fließen zu bringen.

In der traditionellen chinesischen Medizin bedeutet Krankheit immer ein Mangel oder Überfluss an Energie in einem Meridian oder Organ. Durch Akkupunktur oder durch Übungen kann man hier ausgleichend wirken.

Die Vorteile von Qi Gong:

- Die Übungen sind sehr kraftvoll.
- Sie brauchen keine spezielle Vorbereitung, keine Matte, keine spezielle Kleidung.
- Sie können Qi Gong überall praktizieren – auch auf dem Bürostuhl oder Küchenhocker.
- Blockaden im Meridiansystem werden aufgelöst.
- Konzentration und Wahrnehmung werden verbessert.
- Selbst in hohem Alter oder nach einem Schlaganfall können Sie damit beginnen.

Übung: Den Atem und das Herz beruhigen

Wenn der Puls rast. Wenn Sie merken, dass schon der Gedanke an das, was noch zu erledigen ist, Sie ins Schwitzen bringt. Oder wenn das Herz vor Aufregung oder nach einer Anstrengung schneller schlägt: Mit einer einfachen, langsamen Übung lassen sich Atem und Puls beruhigen.

Sie stehen locker, die Füße schulterbreit. Enge Kleidung oder Schuhe ausziehen. Ein paarmal auf und ab wippen oder die Zehen einkrallen und wieder loslassen, bis Sie guten Bodenkontakt spüren. Dann die Hände wie zwei Schalen vor den Unterbauch halten. Die Finger beider Hände schauen zueinander. Die Hände bis auf Brusthöhe heben und dort umdrehen. Jetzt schauen die Handflächen nach unten und die Hände bewegen sich nach unten. Dort wieder umdrehen und nach oben führen.

Das machen Sie im Rhythmus des eigenen Atems. Im Einatmen gehen die Hände hoch, im Ausatmen nach unten. Sie beobachten Ihren Atem und passen die Bewegung an. Beim Einatmen denken Sie „Himmel" und beim Ausatmen „Erde". Denn Ihre Handflächen nehmen beim Hochführen Kontakt mit dem Himmel auf und beim Nach-unten-Führen Kontakt mit der Erde.

Das sind die zwei wesentlichen Kraftquellen im Qi Gong – das Yin der Erde und das Yang des Himmels.

Nach einer Weile werden Sie spüren, dass sich Ihr Atemrhythmus verlangsamt hat und das Herz nicht mehr so heftig klopft. Wenn der Atem ganz ruhig ist, legen Sie beide Hände übereinander auf den Bauch, sammeln sich und schließen die Übung bewusst ab.

Diese Übung nennt man auch „Das Qi wecken". Sie ist uralt. In Asien wusste man schon vor Jahrtausenden, dass wir mit unserer Atmung und unsere Vorstellungskraft körperliche Prozesse beeinflussen können.

Alle Entspannungstechniken wirken sich langfristig positiv auf die Herzgesundheit aus. Sie dienen auch dazu, dass wir wieder mehr auf unser Herz hören. „Man sieht nur mit dem Herzen gut", lässt Antoine de Saint-Exupéry seinen kleinen Prinzen sprechen. Analog dazu könnte man auch sagen: „Wer gelernt hat, auf sein Herz zu hören, der trifft die besseren Entscheidungen."

Die Herzintelligenz

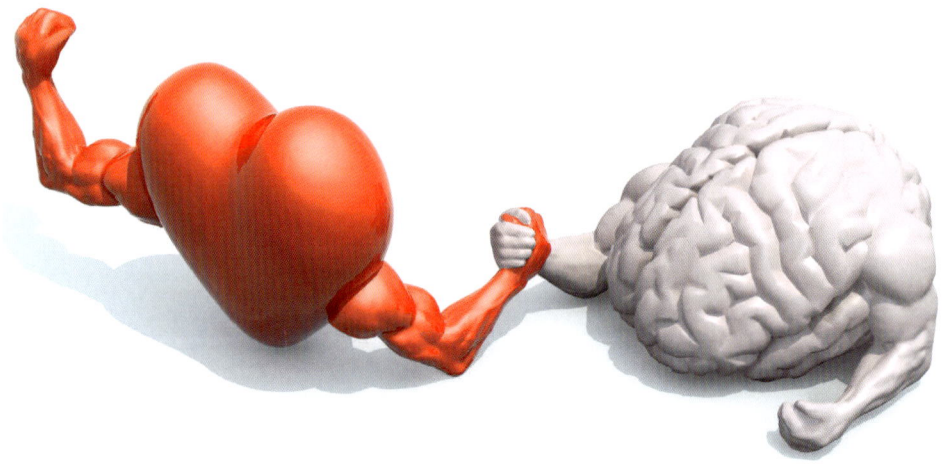

*Das Schwierigste am Leben ist es, Herz und Kopf
dazu zu bringen, zusammenzuarbeiten.
In meinem Fall verkehren sie noch nicht mal
auf freundschaftlicher Basis.*

Woody Allen

Am HearthMath-Institut in Kalifornien wurden einfache und sofort umsetzbare Methoden entwickelt, um Stress abzubauen. Weniger Stress ist gleichbedeutend mit mehr Klarheit, Kreativität und einer verbesserten Intuition. HearthMath bedeutet wörtlich Herz-Mathematik. Bei uns hat sich jedoch der geschützte Begriff Herzintelligenz eingebürgert.

Entwickelt wurden diese Methoden von dem amerikanischen Stressforscher Doc Childre. Es gibt Bücher, Filme auf Youtube und Seminare am IAK-Institut in Kirchzarten bei Freiburg, wo man diese Methoden zum Stressabbau lernen kann.

Die HearthMath-Techniken sind so effektiv, dass sie mittlerweile in großen Firmen wie Hewlett-Packard oder Motorola praktiziert werden, um Stress abzubauen.

In den Niederlanden werden gerade 30.000 Polizisten in dieser Methode unterrichtet. Auch etliche Therapeuten im

Die Herzintelligenz

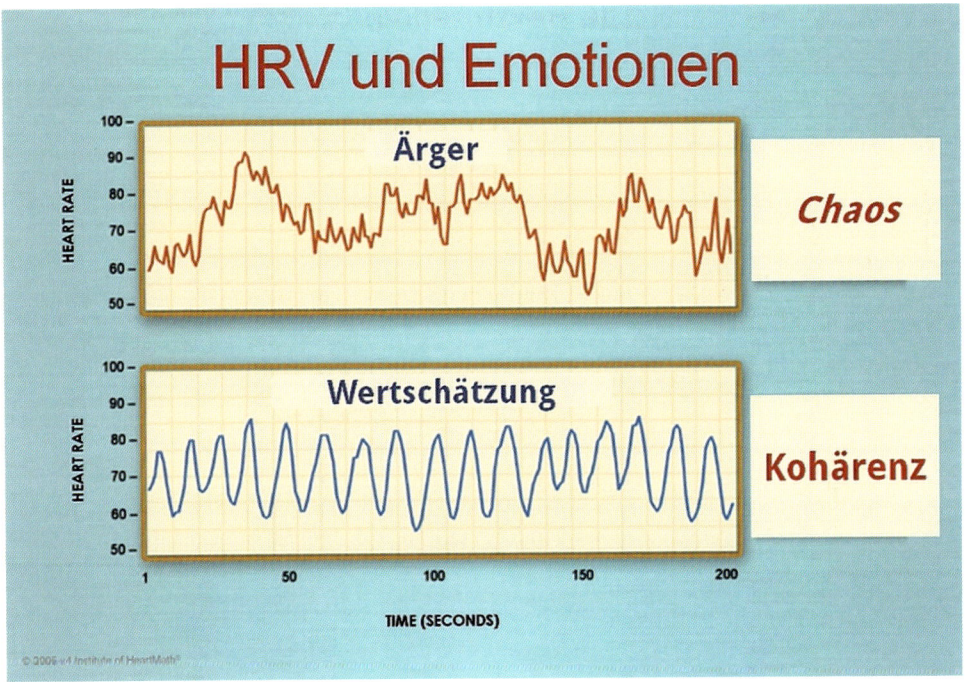

deutschsprachigen Raum bringen ihren Patienten diese Methoden bei.

Der Patient wird bei der Übung „schnelle Kohärenz" mit einem Ohrclip an einen Computer mit einer speziellen Software namens „Freeze-Framer" angeschlossen. Über einen Zeitraum von rund zehn Minuten werden während einer Übung die Variabilität der Herzfrequenz, die Pulslaufzeit und das Atemmuster gemessen.

Auf dem Bild oben können Sie sehr gut erkennen, dass ein Mensch, der unter Stress steht, einen sehr unharmonischen Verlauf hat. Während den Übungen beruhigen sich Atem und Puls. Das parasympathische Nervensystem wird aktiv. Das ergibt dann auf dem Bild einen harmonischen, kohärenten Verlauf.

Sie können das Ganze mit dem Autofahren vergleichen. Wenn Sie ständig Gas geben und abrupt abbremsen, ist der Verschleiß viel höher. Wenn Sie entspannt im „Flow" auf der Autobahn unterwegs sind, dann fahren Sie viel effizienter.

Letztlich geht es bei den Übungen darum, negative Gefühle, wie Angst, Wut, Ärger, Zorn, Groll, Enttäuschung und so weiter, zu transformieren.

Was Ihr Herz wirklich will, sind positive Emotionen wie Zufriedenheit, Wertschätzung, Dankbarkeit, Mitgefühl, Anteilnahme und Liebe.

Die Übungen sind im Prinzip eine Kombination von Visualisierung und Atemtechnik.

Den Nutzen und die Wirkungsweise haben Forscher an der renommierten Stanford-Universität über mehr als zehn Jahre erforscht.

Sofortprogramm zum Stressabbau

1. Machen Sie sich bewusst, was Sie gerade ärgert oder stresst.

2. Lenken Sie Ihre Aufmerksamkeit weg von dem, was Sie stresst, hin zur Herzgegend. Stellen Sie sich vor, Sie atmen mit Ihrem Herzen. Dadurch bringen Sie viel Energie in diesen Bereich (eine uralte Yoga-Technik).

3. Rufen Sie sich jetzt ein schönes Gefühl oder ein positives Ereignis ins Gedächtnis.
Versuchen Sie gefühlsmäßig das positive Ereignis noch einmal zu durchleben.

4. Fragen Sie mithilfe Ihrer Intuition und mit Ihrem gesunden Menschenverstand, welche Reaktion auf die stressige Situation angebracht wäre. Das kann Ihnen helfen, in zukünftigen Situationen Stress zu verringern.

5. Hören Sie auf Ihr Herz. Das hilft Ihnen, ruhiger und gelassener zu werden und Lösungen zu finden.

Die Verbindungen zwischen Gehirn und Herz sind enger, als so mancher vermuten würde. Neurowissenschaftler haben die aufregende Entdeckung gemacht, dass unser Herz ein unabhängiges Nervensystem hat, das als das „Gehirn im Herzen" bezeichnet wird. Wow! Jetzt haben wir schon drei Gehirne: eines zwischen den Ohren, eines im Herzen und eines im Bauch.

Im Herzhirn sind mindestens 40.000 Nervenzellen zu finden. Das sind in etwa so viele wie in den verschiedenen subkortikalen Zentren des Gehirns. Das Herzhirn sendet nachweislich Botschaften an das Gehirn unter der Schädeldecke - speziell an die Bereiche, die Emotionen verarbeiten. Das Herz sendet seine Informationen über den Vagusnerv und die Nerven des Rückenmarks an das Gehirn – und umgekehrt.

Über Hormone gibt es auch einen biochemischen Weg der Kommunikation zwischen Herz und Gehirn. Das Herz vermag sogar selbst Hormone zu bilden. Eines davon ist das Atriopeptin, welches an der Blutdruckregulation beteiligt ist.

Neben der neuronalen und biochemischen Kommunikation, gibt es zwischen Herz und Hirn auch noch eine energetische Verbindung. Wie jedes andere Organ auch erzeugt unser Herz ein pulsierendes, elektromagnetisches Feld, dessen Wellen Informationen transportieren können.

Der Vergleich mit einem Mobilfunknetz, das ja ebenfalls über ein elektromagnetisches Feld arbeitet, liegt nahe. Faszinierenderweise ist das elektromagnetische Feld des Herzens das stärkste im ganzen Körper. Es ist rund 5.000-mal stärker als das des Gehirns. Mit einem entsprechend empfindlichen Messgerät kann das elektromagnetische Feld des Herzens bis zu einem Umkreis von drei Metern gemessen werden.

Mehr Info: www.heartmathdeutschland.de oder www.herzintelligenz.de

Buchtipp:
Markus Peters / Gesundmacher Herz

Der Verstand kann uns sagen, was wir unterlassen sollten, aber das Herz kann uns sagen, was wir tun müssen.

Joseph Joubert

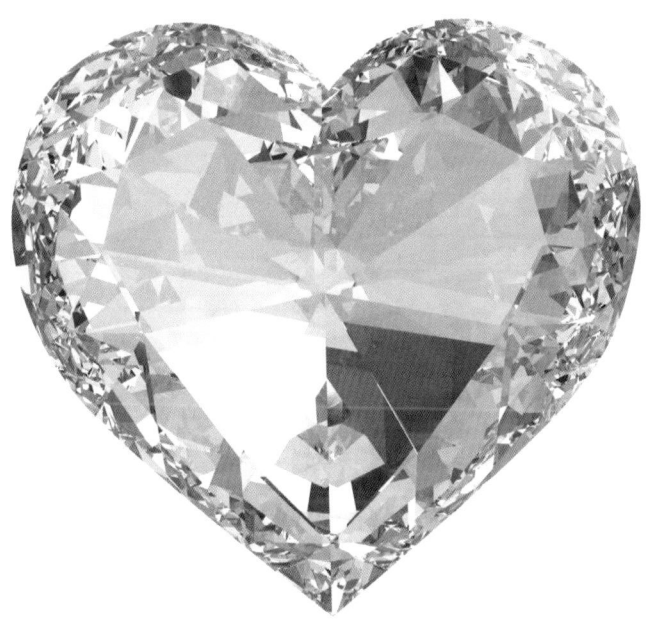

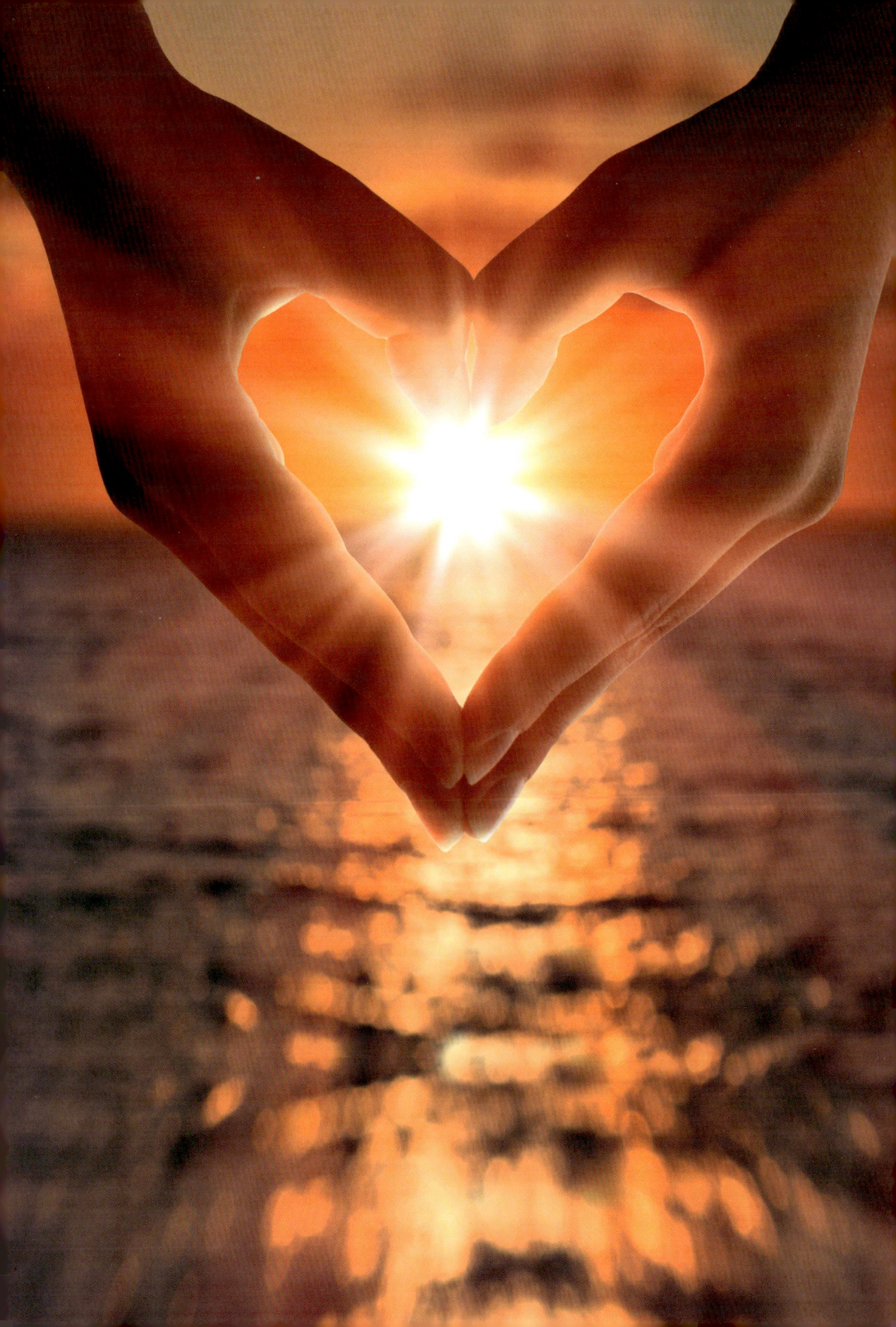

Die Heilkraft der Liebe

„Ich weiß heute, dass unser Herz nicht nur eine Pumpe ist, so wie wir es in der medizinischen Ausbildung lernen. Als ein sogenanntes psychosomatisches Organ reagiert es auf seelische Erschütterungen, auf positiven oder negativen Stress. Es schlägt den Takt des Lebens in einem sehr viel umfassenderen Sinn…

Das Organ hat seine eigene Geschichte. Und wer sie verstehen will, der muss Grenzen der Naturwissenschaft überschreiten. Denn wir Menschen leben nicht nur vom Schlag unseres Herzens, wir fühlen es auch. Wir spüren, dass es lachen und weinen, Purzelbäume schlagen oder zerreißen kann. Jeder erfährt dieses auf seine Weise durch Freude, Liebe, Schmerz und Leid. In zahllosen Kunstwerken, in Bildern, in Versen und Romanen ist diese Erkenntnis aufgehoben. Nur die Wissenschaft hat dies lange nicht wahrhaben wollen.

Zum Glück aber gibt es unterdessen auch hierzu neueste Studien, die nun sogar naturwissenschaftlich beweisen: Das Herz fühlt!"

Prof. Dr. Dietrich Grönemeyer

Die Heilkraft der Liebe

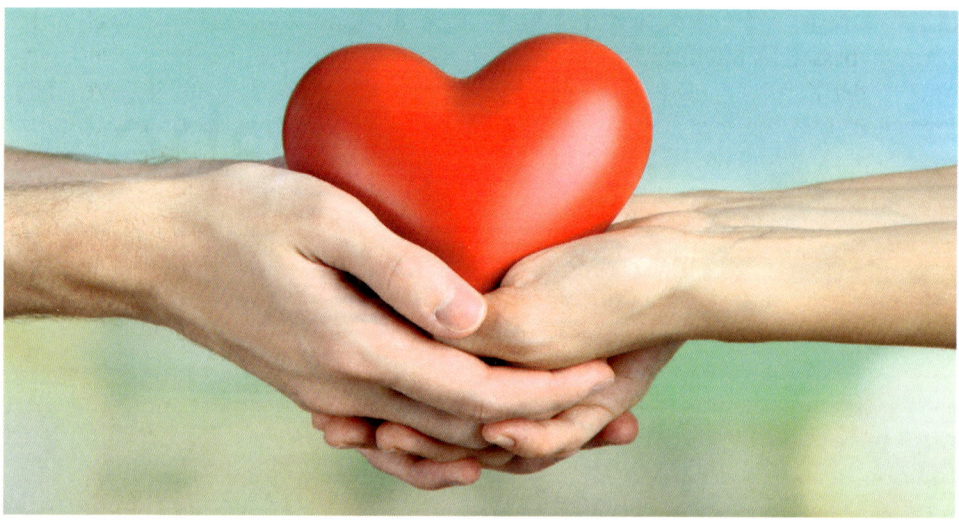

In diesem abschließenden Kapitel geht es viel um menschliche Wärme, Zuwendung, Vergebung und das Heilen von seelischen Verletzungen. Man kann kein Buch über ganzheitliche Herzheilkunde schreiben und diese wichtigen Faktoren ausklammern. In der Humanmedizin gibt es inzwischen die Spezialdisziplin „Psychokardiologie". Sie befasst sich mit dem wechselseitigen Zusammenhang zwischen psychischen Faktoren und Herzerkrankungen.

Schon im Altertum vermutete man das Herz als den Sitz der Seele und der Gefühle. Immer wieder begegnet uns das Wort „Herz", wenn es darum geht, Eigenschaften der Seele und Gemütszustände auszudrücken. Die menschliche Sprache kennt eine Vielzahl von Metaphern, die sich um das „Herz" ranken: *Herzlich, warm- und kaltherzig, barmherzig, das Herz hüpft vor Freude* oder *es rutscht mir vor Schreck in die Hose, es liegt mir etwas auf dem Herzen.* Jemand, der emotional minderbemittelt ist, wirkt auf uns *herzlos.* Begegnen sich zwei Liebende, so sagt man: *Ihre Herzen finden zueinander.*

Wenn wir einen Brief an jemanden beenden, den wir mögen, schreiben wir nicht mit cerebralen Grüßen, sondern *mit herzlichen Grüßen.*

Wohl dem, der auf sein Herz hört. Jemand, der nicht ganz bei der Sache ist, tut dies nur *halbherzig.* Wir haben *ein Herz für Kinder und ein Herz für Tiere. Wir können herzhaft genießen oder lachen.*

Um Menschen mit einem *versteinerten Herzen* machen wir gerne einen großen Bogen. Menschen, die *Herzenswärme* ausstrahlen, ziehen uns dagegen magisch an.

Liebe, Nähe und Zuwendung

Liebe ist ein wunderbares Heilmittel. Sie wirkt oft besser als Medikamente. Davon ist auch der Kardiologe Dr. Dean Ornish überzeugt. Er hat diesem Geheimnis ein eigenes Buch gewidmet: *Heilen mit Liebe*. Darin schreibt er:

„Ich habe nicht die Absicht, die positive Wirkung von Ernährung und körperlicher Bewegung oder von Medikamenten und Operationen herunterzuspielen. Mehr als jemals zuvor verfügen wir über mehr wissenschaftliche Beweise, die belegen, wie einfache Veränderungen in der Ernährung und Lebensweise unsere Gesundheit und unser Wohlgefühl spürbar verbessern können. Das ist richtig und wichtig. Aber ich bin zu dem Schluss gekommen, dass die Heilkraft der Liebe und der menschlichen Nähe sowie die daraus resultierende Veränderung des Gefühlslebens und der geistigen Einstellung wahrscheinlich die größte Bedeutung besitzt. Liebe und menschliche Nähe sind Wurzeln all dessen, was uns krank oder gesund macht, Traurigkeit oder ein Glücksgefühl in uns aufsteigen lässt, Leid bringt oder zur Heilung führt. Käme ein neues Medikament mit der gleichen Wirkung auf den Markt, würde jeder Arzt es seinen Patienten weiterempfehlen. Es ist nicht zu verschreiben, wäre unterlassene Hilfeleistung. Dennoch lernen wir Ärzte - bis auf wenige Ausnahmen – in unserer medizinischen Ausbildung nicht viel über die Heilkraft von Liebe, menschlicher Nähe und Wandlung."

Das, was Dr. Ornish in seinem Buch schreibt, ist nicht einfach nur eine Vermutung oder eine Gefühlsduselei. Er hat Dutzende Studien aus USA, Schottland, Finnland, Schweden und anderen Ländern ausgewertet. Sie kommen alle zu ähnlichen Ergebnissen: Alles, was Gefühle von Liebe und Nähe fördert, ist heilsam. Alles was Isolation, Trennung, Einsamkeit, Verlust, Feindseligkeit, Wut, Zynismus, Depression, Entfremdung und ähnliche Gefühle fördert, führt häufig zu Leid, Krankheit und vorzeitigem Tod. Menschen, die einsam und sozial isoliert sind, haben im Vergleich zu jenen, die über gute soziale Kontakte verfügen, ein mindestens zwei- bis fünfmal so hohes Risiko, vorzeitig zu erkranken und zu sterben.

Eine der Studien, die das belegen, wurde in Roseto, einer kleinen Stadt in Pennsylvania, durchgeführt. Die Gemeinde Roseto wurde 1882 von Einwanderern, die alle aus einer Stadt in Süditalien stammten, besiedelt. Auffallend war, dass im Vergleich zu den Nachbarorten in Roseto wenig Menschen an einem Herzinfarkt starben. Die Risikofaktoren für Herzerkrankungen waren in der italo-amerikanischen Stadt gleich wie anderswo. Auch die Bewohner in Roseto haben teilweise geraucht, sehr fettreich gegessen, hatten Übergewicht, Bewegungsmangel und Diabetes.

Warum also traten in Roseto bis in die 1960er- und 70er- Jahre signifikant weniger Herzinfarkte auf? Bis zu dieser Zeit lebten oft noch drei Generationen unter einem Dach. Familiäre Bindungen, soziale Vernetzung, Tradition und Religion besaßen bis dahin eine hohe Bedeutung.

Über 50 Jahre wurden die Einwohner von Rosetto intensiv beobachtet. In den ersten 30 Jahren, als es noch diese engen sozialen und familiären Bindungen gab, ereigneten sich kaum Herzinfarkte. Erst als diese Strukturen nach und nach gelockert wurden, die Gemeinschaft nicht mehr gepflegt wurde, kam es in Rosetto zu einer starken Zunahme an Todesfällen durch Herzinfarkt.

Eine weitere große Langzeitstudie wurde in Kalifornien durchgeführt. Im Zeitraum von 1965 bis 1974 haben fast 7.000 Einwohner des Ortes Alameda Country, in der Nähe von San Francisco, daran teilgenommen. Auch hier wurden die Bürger über ihre Lebensweise und über ihre sozialen Bindungen befragt. Wiederum kam man zu einem Ergebnis, das statistisch signifikant war: Jene, die über wenig soziale Kontakte verfügten, hatten ein rund zwei- bis dreimal höheres Sterblichkeitsrisiko.

„Heirate oder heirate nicht – beides wirst du bereuen", soll der weise Sokrates einmal gesagt haben.

In Bezug auf unsere Herzgesundheit ist es jedoch offensichtlich von Vorteil, in einer Gemeinschaft zu leben. Ein weiteres Beispiel: An eine Studie der Duke-Universität nahmen 1.400 Männer und Frauen teil. Alle Beteiligten hatten mindestens eine stark verengte Arterie, die in der Angiographie sichtbar war. Nach fünf Jahren war die Sterblichkeitsrate bei unverheirateten Männern und Frauen, die auch keine engen Vertrauten hatten, mit denen sie regelmäßig sprechen konnten, mehr als dreimal so hoch als bei denjenigen, die verheiratet waren, eine/einen Vertrauten oder beides hatten.

Heilende Gespräche

Der Kummer, der nicht spricht, nagt leise an dem Herzen, bis es bricht.
                    William Shakespeare

Wir kenne alle den Ausdruck „sich etwas von der Seele reden". Tatsächlich scheint es wirklich so zu sein, dass tiefe, offene Gespräche, bei denen man mit einem Partner, einem Freund oder einer Freundin über Kummer und Sorgen redet, etwas Befreiendes haben.

Man mag von Religion halten, was man will, aber offensichtlich waren die Menschen früher, als sie noch regelmäßig zum Beichten gingen, seelisch gesünder. Heute ist es hipp, 1.000 „Freunde" auf Facebook zu haben. Woran es aber oft mangelt, sind Menschen, die uns wertfrei und aufmerksam zuhören, wenn uns etwas bedrückt. Der Kardiologe Dr. Harvey Zarren ist Professor an der Tufts-Universität in Boston. Er hat erkannt, wie wichtig es sein kann, sich Kummer von der Seele zu reden: „*Ich frage jeden Herzpatienten, auch diejenigen auf der Intensivstation, mit wem sie über ihre Gefühle sprechen. Die meisten schauen mich an, als ob ich von einem anderen Planeten komme. Die Männer sagen immer, dass sie mit niemanden über ihre Gefühle sprechen. Die Frauen sagen, dass sie mit ihrer Tochter oder einem anderen Menschen über die guten Dinge reden, aber niemanden mit den Dingen belasten wollen, die sie wirklich bekümmern.*"

Prof. Zarren rät allen seinen Herzpatienten, jemanden zu finden, der einfach nur zuhört – ohne zu beurteilen oder Ratschläge zu erteilen (Ratschläge können auch Schläge sein).

„*Wenn die Menschen beginnen, sich ihrer wahren Gefühle bewusst zu werden, geht in der Körperphysiologie etwas vor, was die Heilung unterstützt*", weiß Prof. Zarren zu berichten.

Heilsames Schreiben

Was nun, wenn wir in einer bedrückenden Lebenslage niemanden haben, mit dem wir reden können oder wollen?

Der amerikanische Psychologe James Pennebaker hat erkannt, dass auch das Aufschreiben von traumatischen Situationen und Erinnerungen einen nachweisbar entlastenden, integrierenden und heilsamen Effekt hat. So ließ er seine Patienten eine 20-Minuten-Schreibtechnik an drei aufeinanderfolgenden Tagen anwenden. Auch das ist ja nicht wirklich etwas Neues. Ein Tagebuch führen oder einem Freund auf schriftlichem Wege seine Sorgen mitteilen hat ja eine lange Tradition. Es ist dabei gar nicht so wichtig, dass jemand anderes das liest. Das Entscheidende ist, dass man sich den Frust von der Seele schreibt. Manche verbrennen den Brief hinterher im Feuer.

Die Vorgehensweise ist ganz einfach: Sie benötigen lediglich Stift und Papier. Dann lassen Sie ein belastendes Erlebnis oder ein Problem vor Ihrem inneren Auge erscheinen. Beginnen Sie dann zu schreiben und die Situation zu beschreiben. Wichtig ist, dass Sie 20 Minuten durchgehend schreiben, ohne den Stift abzusetzen. Sie können auch Sätze wiederholen. Beschreiben Sie Ihre Gefühle so, als würden sie das jemand erzählen. Diese Technik ist besonders geeignet, um belastende Beziehungen mit einem Expartner oder mit den Eltern zu klären. Vor allem dann, wenn die Eltern bereits verstorben sind.

Heilende Familienbeziehungen

Sind wir mal ganz ehrlich: Die wenigsten Menschen sind auf einem Ponyhof aufgewachsen. Unsere Eltern und Großeltern hatten oft selbst eine traumatische Kindheit. Zwei Weltkriege, Hunger, Vertreibung und materielle Not haben Spuren in der Seele hinterlassen. Seelische Verletzungen durch die Eltern waren und sind keine Seltenheit.

Durch die Liebe, die wir zu den Eltern empfinden, sind wir natürlich auch besonders verwundbar. Dank Bert Hellinger wurde das sogenannte Familienstellen bekannt. Oft ziehen sich Schicksale wie ein roter Faden durch ein Familiensystem. Gab es in einer Familie traumatische Erlebnisse wie Bankrott, Mord oder Selbstmord, kann man in nachfolgenden Generationen häufig das gleiche Schicksal beobachten. Denken sie nur an die Kennedys. Wie viele Mitglieder der Familie sind da schon auf tragische Weise ums Leben gekommen? Zufall? Nein, eher eine Gesetzmäßigkeit.

Schicksalsschläge in der Vergangenheit haben oft auf die Nachfahren einen belastenden Einfluss. Konflikte in der Gegenwart können sich verändern, wenn das Leid der Vorfahren mit Liebe oder zumindest mit Achtung gewürdigt wird. Im Familienstellen spielen hierbei die „heilenden Sätze" eine große Rolle. Dabei sind schon die unglaublichsten Dinge passiert.Ein Beispiel: Eine Mutter hat seit über 20 Jahren keinen Kontakt mehr zu ihrer Tochter. Dann macht die Tochter eine Familienaufstellung bei einem versierten Therapeuten, ohne dass die Mutter davon etwas weiß. Durch die Aufstellung und durch die heilenden Sätze wird der Konflikt auf der energetischen Ebene gelöst. Einen Tag später ruft die Mutter bei der Tochter an und bittet um ein versöhnendes Gespräch.

Wie kann so etwas passieren, werden Sie nun vielleicht denken. Solche Phänomene kann man nur verstehen, wenn man die Existenz von Bewusstseinsfeldern anerkennt. Der englische Biologe Rupert Sheldrake hat diese Felder über Jahrzehnte erforscht und sie als „morphische Felder" bezeichnet. Mit den derzeitigen naturwissenschaftlichen Geräten sind sie nicht messbar. Doch Sheldrake hat durch viele Experimente bewiesen, dass sie existieren.

Das Familienstellen ist insbesondere dann angesagt, wenn Sie wissen, dass es in Ihrer Familienbiografie traumatische Erlebnisse gab. Auch hier ist es wichtig, einen guten, erfahrenen Therapeuten zu finden. Nicht jeder, der einmal einen Wochenendkurs gemacht hat, ist gleich dazu in der Lage, Aufstellungen professionell zu leiten. Es braucht dazu von Seiten des Therapeuten oder der Therapeutin viel Erfahrung, Integrität, eine gute Intuition und ein hervorragendes Gespür. Die meisten Aufsteller bieten die Möglichkeit an, dass man erst als „teilnehmender Beobachter" bei Aufstellungen, die einer Art Rollenspiel gleichen, dabei sein kann. So können Sie in sich hineinhorchen, ob der Aufsteller der Richtige ist, um „Ihre Leichen aus dem Keller zu holen". Ein gutes, einführendes Buch über die Arbeit des Familienstellens ist von Thomas Schäfer und trägt den Titel: „Was die Seele krank macht und was sie heilt".

Eine weitere Möglichkeit, um Familienbeziehungen zu heilen, sind die Meditations-CD's von Robert Betz. Es gibt eine mit dem Titel „Der Vater Deiner Kindheit" und eine weitere „Die Mutter Deiner Kindheit". Robert Betz ist inzwischen nun wahrlich kein Geheimtipp mehr. Sein Buch „Willst du normal sein oder glücklich" ist seit 2011 auf der Spiegel-Bestsellerliste. Geben Sie einfach seinen Namen in die Internet-Suchmaschine ein. Auf seiner Webseite können Sie auch die CD's bestellen.

Familien-Studie

An der renommierten Harvard-Universität wurde anfangs der 1950er-Jahre eine Studie durchgeführt, die durch Zahlen, Daten und Fakten zeigt, wie wichtig die Beziehung zu unseren Eltern ist.

Nach dem Zufallsprinzip wurden 126 gesunde, junge Männer ausgewählt. Sie erhielten einen Fragebogen, mit dem festgestellt werden sollte, welche Gefühle sie gegenüber ihren Eltern hegten. Im ersten Test wurden den Studenten folgende Fragen gestellt:

Wie würden Sie die Beziehung zu ihrer Mutter/ihrem Vater bezeichnen?
☐ sehr eng
☐ warmherzig und freundlich
☐ tolerant
☐ gespannt und kalt

35 Jahre später griff man auf diese Aufzeichnungen zurück.

Anhand der aktuellen Situation der damaligen Teilnehmer nahm man in Harvard eine medizinische und psychologische Auswertung vor.

Das Ergebnis war erstaunlich und Dean Ornish beschreibt das in seinem Buch wie folgt: *„91 Prozent der Teilnehmer, die ihre Beziehung zur Mutter 35 Jahre zuvor nicht als warmherzig bezeichnet hatten, litten um die Lebensmitte herum unter ernsten Krankheiten (unter anderem unter Erkrankungen der Herzarterien, Bluthochdruck, Zwölffingerdarmgeschwüren und Alkoholismus).*

Diese Zahl lag dagegen bei den Teilnehmern, die ihre Beziehung zur Mutter als warmherzig bezeichnet hatten, nur bei 45 Prozent.

Ähnlich litten 82 Prozent der Teilnehmer, bei denen eine liebevolle Beziehung zum Vater nicht sehr ausgeprägt gewesen war, unter diversen Krankheiten im Vergleich zu nur 50 Prozent bei jenen Teilnehmern, deren Beziehung zum Vater warmherzig und eng gewesen war.

Die Auswirkungen einer liebevollen bzw. kalten Beziehung zu Mutter und Vater schienen sich gegenseitig zu verstärken. Alle (100 Prozent) Studienteilnehmer, die sowohl die Beziehung zur Mutter als auch zum Vater als gespannt und kalt beschrieben hatten, litten um die Lebensmitte unter Krankheiten."

Heilende Berührung

Im 13. Jahrhundert ließ der deutsche Kaiser Friedrich II. ein gruseliges Experiment durchführen. Er wollte herausfinden, welche Sprache Kinder sprechen würden, wenn sie aufwachsen, ohne jemanden reden zu hören. Er nahm mehreren Eltern ihr Neugeborenes weg und ließ die Säuglinge von Ammen versorgen, die nicht mit ihnen sprechen durften und sie nicht liebkosten. Diese Babys erlernten nie eine Sprache, weil sie alle starben, bevor sie überhaupt hätten reden können.

Ein ähnliches Experiment wurde 1915 in zehn Waisenhäusern durchgeführt. Aus Angst vor der Ausbreitung vor Infektionskrankheiten wurden hier die Babys selten berührt. Auch hier starben alle Kinder unter zwei Jahren, obwohl die Ernährung und die hygienischen Verhältnisse ausreichend waren.

Es gibt auch etliche Studien mit Erwachsenen, die den heilenden Wert von Berührungen belegen. Rückenschmerzen, Depressionen und Herzerkrankungen können sich bessern, wenn Patienten berührt werden. Massagen können hierbei schon ausreichend sein, oder wenn jemand am Krankenbett sitzt und einfach nur die Hand des Patienten hält. Das Wort Behandlung kommt ja nicht von ungefähr.

Der Psychologe Sidney Jourard hat zum Beispiel auf der ganzen Welt beobachtet und aufgezeichnet, wie oft sich Paare innerhalb einer Stunde bewusst oder unbewusst berührten. Das Ergebnis war erstaunlich: In Puerto Rico berührten sich Paare pro Stunde 180-mal, in Paris 110-mal, in den USA 2-mal und in London überhaupt nicht.

Also liebe Paare: Im Sinne ihrer Herzgesundheit öfters mal Händchen halten beim Spazierengehen und sich öfters umarmen. Man kann sogar ein kleines Ritual daraus machen. Nehmen Sie sich morgens nach dem Aufwachen oder abends vor dem Einschlafen fünf Minuten Zeit, um sich zu umarmen. Konzentrieren Sie sich beide auf Ihr Herz. Sie werden dort eine angenehme heilende Wärme verspüren. Einfach mal ausprobieren!

Wenn Sie alleine leben, sollten Sie sich öfters eine Massage gönnen. Das tut nicht nur Ihrem Rücken, sondern Ihrem ganzen Körper gut.

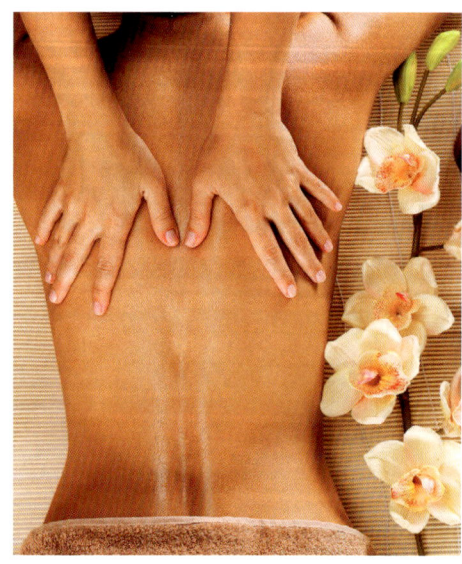

Mit einem offenen Herzen leben

Viele Ärzte denken an eine Bypass-Operation, wenn sie etwas von einem offenen Herzen hören.

Für Dean Ornish und die Forscher, die er für sein Buch „Heilen mit Liebe" interviewt hat, bedeutet ein offenes Herz etwas ganz Anderes.

In der östlichen Heilkunde betrachtet man den Menschen als ein energetisches Wesen. Man kennt dort Meridiane, in denen Energie fließt, und Chakren, die Energie (Prana) aufnehmen. Spätestens seit Max Planck und Albert Einstein wissen wir, dass Materie und Energie wie die zwei Seiten einer Medaille sind. Nur in wesentlichen Teilen der Medizin ist diese Erkenntnis leider noch nicht so ganz angekommen.

Hans-Peter Dürr, der ehemalige Leiter des Max-Planck-Institutes, hat das einmal in einem Vortrag treffend so ausgedrückt: *„Die Physiker glauben längst wieder an Gott. Nur die Mediziner glauben immer noch an die Physiker."*

Dr. Joan Borysenko hat ihre Doktorarbeit an der Harvard University geschrieben. Sie gehört zu den wenigen Ärzten, die sich trauen, über den Menschen als Energiewesen zu sprechen. *„Wenn wir bei der Frage, warum Liebe zu Langlebigkeit führt, nach den wissenschaftlichen Mechanismen suchen, werden wir zu keinem Ergebnis kommen, weil wir zur Zeit noch nicht über die Kenntnisse zur Erforschung des menschlichen Energiesystems verfügen. Wenn wir uns mit den Systemen des Ostens beschäftigen und mit ihren Kenntnissen über die Körperenergie, die Art und Weise, wie das Prana fließt, dann stoßen wir auf das Herz als zentralen Vermittler von Emotionen. Das Herzzentrum, das zentrale Chakra – mit drei weiteren, die sich darüber, und dreien, die sich darunter befinden.*

Vom mystischen Gesichtspunkt aus geht es meiner Meinung nach darum, dass alle Menschen Energiesysteme sind, die mit allen anderen Energien verbunden sind. Dennoch haben wir durch unsere Emotionen die Fähigkeit, die Energiemenge, die sich zu uns hinbewegt, zu reduzieren. Das heißt, wir können intuitive Energie und die Energie der Lebenskraft, die in unserem Körper ankommt, abbestellen.

Ich glaube, dass der Strom von Lebenskraft reduziert wird, wenn sich unser Herz aufgrund von Angst verschließt. Die größte menschliche Angst ist die, verlassen und nicht geliebt zu werden. Diese Energie erreicht die Zellen und Gewebe dann nicht mehr, so dass der Betroffene verhungert, weil er von dieser Lebenskraft abgetrennt ist. Jedesmal, wenn man sich Sorgen oder Angst macht, entsteht Stress, und ich habe Stress immer als isolierende Kraft definiert. Alles was das Gefühl von Verbundenheit stört, wirkt sich belastend aus. Wenn wir unser Herz öffnen, strömt die Energie einfach herein und wir werden durch sie genährt. Doch sie fließt nicht nur herein, sondern auch heraus."

Jeder, der mindestens einmal unsterblich verliebt war, kann das nachempfinden. Wir sind einfach nur glücklich, voller Energie – so dass sogar Essen unwichtig wird. Wir denken an den anderen und kurz darauf ruft er uns an. Wir spüren die Energie, die bei einer Umarmung im Herzen fließt wie eine wärmende Glut.

Sie kennen sicher John Gray, den bekannten amerikanischen Paartherapeuten. Er hat mehrere Bücher geschrieben unter anderem, „Männer sind anders. Frauen auch - Männer sind vom Mars. Frauen von der Venus".

Gray hat sehr schön formuliert, was es bedeutet, mit einem offenen Herzen zu leben: *„Wenn Menschen keine Nähe erleben, keine Beziehung zu einem anderen Menschen haben, keine Liebe auf geistiger Ebene erfahren, finden sie keinen Zugang zu ihrer Seele und wissen nicht, worin ihre Aufgabe in der Welt besteht. Meiner Meinung nach besteht diese Aufgabe darin, zu lieben und geliebt zu werden.*

Wir Menschen sind im Grunde alles liebende Wesen. Wenn wir uns nicht in Situationen ausdrücken, in denen wir liebevoll sein dürfen, in denen wir uns geliebt fühlen können, in denen wir andere umsorgen und selbst umsorgt werden, dann besteht keine Verbindung zu unserem Selbst. In diesem Fall sind wir von der Quelle des Glückes, der Quelle der Lebendigkeit abgeschnitten."

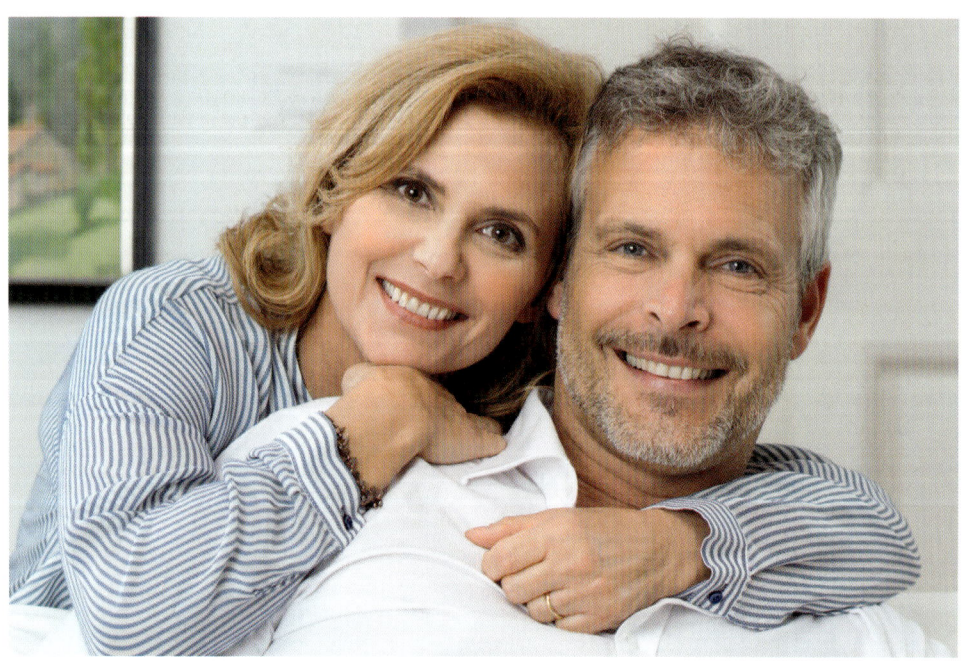

Der Unterschied zwischen Einsam-Sein und Alleins-Sein

Der Mensch ist ein soziales Wesen. Liebe, Verbundenheit und das menschliche Miteinander tragen zu unserer körperlichen Gesundheit bei. Doch heilende Nähe kann man nicht verordnen wie eine Pille. Muss man zwangsläufig krank werden, wenn man alleine lebt? Was ist mit den Yogis, die über Jahrzehnte in einer Höhle im Himalaya meditieren? Die müssten ja demnach alle sehr krank sein.

Verbundenheit hat nicht zwangsläufig etwas mit einer großen Menschenmenge zu tun. Man kann durch eine mit Menschen überfüllte Einkaufsstraße laufen und sich trotzdem einsam fühlen. Umgekehrt können Sie irgendwo alleine in den Bergen meditieren und sich trotzdem geborgen und verbunden fühlen mit Gott und der Welt.

Meditation kann dazu beitragen Selbsterkenntnis, Verletzbarkeit, Offenheit, aber auch Verbundenheit zu kultivieren. Es sind nicht nur unsere Handlungen, die zählen, sondern auch unsere tiefer liegenden Einstellungen, unser Denken und Fühlen.

CD-Tipp:

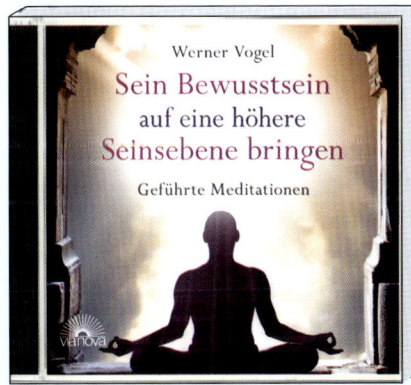

Gesamtlaufzeit: 70 Minuten, € 9,95

Sprecher: Werner Vogel
(Philosoph, Theologe, Autor, Verleger und Yogalehrer)

Bestelltelefon 07529 - 973 730

In allen spirituellen Traditionen wurde und wird Meditation gepflegt. Zur Ruhe kommen, den zerstreuten Geist zu sammeln, sich mit der universellen Energie und dem göttlichen Licht zu verbinden, sind Ziele der Übungspraxis.

Ein wacher Geist, der offen ist für Inspiration und ein höheres Bewusstsein ist der Lohn für die innere Stille. Die CD von Werner Vogel ist sehr hilfreich, um das Gedankenkarussell zur Ruhe zu bringen.

Sie können täglich unter drei geführten Meditationen wählen:

1. Grundübung:
   Ruhe und Stille im Geist (17 Minuten).

2. Den Atem mit dem göttlichen Licht verbinden (25 Minuten).

3. Transformation und Heilung aller menschlichen Ebenen durch das göttliche Licht (23 Minuten).

Die heilende Kraft der Vergebung

Wenn uns jemand kränkt, kann uns das krank machen. Ein Seitensprung, Intrigen, verletzende Worte, missbrauchtes Vertrauen und andere schlimme Situationen hinterlassen Narben in unserer Seele.

In allen großen Religionen gilt die Kraft der Vergebung als ein wichtiges Heilmittel. Zugegeben, Verzeihen ist Schwerstarbeit, aber es lohnt sich. Der buddhistische Lehrer Thich Nhat Hanh sagt, dass wir mit Ärger, Wut und Zorn auf einen anderen Menschen letztlich uns selbst schaden. Egal, wer oder was der externe Auslöser für unsere Wut war, am Ende sind wir es selbst, die negative Emotionen generieren und nähren. Verzeihen geschieht in unserem ureigenen Interesse.

In der buddhistischen Weltanschauung bedeutet Verzeihen auch Verstehen. Wie konnte die Person so handeln, wie sie handelte?

In hawaiianischen Familien ist es ein heiliger Brauch, allabendlich im Kreis zusammenzukommen. Jeder fühlt die Ereignisse des Tages, prüft das eigene Herz, und etwaige Unstimmigkeiten und Konflikte werden mit der Kraft der Liebe wieder in Ordnung gebracht. Wenn es angezeigt ist, bittet man um Vergebung, bevor die Sonne untergeht. Denn: Es ist nicht gut, mit einem bekümmerten Geist oder einem bekümmerten Herzen schlafen zu gehen.
Auch in unserer christlichen Tradition hat Vergebung einen hohen Stellenwert.

„Vergib uns unsere Schuld, wie auch wir vergeben unseren Schuldigern", betet man im Vaterunser.

Im Matthäus-Evangelium steht: *„Wenn ihr den Menschen ihre Verfehlungen vergebt, wird euer Vater im Himmel euch auch vergeben. Wenn ihr aber den Menschen nicht vergebt, wird euer Vater im Himmel euch eure Verfehlungen auch nicht vergeben."*

Als Petrus seinen Meister fragte, wie oft er seinem Bruder, der gegen ihn sündigte, vergeben soll, spricht Jesus Christus zu ihm: *„Nicht bis siebenmal, sondern bis siebzigmal siebenmal."* Als Christus verurteilt und gekreuzigt wurde, besaß er noch die Größe, zu sagen: *„Vater, vergib ihnen, denn sie wissen nicht, was sie tun."*

Vergebung ist nicht altmodisch. Inzwischen gibt es 46 wissenschaftliche Studien dazu. In Atlanta fand der erste Kongress statt, der das Verzeihen thematisierte. Organisiert hatte den Kongress die „Kampagne für Vergebungsforschung". Zu den Vorsitzenden gehören die Friedensnobelpreisträger Desmond Tutu und Jimmy Carter. Ärzte, Psychiater, Sozialarbeiter, Krankenschwestern, Pfarrer und andere kamen zusammen. Sie gaben Ihre Erfahrungen weiter, wie man Menschen helfen kann zu vergeben.

Loren Toussaint stellte eine Studie mit 200 Probanden aus Michigan vor. Ergebnis: Die Patienten, die aktiv Verzeihen praktizierten, hatten einen niedrigeren diastolischen Blutdruck und niedrigere Kortisolwerte. Andere Studien zeigten, dass sich Rückenschmerzen, Depressionen, Kopfschmerzen und Schlaflosigkeit besserten, wenn man seinen Groll loslässt.

Mit verzeihen ist nicht gemeint, alles zu erdulden. Eine tiefe emotionale Verletzung braucht Zeit und Aufmerksamkeit und einen Ausgleich.
Mahatma Gandhi soll einmal gesagt haben: *„Wenn dir ein Unrecht geschieht und du wehrst dich nicht, machst du dich mitschuldig!"* Das leuchtet ja auch irgendwie ein.

Wenn uns ein Partner ständig betrügt, sollten wir den Mut haben, den anderen aus dem Haus zu werfen oder die Koffer zu packen. Wenn wir finanziell betrogen werden, sollten wir Anzeige erstatten und einen ordentlichen Gerichtsprozess anstreben, bevor der Betrüger noch andere betrügt.

Es geht ja beim Verzeihen nicht darum, alles zu erdulden, sondern innerlich frei zu werden von Zorn, Wut, Hass, Ärger, Frust und anderen negativen Emotionen. Wichtig ist, aus der Opferrolle herauszukommen und ein unbeschwertes, selbstbestimmtes Leben zu führen.

Was kann man tun, um Verzeihen zu erleichtern?

1. Rufen Sie sich das Ereignis, das Sie bisher nicht verzeihen konnten, nochmals in Erinnerung. Stellen Sie sich einmal die Frage: „Was habe ich dazu beigetragen?"
2. Versetzen Sie sich einmal in den anderen hinein. „Was hat aus seiner Perspektive dazu geführt, dass er sich so verhalten hat?"
3. Erinnern Sie sich daran, dass Verzeihen nichts mit Schwäche zu tun hat. Im Gegenteil, verzeihen ist ein Ausdruck von Stärke. Sie tun es in erster Linie für sich und Ihre Gesundheit. Verzeihen braucht auch kein Freibrief für den anderen zu sein, dass er sein Verhalten wiederholt.
4. Sie brauchen das Verhalten des anderen nicht gutzuheißen. Es ist in Ordnung zu sagen: „Mir gefällt es nicht. Es hat mir wehgetan. Ich akzeptiere, dass er sich mir gegenüber so verhalten hat."
5. Überprüfen Sie noch einmal, ob aus der heutigen Sicht dieses eine Verhalten alle anderen positiven Erfahrungen, die Sie mit diesem Menschen gemacht haben, in Frage stellen kann.
6. Wenn Sie möchten, dann sprechen Sie diesem Menschen gegenüber, der Sie gekränkt hat, nochmals Ihre Gefühle aus oder schreiben ihm einen Brief. Vielleicht genügt es Ihnen sogar, diesen Brief nur für sich zu schreiben – ohne ihn abzuschicken.
7. Nehmen Sie ein Bild dieses Menschen und sagen Sie diesem Bild: „Ich bin bereit, Dir zu verzeihen" – auch wenn Sie zunächst innerlich heftigen Widerstand verspüren. Wenn Sie diese Worte immer wieder wiederholen, werden Sie mit der Zeit das Gefühl der Vergebung spüren.

Die fünf Ebenen der Heilung

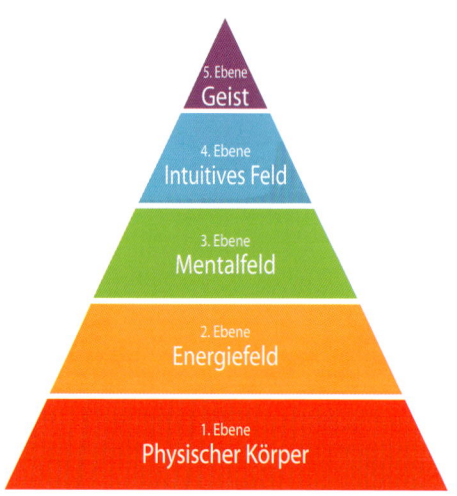

Der Arzt Dr. med. Dietrich Klinghardt hat Medizin und Psychologie in Freiburg studiert. Seit 1982 lebt und arbeitet er in Seattle, USA. Er ist dafür bekannt, dass er oft schwerst kranken Menschen, die mit Krebs, Parkinson, Autismus, MS oder ALS zu ihm kommen, helfen kann. Seine Patienten sind in der Regel austherapiert und waren im Schnitt zuvor bei 23 Ärzten und Kliniken. Mittlerweile hat er sein Wissen in Deutschland, Österreich und in der Schweiz an etliche Therapeuten weitergegeben, die mit seinen Heilmethoden ähnlich erfolgreich sind. Dr. Klinghardt wurde im Jahr 2007 von einer Stiftung für Integrative Medizin als „bester Arzt des Jahres" ausgezeichnet.

Was macht ihn als Therapeut so erfolgreich? Klar, er hat inzwischen 35 Jahre Erfahrung als Arzt, das spielt zweifelsohne eine wichtige Rolle. Er bildet sich ständig weiter - das ist auch ein wichtiger Punkt.

Aber der wichtigste Faktor, für seine Heilerfolge ist die Tatsache, dass er auf mehreren Ebenen therapeutisch interveniert. Was ist damit gemeint?

Schon im alten Indien war bekannt, dass der Mensch nicht nur einen physischen, sichtbaren Körper hat. Man beschrieb dort auch unsichtbare Körper bzw. Energiefelder, die genauso zu unserem Dasein gehören und sich gegenseitig ergänzen und beeinflussen. Im letzten Kapitel habe ich über seelische Verletzungen geschrieben. Die beeinflussen in erster Linie unseren Mental- und Energiekörper, haben aber trotzdem einen Einfluss auf den physischen Körper.

Jeder dieser Körper braucht unterschiedliche Behandlungen. Ein Arzt beziehungsweise ein Patient wird dann die größten Heilerfolge haben, wenn alle Ebenen berücksichtigt werden. Was bedeutet das für Herzpatienten?

Erste Ebene: Der physische Körper

Die meisten Mediziner arbeiten ausschließlich auf dieser Ebene.

Behandlungsmethoden wie Medikamente, chirurgische Eingriffe, Ernährungstherapie, Kräuter, Vitalstoffe, Physiotherapie und Sport wirken nur auf den physischen Körper. Das ist auch erst einmal die wichtigste Ebene, auf der behandelt werden muss. Wenn ein chirurgischer Eingriff, wie zum Beispiel eine Bypass-Operation, absolut notwendig ist, dann muss diese auch durchgeführt werden.

Ein Vitalstoff wie Coenzym Q 10, L-Carnitin oder Magnesium kann nicht einfach nur energetisch übertragen werden. Wir benötigen diese Stoffe physisch für unseren physischen Körper.

Zweite Ebene: Das Energiefeld

Unser sichtbarer Körper ist umgeben und durchdrungen von einem Energiefeld. Oft wird dieses Feld als Aura bezeichnet. Die wenigsten Menschen können dieses Energiefeld sehen, aber doch können es viele wahrnehmen.

Mit der sogenannten Kirleanphotographie kann man Teile dieses Energiefeldes sichtbar machen. Auch die Chakren gehören zum Energiekörper. Therapien, die auf dieser Ebene wirksam sind: Akupunktur, Yoga, Qi-Gong, Tai-Chi, Neuraltherapie, Berührung, Atemtherapie, Magnetfeldtherapie, Power QuickZap, Entspannungsmethoden und Lichttherapie.

Dritte Ebene: Das Mentalfeld

Der Mentalkörper ist unser Informationsträger. Informationen sind nicht allein nur im Gehirn, sondern auch im Mentalfeld abgespeichert. Dort werden Erinnerungen als Lichtinformationen im Quantenbereich abgelegt.

Das Gehirn entspricht, symbolisch gesprochen einem Computer, das Mentalfeld eher dem Internet. Die Kapazität unseres Gehirns ist begrenzt. Das Mentalfeld ist in der Lage, unendlich viele Informationen zu speichern. Dr. Klinghardt schreibt dazu: *„Informationen aus dem Mentalfeld werden, vereinfacht gesagt, über das Tubulin in den Zellen empfangen und an Strukturen des Nervensystems weitergeleitet, die das Gehirn anregen und Bilder entstehen lassen, die mit dem Bewusstsein wahrgenommen werden können. Durch die Arbeiten von Popp, Li und anderen Physikern ist heute bekannt, wie die gespeicherten Inhalte im Mentalfeld über die Biophotonen die Funktionen der Zellen steuern."* Das persönliche Mentalfeld tauscht sich mit den Feldern anderer Menschen aus. Nur so ist es zu verstehen, dass sie an jemanden denken und kurze Zeit später ruft sie diese Person an. Familienmitglieder sind durch ein gemeinsames unbewusstes, emotionales Feld besonders fest verbunden.

Zugegeben, es ist bisher nur ein theoretisches Modell, dass Informationen nicht alleine zwischen unseren Ohren abgespeichert werden. Die knallharten wissenschaftlichen Beweise stehen noch aus.

Wer sich näher mit dieser Theorie beschäftigen möchte, dem seien die Bücher von Prof. Dr. Dr. Ervin Laszlo empfohlen. Der studierte Naturwissenschaftler hat an der Pariser Sorbonne promoviert. Er ist Musiker, Professor für Philosophie, Systemwissenschaft und Zukunftsforschung an den Universitäten Yale und Princeton. Er ist wissenschaftlicher Berater des Generaldirektors der UNESCO, Rektor der Wiener Akademie für Zukunftsfragen, Mitglied der *International Academy of Science* und der *World Academy of Arts and Science*. Ervin Laszlo ist Autor zahlreicher Fachartikel und 85 Sachbücher. Man fragt sich wirklich, wo er die Zeit für all seine Aktivitäten hernimmt. Ohne Übertreibung könnte man ihn als den „Goethe der Jetztzeit" bezeichnen.

Laszlo sieht das Gehirn als einen Quantencomputer und das Universum als ein riesiges Informationsfeld. Sein Argument: Er kenne keine wissenschaftliche Theorie, die erklären könnte, wie das Gehirn allein auf Grundlage elektrochemischer Prozesse seine enormen Leistungen vollbringen sollte.

Wir wissen heute, dass zum Beispiel unter Hypnose fast jede Sekunde unseres Lebens aus dem Unterbewusstsein bzw. Überbewusstsein abrufbar ist. Das Gehirn ist sogar in der Lage, den gesamten sensorischen Input einer Situation zu reproduzieren, indem es dieselben Neuronen-Netze wie zum Zeitpunkt der eigentlichen Erfahrung aktiviert. Im Alter von 70 Jahren müssten 280 Trillionen Bits an Informationen im Gehirn gespeichert sein. Wie das biologisch und biochemisch möglich sein soll, kann bisher niemand schlüssig erklären.

Laszlo: *„Die logische Schlussfolgerung ist, dass der Großteil der Informationen nicht im Gehirn gespeichert wird, sondern in einem riesigen Informationsfeld. Dieses kosmische, natürliche Internet nenne ich das Akasha-Feld. Es ist das Gedächtnis von allem und verbindet alles, genau wie die legendäre Akasha-Chronik (die in alten Sanskrit-Schriften schon erwähnt ist). Es ist das Akasha-Feld, in das unser Gehirn all die Dinge abspeichert, die wir erleben. Bis auf das Kurzzeitgedächtnis, welches Informationen im Gehirn abspeichert."*

Ähnlich sieht das auch der Forscher Alexander Langwasser. Einsichten und Ideen werden seiner Theorie nach nicht im Gehirn produziert, sondern quasi heruntergeladen.

Viele Musiker, Philosophen und Wissenschaftler haben das persönlich ebenso empfunden. Wie sonst wäre es zu erklären, dass eine Erfindung fast zeitgleich von zwei oder mehr Forschern unabhängig voneinander gemacht wird?

Die Physik scheint diese Theorien mehr und mehr zu bestätigen. Erst kürzlich erschien in der renommierten Wissenschafts-Zeitschrift New Scientist eine Rezension zu dem Buch „*The universe is a quantum computer*".

Wenn man von einem Mentalfeld spricht, wird das heute noch gerne als „esoterische Spinnerei" abgetan. Daher habe ich

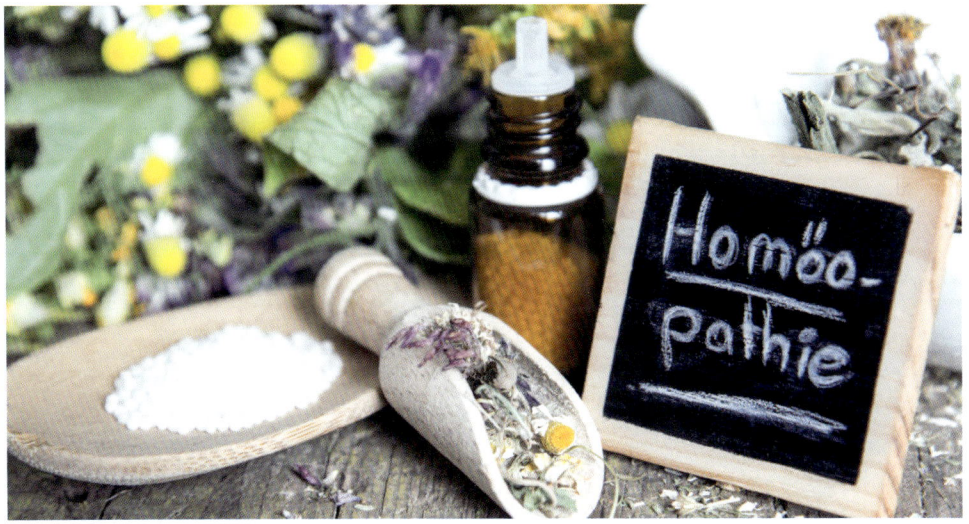

dieses wichtige Feld etwas ausführlicher beschrieben. Therapien, die auf diese Ebene Einfluss nehmen können sind nach Dr. Klinghardt: Psychotherapie, Homöopathie, Farblicht-Therapie (über die Augen z.B. Farbbrillen) und die Klopfakupunktur (Mentalfeldtechnik/MFT).

Die vierte Ebene: Das intuitive Feld

Diese Ebene hat, wie der Name schon sagt, etwas mit Intuition zu tun. Auch Träume, Kreativität, Mystik, Schamanismus und die Hypnotherapie sind diesem Feld zugeordnet. Ebenso die Psychotherapie nach C. G. Jung und die Arbeit mit Symbolen sowie die systemische Familienaufstellung sind mit dem Intuitionskörper verwoben.

Interessant ist, dass die höheren Ebenen nach unten wirken. Nicht jedoch die unteren auf die oberen. Wenn z. B. in der Familie traumatische Erlebnisse vor zwei oder drei Generationen stattgefunden haben, dann muss das mit einer Therapie, die auf der vierten Ebene wirkt, gelöst werden. Mit Medikamenten, Vitalstoffen, Sport und Ernährungstherapie hat man keinerlei Einfluss darauf, außer dass sich vielleicht kurzfristig Symptome bessern.

Fünfte Ebene: Die geistige Dimension

Die fünfte Ebene umfasst den Wesenskern, das Selbstindividuum. Das ist jener Teil von uns, mit dem wir mit der universellen Kraft in Verbindung stehen. Bezeichnungen gibt es dafür viele: Brahman, Allah, Manitu, die Schöpfung oder einfach Gott oder das Göttliche.

Durch Meditation und Gebet bekommen wir zu dieser Ebene einen besseren Zugang. Diese Ebene ist eine sehr Persönliche, daher sollten sich Therapeuten auf dieser Ebene nicht einmischen. Es sei denn durch Gebet, wenn der Patient damit einverstanden ist.

Buch-Tipp:

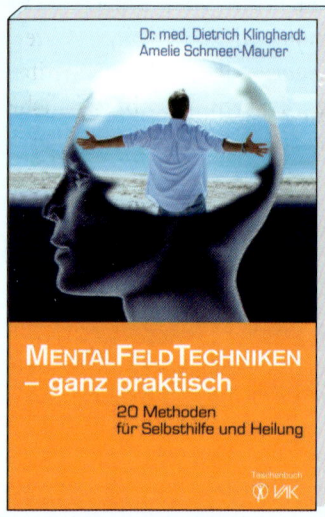

254 Seiten, € 15,50
Bestelltelefon 07529 - 973 730

In dem Buch von Dr. med. Dietrich Klinghardt und Amelie Schmeer-Maurer sind 20 Mentalfeldtechniken zu Selbsthilfe und Heilung beschrieben.

Mit diesen MFT-Techniken kann man natürlich traumatische Geschehnisse wie Unfälle, Missbrauch, Gewalt, Trennung, Tod eines geliebten Menschen etc. nicht rückgängig machen.

Was passiert ist, ist passiert. Die beschriebenen Techniken sind jedoch hervorragend geeignet, um posttraumatische Belastungsstörungen zu lindern und zu heilen.

Es geht darum, den Stress aus der geschehenen Situation herauszunehmen. Das aktiviert das parasympathische Nervensystem, welches für Entspannung zuständig ist.

Für Menschen mit Bluthochdruck, Angina Pectoris und anderen Herzerkrankungen können diese Techniken unter Umständen sehr hilfreich sein.

---

*Heilung bedeutet, dass der Mensch erfährt, was ihn trägt,
wenn alles andere aufhört, ihn zu tragen.*

Wolfram von Eschenbach

Wofür schlägt Ihr Herz?

Nicht selten kann man beobachten, dass Menschen sterben, sobald sie in den Ruhestand treten. Ein sehr prominentes Beispiel war Herbert von Karajan. *„Ich lebe nur für die Musik"*, soll er des Öfteren erwähnt haben. So kam es dann auch. Über dreißig Jahre war er Dirigent der Berliner Philharmoniker. Der Maestro starb just in jenem Jahr, in dem er in Rente ging.

Wenn ältere Menschen keinen Grund mehr haben, zu leben, sterben sie. Wir kennen aber auch ältere Menschen, die im höheren Alter noch über eine erstaunliche Vitalität und Schaffenskraft verfügen.

Viele Künstler, Maler, Dichter, Autoren und Musiker wurden oder sind mit einem hohen Alter gesegnet. Wer hätte Ende der 1960er-Jahre vermutet, dass die Rolling Stones noch mit über 70 Jahren über die Bühnen dieser Welt rocken? Auch viele Humanisten und hingebungsvolle Menschen waren und sind hochbetagt. Albert Schweizer, Karl-Heinz Böhm, Ruth Pfau, Mutter Theresa, Nelson Mandela und viele weitere gehören dazu.

Unser Ex-Bundeskanzler Helmut Schmidt ist jetzt 95. Für ihn macht es noch immer Sinn, sich politisch einzumischen und seine Sichtweise der Dinge durch Schreiben und in Interviews mitzuteilen. Wenn es sein muss, kritisiert er sogar seine eigene Partei. Kaum ein Arzt hätte vermutet, dass ein Kettenraucher 95 Jahre alt werden kann.

Man muss nicht berühmt sein, um seinem Leben einen Sinn zu geben. Viele halten sich jung durch Hobbys, Gartenarbeit, Bewegung, Vereinsleben, karitative Tätigkeiten, Lernen, Nachbarschaftshilfe, beratende Tätigkeiten oder durch regen Kontakt mit den Enkelkindern.

Finden Sie heraus, wofür es sich lohnt, dass Ihr Herz schlägt!

In diesem Buch haben Sie viele Anregungen bekommen, um Ihr Herz gesund und leistungsfähig zu erhalten. Angefangen von der Ernährung, über spezielle Vitalstoffe wie Coenzym Q10, Magnesium, Vitamine, L-Carnitin, Heilkräuter bis hin zu Entspannungsübungen. Auch die seelisch-geistigen Aspekte sollten einen entsprechenden Raum bekommen. Betrachten Sie dieses Buch wie eine Art Buffet. Picken Sie sich das heraus, was Sie besonders angesprochen hat.

Wenn Ihnen das Buch gefallen hat, dann empfehlen Sie es weiter. Vielleicht kann es einen Beitrag dazu leisten, dass in Zukunft Herz-Kreislauf-Krankheiten nicht mehr die häufigste Todesursache sein werden. Wäre doch schön, wenn wir alle nach einem langen glücklichen, erfüllten Leben irgendwann einmal friedlich einschlafen - um dann im selben Moment in einer anderen Welt friedlich, zufrieden, erfüllt und glücklich wieder aufzuwachen.

Das wünsche ich Ihnen von Herzen!

Literaturverzeichnis

Bopp, Annette; Breitkreuz, Thomas; Fried, Andreas; Gruber, Jakob. (2011). Das Herz stärken. Das ganzheitliche Programm. München. Gräfe und Unzer Verlag GmbH.

Burgerstein, Uli P.; Schurgast, Hugo; Zimmermann, Michael. (2012). Handbuch Nährstoffe. Vorbeugen und heilen durch ausgewogene Ernährung: Alles über Spurenelemente, Vitamine und Mineralstoffe. Stuttgart. TRIAS Verlag in MVS Medizinverlage Stuttgart GmbH & Co. KG.

Childre, Doc; Martin, Howard. (2012). Die HerzIntelligenz Methode. Gesundheit stärken, Probleme meistern – mit der Kraft des Herzens (4. Aufl.). Kirchzarten bei Freiburg. VAK Verlags GmbH.

Colpo, Anthony. (2013). Der große Cholesterin-Schwindel. Warum alles, was man Ihnen über Cholesterin, Diät und Herzinfarkt erzählt hat, falsch ist (4. Aufl.). Rottenburg. Kopp Verlag.

Dahlke, Ruediger. (2011). Herz(ens) probleme. Be-Deutung und Chance von Herz- und Kreislaufproblemen. München. Wilhelm Goldmann Verlag.

Dahlke, Ruediger. (2012). Peace Food. Wie der Verzicht auf Fleisch und Milch Körper und Seele heilt (2. Aufl.). München. Gräfe und Unzer Verlag GmbH.

Ditl, Hans; Ohlenschläger, Gerhard. (2001). Handbuch der Orthomolekularen Medizin. Prävention und Therapie durch körpereigene Substanzen (2. Aufl.). Heidelberg. Karl F. Haug Verlag in MVH Medizinverlage Heidelberg GmbH & Co. KG.

Döll, Michaela. (2009). Entzündungen. Die heimlichen Killer (4. Aufl.). München. F.A. Herbig Verlagsbuchhandlung GmbH.

Erasmus, Udo. (1996). Fats that Heal – Fats that Kill (5. Aufl.). Burnaby in Kanada. Alive Books.

Esselstyn, Caldwell B.. (2015). Essen gegen Herzinfarkt. Das revolutionäre Ernährungskonzept (1.Aufl.). Stuttgart. TRIAS Verlag in MVS Medizinverlage Stuttgart GmbH & Co. KG.

Fife, Bruce. (2013). Kokosöl. Das Geheimnis gesunder Zellen (2. Aufl.). Rottenburg. Kopp Verlag.

Gonder, Ulrike. (2006). Fett. Unterhaltsames und Informatives über fette Lügen und mehrfach ungesättigte Versprechungen (3. Aufl.). Stuttgart. Hirzel Verlag.

Grimm, Hans-Ulrich. (2007). Leinöl macht glücklich. Das blaue Ernährungswunder (2. Aufl.). Stuttgart. Dr. Watson Books.

Grönemeyer, Dietrich. (2012). Dein Herz. Eine andere Organgeschichte. Frankfurt am Main, S. Fischer Verlag GmbH.

Hartenbach, Walter. (2013). Die Cholesterin-Lüge. Das Märchen vom bösen Cholesterin (33. Aufl.). München. F.A. Herbig Verlagsbuchhandlung GmbH.

Jentschura, Peter; Lohkämper, Josef. (2010). Gesundheit durch Entschlackung (17. Aufl.). Verlag Peter Jentschura.

Jopp, Andreas; Strunz, Ulrich. (2002). Fit mit Fett. München. Wilhelm Heyne Verlag GmbH & Co. KG.

Kaegelmann, Hans. (2013). Strophanthin. Ein Segen der Menschheit (2. Aufl.). Das Neue Licht Verlag.

Karstädt, Uwe. Die Säure des Lebens. Uwe Karstädt im Interview mit Michael Vogt. Schweiz. Verlag Weltenwandel.

Koch, Marianne. (2011). Das Herz-Buch (2. Aufl.). München. Deutscher Taschenbuch Verlag GmbH & Co. KG.

Lange-Ernst, Maria E..(1999). Multitalent Vitamin E. Gesund, fit und länger jung (1. Aufl.). Bielefeld. LebensBaum Verlag.

Littarru, Gian Paolo. (1995). Energie und Schutz. Coenzym Q10: Fakten und Perspektiven in der Biologie und Medizin. Bad Homburg. C.E.S.I. srl.

Mutter, Joachim. (2012). Lass dich nicht vergiften. Warum uns Schadstoffe chronisch krank machen und wie wir ihnen entkommen. München. Gräfe und Unzer Verlag GmbH.

Pahlow, Mannfried. (1980). Heilpflanzen heute. Medizinisch erprobte Heilpflanzen richtig zubereiten und gezielt anwenden. München. Gräfe und Unzer Verlag.

Schmid, Reiner. (2008). Ölwechsel für Ihren Körper. Gesund, vital und schön mit naturbelassenen Ölen (4. Aufl.). Inning am Ammersee. Verlag Ernährung und Gesundheit.

Schmiedel, Volker. (2006). Cholesterin. Endlich Klartext (2. Aufl.). Stuttgart. TRIAS Verlag in MVS Medizinverlage Stuttgart GmbH & Co. KG.

Storl, Wolf-Dieter. (2013). Das Herz und seine heilenden Pflanzen (3. Aufl.). Baden und München. AT Verlag.

Ulmer, Günter Albert. Gesundheitsbrunnen Knoblauch. Tuningen. Günter Albert Ulmer Verlag.

Adressen

Naturärzte:
Es ist gar nicht so einfach, über das Internet einen Naturarzt zu finden. Eine Möglichkeit ist: www.erfahrungsheilkunde.org

Sie können auch in die Suchmaschinen im Internet einfach: *Naturheilverfahren + Ort (Stadt)* eingeben. Natürlich sagt dies noch nichts über die fachliche und menschliche Qualifikation aus.

Ärzte und Heilpraktiker, die nach dem Modell der fünf Ebenen (Dr. Klinghardt) arbeiten: www.ink.ag

Ganzheitliche Zahnmedizin:
www.gzm.org
www.bnz.de

Gute Öle & Nahrungsergänzungsmittel:
Hier gibt es im Internet eine Fülle von Anbietern. Fast immer enthalten Nahrungsergänzungsmittel jedoch unerwünschte Zusatzstoffe wie Titandioxyd (E171), Aspartam, Zuckerarten oder Magnesiumstearat. Letzteres kann sich ungünstig auswirken, weil es aufgrund seiner talgähnlichen Eigenschaft die Aufnahme der Wirkstoffe unterbinden kann. Die im Buch empfohlenen Vitalstoffe bekommen Sie ohne unerwünschte Zusatzstoffe bei:
Quintessence Naturprodukte
Wolfegger Straße 6, 88267 Vogt
Tel. 07529 - 973 730
eMail: info@natuerlich-quintessence.de
www.natuerlich-quintessence.de

Zeitschrift Naturheilkunde:
Wenn Sie sich für Naturheilkunde interessieren, ist die Monatszeitschrift „natur & heilen" empfehlenswert. Sie bekommen diese im Zeitschriftenhandel oder im Abo unter www.naturundheilen.de

Labor für Test Omega-3-Index:
Omegametrix GmbH
Am Klopferspitz 19
82152 Martinsried
Tel. 089 - 55063 007
eMail: info@omegametrix.eu
www.omegametrix.eu

Bei nachfolgenden Adressen können Sie Strophanthin mit einem Rezept beziehen:

Schlossapotheke Aulendorf
Hauptstr. 53, 88236 Aulendorf
Tel. 07525 - 9231-0
eMail: info@schloss-apotheke-Aulendorf.de
www.strophanthin-apotheke.de

Apotheke am Markt in Ellwangen
Marktplatz 18, 73479 Ellwangen
Tel. 07961 - 2582
eMail: kontakt@schwabengesundheit.de
www.ihre-apotheke-am-markt.de

Schloss-Apotheke in Koblenz
Schloßstraße 17, 56068 Koblenz
Tel. 0261 - 18439
eMail: Team@Schloss-Apotheke-Koblenz.de
www.schloss-apotheke-koblenz.de

Ganzheitlich entgiften und entschlacken

Bettina Lindner

Paperback, 144 Seiten, 3. Auflage, ISBN 978-3-86616-219-8

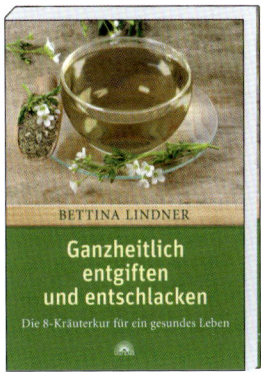

In diesem Buch erfahren Sie, wie Entgiftung und Entschlackung einfach, sicher und preiswert funktioniert. Dadurch verbessern Sie Ihre Gesundheit auf natürliche Weise. Herzstück dieses Buches ist eine seit über 80 Jahren bewährte Mischung aus acht speziellen Kräutern. Gesundheitsbewusste Menschen werden durch dieses Buch ebenso angesprochen wie Kranke, Ärzte und Heilpraktiker.

Dieses Werk ist Pflichtlektüre für jeden Menschen, der auf einfache, effektive und preiswerte Weise gesund werden und bleiben möchte.

Der Trank des Lebens

Christine Brunner

Paperback, 132 Seiten, ISBN 978-3-86616-196-2

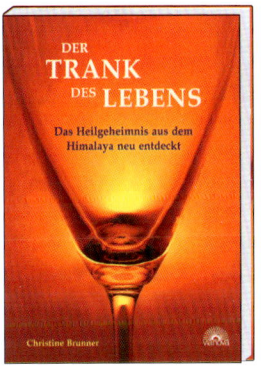

In Indien war vor über 2000 Jahren ein legendäres Getränk bekannt. Soma, auch „der Trank der Unsterblichkeit" genannt. Dies lässt Rückschlüsse ziehen auf seine lebensverlängernde Wirkung. Das Rezept für den Soma-Trank wurde in den alten indischen Schriften verschlüsselt wiedergegeben. Es war ein fermentiertes Getränk, reich an Enzymen.

Lesen Sie in diesem hochinteressanten Buch, wie der Soma-Trank wieder entdeckt wurde und wie er Ihre Gesundheit verbessern kann.

Vorbeugen ist besser als heilen

Dr. med. Jürgen Freiherr von Rosen

Hardcover, 144 Seiten, ISBN 978-3-86616-268-6

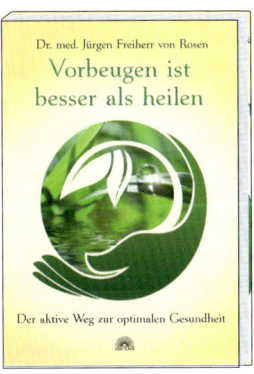

Gesund zu sein und gesund zu bleiben, ist das Bedürfnis eines jeden Menschen. Dass dies mit dem entsprechenden Wissen möglich ist, vermittelt uns dieses Buch, in das Erfahrungen aus 40 Jahren Praxis erprobter Naturheilkunde eingeflossen sind. Fachkundig und zugleich leicht verständlich werden wir angeleitet, die zahlreichen Signale des Körpers zu verstehen und die Anzeichen von Erkrankungen frühzeitig zu erkennen.

Die zahlreichen leicht anwendbaren Tipps und Hinweise sowie prägnante Fallbeispiele zeigen uns den selbstverantwortlichen Weg zur eigenen Gesundheit. Ein naturheilkundliches Handbuch, das in keinem Bücherschrank fehlen sollte!

Die inneren Heilkräfte erwecken

Chuck Spezzano

Hardcover, 256 Seiten, ISBN 978-3-86616-259-4

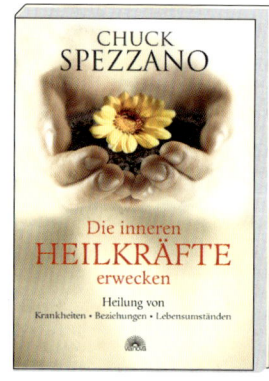

Hinter unseren Krankheiten, Beziehungs- und Lebensproblemen stecken sehr oft unbewusste und unterbewusste Lebensmuster. Diese in ihrer ganzen Tiefe zu erkennen und aufzulösen, um ein gesundes und erfülltes Leben zu führen, dazu lädt das neue Buch von Chuck Spezzano ein.

Das Besondere dieses neuen Meisterwerkes ist, dass der Leser hier Erkenntnisse, Methoden und Techniken findet, die aus Spezzanos unmittelbarer, über 35-jährigen therapeutischen Arbeit stammen.

Naturheilkunde

Dr. Kirsten Eckhardt

Hardcover, 272 Seiten, ISBN 978-3-86616-233-4

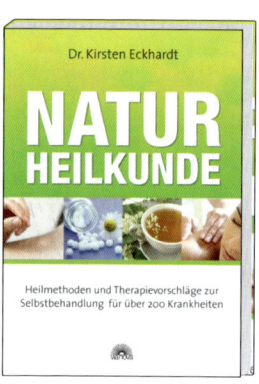

Die Ärztin Dr. Eckhardt bietet allen interessierten Lesern ihre umfassende langjährige Erfahrung aus ihrer naturheilkundlich orientierten Praxis an und damit viele bezahlbare Möglichkeiten, Krankheiten mittels Naturheilverfahren selbst zu behandeln oder eine Therapie zu unterstützen. Hier werden die Grundlagen der wichtigsten naturheilkundlichen Methoden dargestellt, eine Übersicht der wichtigsten Homöopathika und Kräuter, die man in seiner Hausapotheke vorrätig haben sollte und wichtige Patienten-Fragen beantwortet. Dieses Handbuch enthält eine Vielzahl von Therapievorschlägen für über 200 Erkrankungen und sollte in keinem Haushalt fehlen.

Das Heilwissen der Hl. Hildegard von Bingen

Peter Pukownik

Hardcover, 288 Seiten, 2. Auflage, ISBN 978-3-86616-205-1

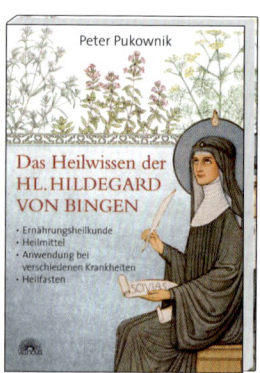

Die Lehren der heiligen Hildegard von Bingen sind heute noch genauso aktuell wie vor 1000 Jahren. Dabei zählt die richtige Ernährung zu dem größten Heilmittel – und auch die Art und Weise, wie die Nahrung dem Körper zugeführt wird. Die Basis der Hildegard-Heilkunde besteht vor allem aus Dinkel, Fenchel und den Gewürzen Galgant, Quendel und Bertram. Zusammen mit der geistigen Einstellung zu sich selbst, seiner Umwelt und dem Weltenschöpfer sowie dem richtigen Maß – der Diskretio – kann Gesundheit erlangt und aufrechterhalten werden.

Wichtig ist zudem die Reinigung von Körper und Geist, durch Heilfasten, Aderlass und Schröpfen, durch Meditation, Gebet und Entspannung.